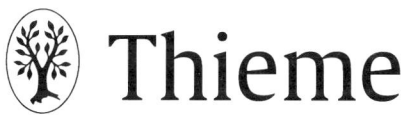

Medizinische Terminologie

Lehr- und Arbeitsbuch

Wolfgang Caspar

2., vollständig überarbeitete Auflage

Georg Thieme Verlag
Stuttgart · New York

Wolfgang Caspar
Vormals wissenschaftlicher Mitarbeiter an der
Zentraleinrichtung Sprachenzentrum der
Humboldt-Universität zu Berlin.
Medizinischer Terminologieunterricht am Institut für
Geschichte der Medizin der Charité Berlin

Zeichnungen: Christine Lackner, Ittlingen

Umschlaggestaltung: Thieme Verlagsgruppe

*Bibliographische Information
der Deutschen Bibliothek*

Die Deutsche Bibliothek verzeichnet diese Publikation in der
Deutschen Nationalbibliografie; detaillierte bibliografische
Daten sind im Internet über
http://dnb.ddb.de abrufbar.

Wichtiger Hinweis: Wie jede Wissenschaft ist die Medizin ständigen Entwicklungen unterworfen. Forschung und klinische Erfahrung erweitern unsere Erkenntnisse, insbesondere was Behandlung und medikamentöse Therapie anbelangt. Soweit in diesem Werk eine Dosierung oder eine Applikation erwähnt wird, darf der Leser zwar darauf vertrauen, dass Autoren, Herausgeber und Verlag große Sorgfalt darauf verwandt haben, dass diese Angabe **dem Wissensstand bei Fertigstellung des Werkes** entspricht.

Für Angaben über Dosierungsanweisungen und Applikationsformen kann vom Verlag jedoch keine Gewähr übernommen werden. **Jeder Benutzer ist angehalten**, durch sorgfältige Prüfung der Beipackzettel der verwendeten Präparate und gegebenenfalls nach Konsultation eines Spezialisten festzustellen, ob die dort gegebene Empfehlung für Dosierungen oder die Beachtung von Kontraindikationen gegenüber der Angabe in diesem Buch abweicht. Eine solche Prüfung ist besonders wichtig bei selten verwendeten Präparaten oder solchen, die neu auf den Markt gebracht worden sind. **Jede Dosierung oder Applikation erfolgt auf eigene Gefahr des Benutzers.** Autoren und Verlag appellieren an jeden Benutzer, ihm etwa auffallende Ungenauigkeiten dem Verlag mitzuteilen.

© 2007 Georg Thieme Verlag KG
Rüdigerstraße 14
D-70469 Stuttgart
Unsere Homepage: http://www.thieme.de

Printed in Germany

Satz: primustype Robert Hurler GmbH, Notzingen,
gesetzt in UltraXML
Druck: Grafisches Centrum Cuno GmbH & Co. KG, Calbe

ISBN 978-3-13-121652-6

Vorwort zur 2. Auflage

Medizinische Fachbezeichnungen (lateinisch-griechische medizinische Termini, hybride Trivialbezeichnungen u. a.) müssen sich im Studium der Medizin und Zahnheilkunde und in der ärztlichen Fortbildung in großer Zahl angeeignet werden.

Das Erlernen ist aufwendig und verläuft häufig nicht problemlos. Daher wird seit längerer Zeit, vor allem bei Medizinstudenten und Studenten der Zahnheilkunde im 1.–2. Semester, ein spezieller Unterricht zur medizinischen Terminologie erteilt. Das vorliegende Lehrbuch ist für diesen Unterricht bestimmt, es richtet sich aber auch an Studenten höherer Semester, an Angehörige des Lehrkörpers, an Ärzte, an Mitarbeiter medizinischer Fachberufe und weitere Interessenten, die terminologische Kenntnisse mit diesem Lehrbuch erwerben oder bereits vorhandene Kenntnisse weiterentwickeln möchten.

Aufbau

Das Lehrbuch weist in der 2. Auflage folgende Teile auf:

- eine kurze „Einführung" (Kapitel 1) in die Lehrbuchkonzeption und in Grundbegriffe der medizinischen Fachsprache und Terminologie (wie in der 1. Auflage)
- einen „Grundlagen- und Schnellkurs" (Kapitel 2, neu in der 2. Auflage)
- die Kapitel 3–6 jeweils speziell zu den Termini in Anatomie und Klinik, Histologie, Embryologie, Pharmazie (neu ist die Verbindung von Anatomie und Klinik)
- medizinische und außermedizinische Wendungen und Sprichwörter
- Vokabelverzeichnis (wie in der 1. Auflage), Literaturverzeichnis

Ziele und Stoffe

Das Lehrbuch will seine Adressaten dazu befähigen bzw. sie darin unterstützen, die medizinische Terminologie und Fachsprache sprachlich zu verstehen und sprachlich korrekt zu gebrauchen. Hierfür werden folgende Stoffe vermittelt und in rund 400 Übungen gefestigt:

- Regeln und Angaben zur Schreibung, Betonung und Aussprache
- Typen lateinisch-griechischer medizinischer Termini und von lateinisch-griechisch-deutschen (und englischen) Benennungen, Darstellung ihres Aufbaus
- etwa 2000 Vokabeln
- Grammatik (Gebrauch des deutschen Artikels, Deklination, Kongruenz)
- Wortbildung von Substantiven und Adjektiven (Strukturen, Prä- und Suffixe, Ableitungsbeziehungen)
- ca. 25 medizinische Wendungen

Lehrbuchinhalte

Kapitel 2, der neue „Grundlagen- und Schnellkurs", vermittelt die sprachlichen Grundkenntnisse (Schreibung, Betonung, Aussprache, Terminustypen, Grammatik, Vokabeln usw.), die generell für die Termini in den verschiedenen medizinischen Fächern benötigt werden. Als übergreifender Lehrbuchteil ist dieses Kapitel vorrangig nach sprachlichen Aspekten, vor allem nach der lateinischen Grammatik, gegliedert. Neu vermittelten sprachlichen Erscheinungen (außer Vokabeln) folgen 1–3 Übungen, damit der Benutzer des Lehrbuches erkennt, wie eine neue sprachliche Erscheinung „funktioniert" und wie er mit ihr umgehen muss.

Die Kapitel 3–6 enthalten die Vokabeln und Übungen zu den Termini der Fächer Anatomie, Klinik, Zytologie und Histologie, Pharmazie. Die Kapitel wurden nach Organsystemen unterteilt, sie bieten die jeweiligen Vokabeln und Übungen, die nach medizinischen Gesichtspunkten ausgewählt, eingeteilt und angeordnet wurden.

Die Lösungen sollen die selbständige Arbeit mit den Übungen unterstützen.

Das umfangreiche Vokabelverzeichnis bietet vielfältige Nachschlagemöglichkeiten, doch sollten Vokabeln gezielt und systematisch mit den Kapiteln 2–6 gelernt werden.

Neu in der 2. Auflage sind englische medizinische Termini und kürzere englische Texte in den meisten Teilen des „Grundlagen- und Schnellkurses" und der Kapitel 3–6.

Didaktische Konzeption

Das Lehr- und Arbeitsbuch verfolgt auch in der 2. Auflage das Ziel einer medizinintegrierten Vermittlung sprachlicher Kenntnisse zur medizinischen Terminologie. Was sich in dieser Hinsicht in der 1. Auflage bewährt hat und was, wie Reaktionen und Unterrichtserfahrungen zeigen, geschätzt wird, wurde in der 2. Auflage beibehalten und vertieft.

In nahezu allen Lehrbuchteilen werden Anatomie und Klinik unmittelbar verbunden. Damit wird der neuen Approbationsordnung und den ihr folgenden Veränderungen im Medizinstudium entsprochen. Die schon erwähnte Aufnahme des Englischen in die meisten Lehrbuchabschnitte folgt der stetig wachsenden Bedeutung des Englischen in der Medizin.

Die klassischen Sprachen Latein und Griechisch liegen wiederum zusammen mit nachklassischen Veränderungen und mit den Einflüssen der modernen Sprachen, besonders des Deutschen, dem Lehrbuch zugrunde. Ein Überblick über die Veränderungen, die die klassischen Sprachen in der Medizin und medizinischen Fachsprache im Laufe der Jahrhunderte erfahren haben, wird nicht geboten. Aber die Verbindungen von Latein, Griechisch, Deutsch, Englisch, die ein grundlegendes Merkmal der heutigen medizinischen Terminologie und Fachsprache bilden, werden, wo es erforderlich ist, jeweils kurz erklärt, mit Beispielen belegt, und es wird so die medizinische Terminologie auf dem heutigen Stand ihrer sprachlichen Entwicklung vermittelt.

Zur Arbeit mit dem Lehr- und Arbeitsbuch

Das Kapitel 1 „Einführung" kann als erstes gelesen werden, günstig ist jedoch auch die Zeit nach der ersten Beschäftigung mit medizinischen Termini.

Die eigentliche Arbeit mit dem Lehrbuch muss beim „Grundlagen- und Schnellkurs" beginnen. Hier verlangen Aussprache, Betonung, Schreibung, Grammatik, Vokabeln das Verstehen und ein konzentriertes Lernen und häufiges Wiederholen; bei Fragestellungen wie Terminustypen und Wortbildungsstrukturen sind dagegen eher das Verstehen und der Überblick gefragt.

Nach Absolvierung erster wichtiger Teile des Grundkurses und parallel zur weiteren Arbeit an ihm sollte zu den Kapiteln 3–6 übergegangen werden. Diese Kapitel kann der Lehrbuchbenutzer wegen des großen Stoffangebotes *nicht* in vollem Umfang und in der vorgegebenen Reihenfolge durcharbeiten, vielmehr sollte er, ausgehend von seinen Bedürfnissen und Interessen, eigene Schwerpunkte setzen und Reihenfolgen wählen. Dabei können Lehrbuchteile durchaus übergangen werden, so etwa, wenn in medizinischen Lehrveranstaltungen bestimmte terminologische Kenntnisse nicht oder noch nicht benötigt werden oder wenn angesichts begrenzter Zeit Auslassungen erforderlich sind. Dozenten und Lehrkräfte, die in ihrem Terminologieunterricht dieses Lehrbuch verwenden, haben dabei die gleichen Freiheiten bei der Stoffauswahl und der Festlegung von Reihenfolgen.

Dank

Dem Georg Thieme Verlag danke ich für das Interesse an der 2. Auflage. Frau Dr. Karin Hauser und Frau Marianne Mauch haben die Realisierung der 2. Auflage mit Tatkraft und Umsicht unterstützt.

Frau Dr. med. Ilona Marz, Berlin, möchte ich für ihre engagierte Unterrichtsarbeit mit der 1. Auflage (und Vorgängerskripten) sowie für ihre Ermutigungen und Ratschläge danken.

An die Studenten in meinem Unterricht denke ich gern zurück. Wir haben gut gearbeitet, und es sind aus dem Unterricht viele Anregungen und Erkenntnisse in dieses Lehrbuch eingeflossen.

Meiner Frau danke ich für Geduld und Unterstützung bei der oft nicht leichten Arbeit.

Berlin, Mai 2007   Wolfgang Caspar

Inhaltsverzeichnis

1 Einführung

1.1 Medizinische Termini in der Medizin und im Medizinstudium

Scapula, Basis pulmonis, Arteria circumflexa humeri anterior (Anatomie), Aarskog-Syndrom, Echomam-mographie, infantile aplastische Anämie, Dakryocystitis congenita (Klinik), Ribosomen, seromuköse Drüsen (Histologie), Mesoderm, Pronephros (Embryologie), Zytostatika, Linimentum aquosum (Pharma-zie) – diese Probe gibt einen kleinen Eindruck von den über hunderttausend Termini, die die Medizin in ihren zahlreichen Disziplinen und Fächern verwendet.

Mediziner in Forschung und Lehre, Ärzte, Angehörige von Medizinberufen, ebenso Studierende der mittleren und höheren Semester beherrschen diese Begriffe. Das beinhaltet:

- Kenntnis der Termini in ihrer geschriebenen und gesprochenen Form (mündliche und schrift-liche Kenntnis des Wortlauts der Termini).
- Kenntnis der medizinischen Bedeutungen (inhaltliche Kenntnis der medizinischen Sachver-halte, die die Termini bezeichnen).
- Vertrautheit mit manchen sprachlichen Einzelheiten bei Vokabeln, Grammatik u. a.

Medizinstudenten im 1. und 2. Semester erleben demgegenüber eine schwierige Situation. Sie müssen sich medizinische Termini ab der ersten Lehrveranstaltung, der ersten Seite eines medizinischen Lehrbuchs in großen Umfängen aneignen, erhalten hierbei aber selten sprachliche Unterstützung. Studienanfänger lernen medizinische Termini daher in folgender Weise:

- Sie lernen die Termini in geschriebener und gesprochener Form mit Lehrbüchern, Atlanten usw., in Vorlesungen, in Praktika, im Gespräch untereinander.
- Sie lernen die medizinischen Bedeutungen der Termini.
- Sie lernen viele Termini auswendig, ohne sie sprachlich zu verstehen, da es die notwendigen sprachlichen Erklärungen, Hinweise usw. nicht gibt, und sie erlernen die Schreibung, Aus-sprache, Betonung, Grammatik oft nicht korrekt.

Hier setzt der medizinische Terminologieunterricht mit seinen Möglichkeiten an. Seine Aufgabe ist es, in Kursen oder Praktika der medizinischen Terminologie die sprachlichen Hilfen anzubieten, die die Aneignung medizinischer Termini von der sprachlichen Seite her erleichtern und verbessern. Dieser Aufgabe ist auch das vorliegende Lehrbuch verpflichtet.

1.2 Lernziele und didaktische Konzeption des Lehrbuches

Die medizinischen Fachausdrücke enthalten zahlreiche sprachliche Elemente aus dem Lateinischen und Griechischen, aus dem Deutschen, aus dem Englischen und gelegentlich aus weiteren Sprachen. Bei medizinischen Termini im Deutschen und im Englischen, das regelmäßig mitberücksichtigt wird, handelt es sich um die folgenden sprachlichen Momente:

- Vom Lateinischen, Griechischen, Deutschen und Englischen beeinflusste Regeln für Aussprache, Betonung und Schreibung,
- vom Lateinischen, Griechischen und oft auch vom Deutschen bzw. Englischen beeinflusste Terminustypen, Bildungsstrukturen, Wortstellungsregeln und Wortbildung,
- Teile der lateinischen Grammatik,
- lateinische und griechische Vokabeln in Form ganzer Wörter und von Wortelementen wie Wortstämme, Präfixe (Vorsilben), Suffixe (Nachsilben).

1

Mit Blick auf diese sprachlichen Inhalte sind zwei übergreifende Lernziele anzusetzen:

- Aneignung der notwendigen Kenntnisse und Fähigkeiten für den sprachlich korrekten Gebrauch lateinisch-griechischer Termini und Trivialbezeichnungen.
- Erwerb der Kenntnisse für das sprachliche Verstehen von Termini und Trivialbezeichnungen und für das Vermeiden des Auswendiglernens ohne sprachliches Verstehen.

Ordnet man diesen übergeordneten Lernzielen die genannten sprachlichen Mittel zu, so ergeben sich folgende konkrete Lernziele:

- Für den sprachlich korrekten Gebrauch müssen gelernt werden:
  - Die Regeln für Schreibung, Aussprache, Betonung.
  - Aus der lateinischen Grammatik der richtige Gebrauch grammatischer Endungen.
  - Aus der Grammatik das lateinische Genus (Geschlecht) von Substantiven für die Verwendung des deutschen Artikels bei lateinisch–griechischen Termini.
- Für das Verstehen der Termini müssen angeeignet werden:
  - Aus der Grammatik die Bedeutungen von Singular, Plural, Genitiv für das Verstehen der Terminusbedeutungen.
  - Vokabeln in Form von Wörtern und Wortelementen (Wortstämme, Präfixe, Suffixe), dazu muss die Fähigkeit entwickelt werden, Vokabeln in einfachen und komplexen Termini zu erkennen und für das Verstehen der Termini heranzuziehen.
  - Bildungstypen und -strukturen, Wortbildungsstrukturen, Nutzung der Strukturkenntnisse für das Verstehen der Termini.
  - Entwicklung von Fertigkeiten in der Anwendung sprachlicher Einzelkenntnisse für das Verstehen ganzer Termini, besonders der komplexen und komplizierten.

Der Aufbau des Lehrbuchs

Das Lehrbuch enthält nach der kurzen „Einführung" (Kapitel 1) einen „Grundlagen- und Schnellkurs" (Kapitel 2). In ihm wird der Teil des sprachlichen Stoffes vermittelt und geübt, der generell für die Termini medizinischer Fächer wichtig ist, also die Schreibung, Aussprache, Betonung, Terminustypen und -strukturen, Grammatik, Wortbildung, ferner das fächerübergreifende Vokabular. Dieses Kapitel, das vorrangig nach sprachlichen Gesichtspunkten (lateinische Grammatik u. a.) strukturiert ist, sollte systematisch und zügig erarbeitet werden.

In den folgenden Kapiteln 3–6 zur Anatomie und Klinik, Histologie, Embryologie, Pharmazie wird der fächerspezifische Stoff vermittelt, jeweils vor allem Vokabeln und Übungen zu Termini dieser Disziplinen. Anatomie und Klinik werden hier sehr eng verbunden, wie das die Approbationsordnung für Ärzte für das Medizinstudium vorschreibt. Die Kapitel 3–6 müssen nicht systematisch, nicht kapitelweise durchgenommen werden, vielmehr kann man hier im Terminologieunterricht oder Selbststudium dem medizinischen Studienplan oder einem eigenen Plan folgen, dabei Abschnitte durcharbeiten oder übergehen, eigene Schwerpunkte setzen und eine eigene Reihenfolge wählen.

Das didaktische Konzept

Stoffauswahl, Stoffvermittlung, Lernen, Üben sind in diesem Lehrbuch eng mit der Medizin verbunden. Studenten, Hochschullehrer für den Terminologieunterricht, Ärzte und anderweitige Interessenten treffen im Lehrbuch ständig auf gewohnte medizinische Zusammenhänge, was die Effektivität der Beschäftigung mit der medizinischen Fachsprache und Terminologie fördert und Sinn und Nutzen dieser Beschäftigung für das Medizinstudium und die Medizin erlebbar macht. Ein Lernen, Arbeiten und Nachdenken im engen Zusammenhang von Sprache und Medizin macht überdies sicher auch öfter Spaß.

Das vorliegende Lehrbuch ist ein Lern- und Arbeitsbuch. An die Darbietung des Lernstoffs schließt sich stets das Arbeiten mit dem Stoff, das Üben an. Das breit gefächerte Angebot zum Üben und Arbeiten (für das Englische in verringertem Umfang) steht ebenfalls im Dienst einer möglichst effektiven und lebendigen Beschäftigung mit der medizinischen Terminologie. Die verschiedenen Übungsformen und Arbeitsaufgaben sollen hier nicht charakterisiert werden – der Benutzer des Lehrbuches möge sie selbst ausprobieren.

1.3   Grundbegriffe der medizinischen Fachsprache und Terminologie

Für die medizinischen Termini und medizinische Fachsprache ist die Fachsprachenlinguistik das zuständige sprachwissenschaftliche Fach. Einige einschlägige Begriffe aus dieser Disziplin sollen erläutert werden.
Eine **Fachsprache** dient der sprachlichen Verständigung in einer Wissenschaft, einem Fachgebiet, einem Beruf. Sie ermöglicht die sprachliche Verständigung über fachliche Themen und Inhalte zwischen den jeweiligen Fachleuten, mit Fachleuten benachbarter Fachgebiete, mit Kunden, ja auch mit interessierten Laien. Die **Fachsprache der Medizin** oder **medizinische Fachsprache** erfüllt diese Aufgaben für die medizinischen Wissenschaften und die ärztliche Praxis. Sie wird gebraucht in der medizinischen Forschung (Publikationen, Konferenzen, Forschungsberichte), im Medizinstudium (Vorlesungen, Lehrbücher, Fachliteratur, Praktika, Prüfungen), in der ärztlichen Praxis (Berichte, Überweisungen, Arzt-Patienten-Gespräche, Rezepte, Beipackzettel), in der Medizininformatik, der Medizintechnik, in medizinischen Lexika, auch in der Aufklärungsliteratur für Patienten (mit Anpassung an ihren Kenntnisstand).
An sprachlichen Mitteln enthält die medizinische Fachsprache alles, was zur fachlichen Verständigung in der Medizin erforderlich ist. Das sind, kurz gesagt:

- Der medizinische Fachwortschatz.
- Die sprachlichen Mittel für die Bildung von Sätzen und Texten (hierfür auch ein nichtfachlicher Wortschatz, ferner Grammatik, Textsorten, stilistische Normen u. a.).
- Normen des Deutschen und Lateinischen für Aussprache, Betonung und Schreibung.

Beeindruckend an der medizinischen Fachsprache ist der umfangreiche **medizinische Fachwortschatz**. Es handelt sich um mindestens hunderttausend medizinische Ausdrücke, die in den zahlreichen Disziplinen und Fächern der Medizin gebraucht werden, so z. B. Fachbegriffe

- für die größeren und kleineren Teile des gesunden menschlichen Körpers in der Anatomie, Histologie, Embryologie,
- für Erkrankungen, diagnostische Verfahren, therapeutische Maßnahmen und ihre Mittel und Ergebnisse, für Prognosen, Patienten in den klinischen Fächern,
- für Lebensvorgänge im gesunden Körper, Vorgänge und Leistungen in Zellen und Geweben, Organleistungen, Körperfunktionen in der Physiologie,
- für krankhafte Vorgänge im Körper in der Pathologie,
- für Wirkungsbereiche und Wirkungen, Beschaffenheit, Prüfung, Herstellung und Abgabe von Arzneimitteln in der Pharmazie und Pharmakologie.

Zum Fachwortschatz gehören Termini sowie Fachausdrücke, die keine Termini darstellen.
Termini sind genormte Fachbegriffe, bei denen verbindlich festgelegt ist, wie sie lauten und was sie bezeichnen und bedeuten. Die Gesamtheit der Termini einer Wissenschaft oder eines Teilgebietes bildet deren **Terminologie**. Bezeichnen die Termini eine große Zahl konkreter Erscheinungen und liegen die Termini in systematischen Aufstellungen vor, so spricht man von einer **Nomenklatur**. In der Medizin besitzen zahlreiche Disziplinen und Fächer mehr oder weniger verbindlich festgelegte Termini und Terminologien, aber nur wenige Fächer wie die Anatomie, Histologie, Embryologie weisen ausgearbeitete Nomenklaturen auf.
In der fachlichen Kommunikation sollten nur genormte Termini und Nomenklaturen verwendet werden, in der Medizin werden aber etwa aus Gründen der Bequemlichkeit oder im Kontakt mit den Patienten oft auch **Trivialbezeichnungen** gebraucht. Das sind nicht genormte, vereinfachte (gekürzte)

Varianten der oft komplizierten lateinisch–griechischen Termini oder **hybride** (gemischte) lateinisch-griechisch-deutsche Bezeichnungen sowie deutsche Bezeichnungen.

Synonyme (gleichbedeutende) Bezeichnungen sind Termini, Trivialbezeichnungen, Terminusteile, die trotz unterschiedlicher sprachlicher Form gleiche medizinische Sachverhalte bezeichnen, so z. B. Caput humeri – Humeruskopf (Anatomie), Pneumonie – Lungenentzündung (Klinik).

Der **Gebrauch** von Termini, von Trivialbezeichnungen und deutschen Bezeichnungen wird von Normen der Kommunikation in der Medizin bestimmt: (a) Forscher und Hochschullehrer in der Medizin sowie Ärzte benutzen untereinander sehr stark die lateinisch–griechischen medizinischen Termini als das traditionelle Verständigungsmittel, das sie durch Studium, Ausbildung und berufliche Praxis erlernt haben und gewöhnt sind, Medizinstudenten schließen sich dem natürlich an, (b) Angehörige medizinischer Fachberufe kennen und verwenden die Termini ihrer jeweiligen Aufgabengebiete, sie benutzen aber vielfach auch die bequemeren Trivialbezeichnungen, (c) Patienten werden vor allem mithilfe deutscher Benennungen informiert.

Griechisch, Latein, Arabisch, moderne Sprachen: Die Medizin blickt auf eine lange Geschichte zurück. In ihr erbrachten viele Völker, Kulturen und Sprachen die jeweiligen Beiträge zur Entwicklung der Medizin und ihrer Terminologien.

Als erste Sprache ist das **Griechische** zu nennen. Es ist in der Medizin stark vertreten, so durch antike Benennungen (z. B. parenchyma – Parenchym, enkephalos – Gehirn, diaita – Lebensführung, „Diät"), in hohem Maße durch klinische, physiologische, biochemische Termini, die ab dem 18. Jahrhundert vor allem auf der Basis des Griechischen entstanden.

Ihm folgte das **Lateinische**. In ihm wurden griechische Termini latinisiert, z. B. $\delta\iota\alpha\varphi\rho\alpha\gamma\mu\alpha \rightarrow$ diaphragma, $\kappa o\nu\delta\upsilon\lambda o\varsigma \rightarrow$ condylus. Ferner wurden neue lateinische Termini geprägt, in beträchtlicher Zahl in der Antike (klassisches Latein) und im Mittelalter (Mittellatein), in besonders großem Umfang aber von der Renaissance bis zur Mitte des 19. Jahrhunderts und auch noch danach (neuzeitliches Latein, Bildung der Hauptmasse der anatomischen Termini im 16.–18. Jahrhundert, Schaffung einer Nomenklatur der lateinischen anatomischen Termini ab Ende des 19. Jahrhunderts, Schaffung dreier lateinischer Nomenklaturen für die Histologie, Embryologie und Veterinäranatomie im 20. Jahrhundert). Entsprechend den langen sprachlichen Entwicklungen in der Medizin gehen die neueren lateinisch-griechischen Termini bei Bedeutungen, Grammatik, Wortbildung u. a. vielfach über das klassische Latein und Griechisch hinaus.

Zu erwähnen ist das **Arabische**. Es besaß im Mittelalter ein großes Gewicht, als arabische Ärzte und Philosophen bei ihren intensiven Bemühungen um die Bewahrung und Weiterentwicklung des antiken Erbes umfangreiche Teile des antiken medizinischen Schrifttums ins Arabische übersetzten und arabische Termini dem Fachwortschatz hinzufügten. Es verlor später seine Bedeutung, als in Renaissance und Humanismus bei der Rückbesinnung auf die Antike und das klassische Latein die arabischen Texte ins Lateinische übersetzt wurden und hierbei die arabischen Termini fast völlig eliminiert wurden.

Die **modernen Sprachen** lösten vom 16.–19. Jahrhundert Latein als Sprache der Medizin ab und ersetzten es durch eigene medizinische Fachsprachen (englische, französische, deutsche, russische usw. Fachsprache der Medizin). Lateinisch–griechische Termini blieben in großem Umfang erhalten, sie treten jetzt aber im Kontext der modernen Sprachen auf. Die Konsequenzen für die Termini in der **deutschen medizinischen Fachsprache** und der **englischen Fachsprache der Medizin** sind:

- Die lateinisch–griechischen Termini werden bei der Schreibung, Aussprache, Betonung, Grammatik dem Deutschen bzw. Englischen je nach konkreten Umständen mehr oder weniger angenähert, zum Teil eingedeutscht bzw. anglisiert.

- Neben den lateinischen, griechischen und lateinisch–griechischen Termini, die weiterhin in erheblichem Umfang gebraucht werden, treten zahlreiche gemischte (hybride) deutsch/englisch–lateinisch–griechische und rein deutsche und englische Termini und Bezeichnungen auf, wobei die Zahl der Letzteren besonders schnell wächst.

Kenntnisse zu medizinischen Termini können heute nicht mehr allein auf der Basis des klassischen Latein und Griechisch vermittelt werden. Es müssen vielmehr auch die zahlreichen nachklassischen Entwicklungen in beiden Sprachen berücksichtigt werden, dazu die unübersehbaren Einflüsse der modernen Sprachen. Das Lehrbuch trägt dem regelmäßig Rechnung.

2 Grundlagen- und Schnellkurs

2.1 Aussprache

Aussprache einiger Buchstaben

Die Aussprache medizinischer Termini beruht auf der Aussprache im klassischen Latein, im Mittellatein und in den modernen Sprachen mit jeweils eigenen Ausspracheregeln. Im Deutschen gelten Ausspracheregeln für folgende Buchstaben:

Buch-staben	Aussprache als	Bemerkungen, Beispiele
ae, oe	ä, ö	einsilbig: praepatellaris, Oesophagus, Oculoguttae
ae, oe	a-e, o-e	zweisilbig: Stroma-endometriose, Hämatopo-ese
eu, ei	ei, eu	einsilbig im Wortinnern wie in heute, heiter: Pneuma, Cheilitis
eu, ei	e-u, e-i	zweisilbig am Wortende als e-u und e-i: deltoid-e-us, oss-e-i
sp, st	s-p, s-t	Spina, Sternum (nicht wie Spinat und Stern!), Gastritis
ph, th	f, t	Pyonephros, Sphincter, Thymus, Ophthalmologika
ti	zi	vor -a, -um, -o, -al: Eminentia, Spatium, Articulatio, initial
qu, gu	kw, gw	vor Vokalen, auch vor -u-: Liquor, obliquus = oblikwus, Unguentum
ch	ch, k	ohne klare Regeln als ch: Cheilitis, Achirie, als k: Cholera, achromatisch
sch	sch	wie in Schulter: Schizophrenie, Ischämie
v	w	Valva, Divertikel, Glaucoma juvenile

Aussprache des c

Die Aussprache des c ähnelt sehr der Aussprache in Fremdwörtern und fremden Namen:

- Aussprache des c als k in Camping, Computer, Cuxhaven
- Aussprache des c als z in Cäsar, Celsius, Cicero

Buch-staben	Aussprache als	Bemerkungen, Beispiele
c	k	vor a, o, u und Konsonant als k: Caput, Cor, Cutis, Pecten
c	z	vor e, i, y, ae, oe als z : Cervix, Cisterna, caecalis, Osteocyt

Hinweis: Studenten mit schulischen Lateinkenntnissen müssen sich beim c von der k-Aussprache in der Schule auf die z-/k-Aussprache in der Medizin umstellen!

 ## Übungen

Ü 1 Lesen Sie laut
Spina scapulae, Rami cutane-i, Caput obliquum, Panaritium, Foetor ex ore, Ageusie

Ü 2 Lesen Sie laut
k-Aussprache des c: caudalis, Crista iliaca, Ulcus, Coma, Cubitus valgus
z-Aussprache des c: Caecum, ascendens, Incisura, Cystektomie, Coeliotomia vaginalis
c mit k-Aussprache vor oe, da oe als o-e zu verschiedenen Silben gehört:
Coenzym = Co-enzym, Leucoencephalitis = Leuco-encephalitis

Ü 3 Unterstreichen Sie die c mit z-Aussprache
Cerebrum, Cornea, retrocaecalis, pollicis, Fundus vesicae urinariae, Coelenteron

2

2.2 Betonung

Betonung nach den Regeln des Lateinischen

Bei mehrsilbigen medizinischen Termini und Wörtern (2 und mehr Silben) ohne Eindeutschung wird die vorletzte oder drittletzte Silbe und niemals die letzte Silbe betont, z. B.

Apertura, lateralis, Halitosis, nocturnus

Humerus, osseus, Trimenon, imminens

Die Regeln für die Betonung auf der vorletzten und drittletzten Silbe besagen:

Betonung auf der vorletzten Silbe
Sie wird betont, wenn sie einen langen Vokal (ā, ē, ī, ō, ū) oder ae und oe enthält (sog. Naturlänge):
Ro·tā·tor, sphinc·tē·ris, Ar·thrī·tis, a·di·pō·sus, A·per·tū·ra
Die vorletzte Silbe wird ebenfalls betont, wenn nach dem Vokal 2 Konsonanten außer -br-, -gr- stehen (sog. Positionslänge):
Li·ga·men·tum, fal·ci·for·mis, Bron·cho·spas·men, benig·nus
Betonung auf der drittletzten Silbe
Die drittletzte Silbe wird betont, wenn die vorletzte Silbe einen kurzen Vokal aufweist und nur 1 Konsonant (aber auch -br-, -gr-) oder nur ein Vokal folgen:
con·ge·ni·tus, Hyper·to·ni·kum, Ver·te·bra, Fo·ve·a, cartila·gi·ne·us

Hinweis: In Adjektiven wird -ideus und -idēus betont, deltoideus oder deltoidēus

Betonung unter dem Einfluss des Deutschen

Bei Termini und Wörtern, bei denen durch Eindeutschung am Wortende 1–2 lateinische Silben weggefallen sind oder verändert wurden, gibt es die Betonung auch auf der letzten Silbe:

Endokard, Osteozyt, Infektion, Karzinom, Ödem

Es handelt sich um die im Lateinischen betonten Silben, die zu betonten Endsilben werden, wenn nach ihnen 1–2 Silben durch die Eindeutschung entfallen:

Myocard-ium gekürzt zu Myokard, Osteocyt-us zu Osteozyt, Oedem-a zu Ödem

Die Regel zu dieser Endbetonung, die es in Erweiterung der lateinischen Regeln gibt, besagt:

Betonung auf der letzten Silbe bei eingedeutschten Termini und Wörtern
Bei der Eindeutschung entsteht durch Wegfall oder Veränderung lateinischer und griechischer Endungen oft die Endbetonung
Chondrozyt (Chondrocytus), Karzinom (Carcinoma), Oedem (Oedema)

 ## Übungen

Ü 4   Lesen Sie laut

vorletzte Silbe betont: Sutūra, transversus, Abductor, Leukōse, Strabismus
drittletzte Silbe betont: Trochlea, osseus, Dekubitus, Antirhinitikum
letzte Silbe betont: Myokard, Lungenemphysem, Erythrozyt

Gemischte Beispiele:

Retinaculum flexorum, Tonsilla palatina, Atrium sinistrum, Curvatura major
Spondylitis, Gastroskopie, Dakryocystitis neonatorum, Linimentum aquosum
Plasmalemm, Nucleolus, Chromosom-18p-Syndrom, Kardiakum

2.3 Schreibung

Schreibung mit c/k/z und ae/ä, oe/ö, Verwendung des j

Medizinische Termini werden im Deutschen mit dem lateinischen Alphabet, zusätzlich mit griechischem y und z und bei Bedarf mit deutschem ä, ö, j geschrieben.
Die Verwendung von c/k/z und ae/ä, oe/ö hängt davon ab, ob in den medizinischen Fächern die Eindeutschung von Termini zulässig ist oder nicht üblich ist:

- ohne Eindeutschung: Schreibung mit c, ae, oe, mit k nur bei einigen griech. Wörtern
- bei Eindeutschung: Schreibung mit k, z, ä, ö

Schreibung in der Anatomie

Eindeutschung ist fast nie möglich, Schreibung von Ein- und Mehrworttermini mit c, ae, oe:
Colon, Oesophagus, Caecum, Regio praesternalis
k, z, ä, ö sind nur bei wenigen eingedeutschten anatomischen Einworttermini erlaubt:
Kolon, Endokard, Zäkum, Ösophagus

Schreibung in der Klinik und in weiteren Fächern

Eindeutschung ist bei Einwort- und Mehrworttermini möglich, Verwendung von z, k, ä, ö:
Myozyt (Histologie), Zölom (Embryologie), Anämie (Klinik)
fibrillärer Astrozyt (Histologie), avaskuläre Knochennekrose, periokuläres Ödem (Klinik)
bei Einworttermini kann auf die Eindeutschung auch verzichtet werden, also c, ae, oe:
Myocyt (Histologie), Coelom (Embryologie), Anaemie, Cholecystitis (Klinik)
bei rein lateinischen Mehrworttermini gibt es nur c, ae, oe:
Textus connectivus (Histologie), Abrasio corneae, Oedema indurativum (Klinik)

Verwendung von j und i

j ersetzt latein. i vor Vokalen in der gleichen Silbe, i steht vor Vokalen in der nächsten Silbe:
mit j: Je-ju-num, ma-jor, aber mit i: Brachi-um, anteri-or, Skoli-ose

Hinweis: c, ae, oe sollten nicht gemischt mit z, k, ä, ö verwendet werden, z. B. nicht Koronarsclerose, perniciöse Anaemie, Faezes

Groß- und Kleinschreibung

Im Lateinischen besteht weitgehend Kleinschreibung. Im Deutschen wird die Groß- und Kleinschreibung in bestimmter Weise auf medizinische Termini übertragen.

Groß- und Kleinschreibung

Großgeschrieben werden die Termini **mit 1 Wort** (Einworttermini)
Cranium – Schädel (Anatomie), Antitussikum – Hustenmittel (Pharmazie)
und das 1. Wort von Termini mit mehreren Wörtern (Grundwort in Mehrworttermini)
Vena gastrica dextra – rechte Magenvene (Anatomie), Acne vulgaris – häufige Akne (Klinik)
Kleingeschrieben werden die Wörter **nach dem 1. Wort** in Termini mit mehreren Wörtern, also die 2., 3. usw. Wörter (Attribute in Mehrworttermini)
Pars nasalis ossis frontalis – Nasenbeinteil des Stirnbeins (Anatomie)
Conjunctivitis catarrhalis acuta – akuter Bindehautkatarrh (Klinik)
Schreibung eingedeutschter Mehrworttermini mit der üblichen Groß- und Kleinschreibung:
intrauterine fetale Hypoxie – Sauerstoffmangel beim Feten in der Gebärmutter (Klinik)

Übungen

Ü 5 **Verwendung einiger Buchstaben** Unterstreichen Sie die Fehler
1 venae rectä, 2 Venae rectae, 3 Cervix uteri, 4 Zervix Uteri (Anatomie)
5 Ödem, 6 Ödema circumskriptum, 7 Oedema circumscriptum (Klinik)

Ü 6 **Groß- und Kleinschreibung** Unterstreichen Sie die Fehler
1 Caput Radii, 2 caput radii, 3 Caput radii – Speichenkopf (Anatomie)
4 dysplasia coxae congenita, 5 Dysplasia coxae congenita,
6 dysplasia Coxae congenita – angeborene Hüft(gelenk)fehlbildung (Klinik)

Schreibung englischer medizinischer Termini

Verwendung von ae, oe, c
Statt ae, oe und ä, ö im Deutschen wird im Englischen oft e geschrieben:
englisch hematology, esophagus statt Haematologie, Hämatologie, Oesophagus
ae bleibt aber in der Endung des Nom. Plural bestehen: thoracic vertebrae Pl. – die Brustwirbel
c, im Deutschen oft durch k/z ersetzt, bleibt im Englischen meist erhalten:
englisch cervicitis, cavernous angioma statt Zervizitis, Kavernom

Groß- und Kleinschreibung in Texten und Überschriften
Kleinschreibung aller Wörter, auch von Termini, in Sätzen und Texten:
The large intestine can be divided into six parts – caecum, ascending colon, descending colon, sigmoid and rectum (im Deutschen: Intestinum crassum, Caecum, Colon ascendens, Colon sigmoideum, Rectum)
Großschreibung aller sinntragender Wörter, auch von Termini, in Überschriften:
Clinical Manifestations and Treatment of Heart Failure
oder Kleinschreibung aller Wörter samt Termini in Überschriften, groß nur das Anfangswort:
Gateways to the posterior scapular region (deutsch: Zugänge zur Regio scapularis posterior)

Griechisches Alphabet

Termini griechischer Herkunft werden seit langem latinisiert und lateinisch geschrieben: θωραξ (Brustpanzer) → Thorax, χιασμα (Kreuzung) → Chiasma, ψυχη (Seele) → Psych-

	Name	lateinisch			Name	lateinisch			Name	lateinisch
α A	Alpha	a A	ι I		Jota	i, j I, J	ρ P		Rho	rh Rh
β B	Beta	b B	κ K		Kappa	k, c K, C	σ Σ		Sigma	s S
γ Γ	Gamma	g G	λ Λ		Lambda	l L	τ T		Tau	t T
δ Δ	Delta	d D	μ M		My	m M	υ Y		Ypsilon	y Y
ε E	Epsilon	e E	ν N		Ny	n N	φ Φ		Phi	ph Ph
ζ Z	Zeta	z Z	ξ Ξ		Xi	x X	χ X		Chi	ch Ch
η H	Eta	e E	ο O		Omikron	o O	ψ Ψ		Psi	ps Ps
θ Θ	Theta	th Th	π Π		Pi	p P	ω Ω		Omega	o O

Griechische Buchstaben treten in der Medizin öfter bei Einteilungen und Größen auf, z. B. α-, β-, γ-Strahlen, μg, μV, νA – Mikrogramm, Mikrovolt, Nanoampère, α-, γ-Motoneurone.
Vormals griechische Wörter erkennt man an Buchstaben wie Ch, Ph, Ps, Rh, Th, X, Y.

2.4   Medizinische Termini: Bildungstypen

Anus, Antihypertonikum, Appendicitis perforata, Arteria cerebri media, Astrozyt, Abbé-Plastik – wer kurze und lange, einfache und komplexe medizinische Termini verstehen will, muss Bildungstypen kennen, Strukturen erfassen und mit Komponenten vertraut sein.

2

Bildungstypen und Strukturen anatomischer Termini

Typ 1

Die Termini bestehen aus **1 einfachen Substantiv**, es sind **einfache Einworttermini**:

Cranium – Schädel, Sternum – Brustbein, Abdomen – Bauch

Diese Termini werden häufig verwendet für Körperabschnitte, Knochen, Organe …

Dorsum – Rücken, Radius – Speiche, Larynx – Kehlkopf, Hepar – Leber

Typ 2

Diese Termini bestehen auch aus **1 Substantiv, das aber 2 und mehr Komponenten enthält**, es sind **zusammengesetzte Einworttermini** (Komposita):

Endocardium – Herzinnenhaut, die Komponenten sind Endo-cardi-um
Diencephalon – Zwischenhirn, die beiden Komponenten sind Di-encephalon

Diese Termini sind in der Anatomie selten. Sie bestehen nicht aus ganzen Wörtern, sondern aus Wortteilen wie

Endo- (räumliche Lage), -cardi- (Organ), Di- (Lage), -encephalon (Organ)

Typ 3

Diese Termini bestehen aus **2–9 Wörtern**, sie heißen daher **Mehrworttermini**:
Der Aufbau: **Grundwort** (Substantiv, 1. Wort) + 1–8 **Attribute** (Substantive, Adjektive)

Caput costae – Kopf der Rippe   Grundwort + 1 Substantiv im Genit. Sing.
Musculus teres minor – kleiner Rundmuskel   Grundwort + 2 Adjektive im Nom. Sing.
Basis cranii interna – innere Schädelbasis Grundwort + Subst. im Gen. Sing. + Adj. im Nom. Sing.

Die Mehrworttermini sind in der Anatomie besonders häufig. Sie enthalten die lateinische Deklination und Kongruenz.

Kurz zu den Grundwörtern und Attributen in den Mehrworttermini:
Die **Grundwörter** bezeichnen z. B. *Arten* oder *Teile* von anatomischen Bildungen

Art: Musculus deltoideus – Deltamuskel, Articulatio coxae – Hüftgelenk
Teile: Caput costae – Kopf der Rippe, Apex cordis – Herspitze

Die **Attribute** drücken Eigenschaften der Größe, Form, Lage usw. aus

Pelvis major – großes Becken, Fossa ovalis – eiförmige Grube, Pulmo dexter – rechte Lunge

oder sie drücken Beziehungen zu anatomischen Bildungen aus:

Sulcus nervi radialis – Rinne für den Ellennerv, Lig. sternocostale – Band vom Brustbein zur Rippe

Das Verstehen der anatomischen Termini Typ 1–3 erfordert: Vokabelkenntnisse, Grammatikkenntnisse, das Vertrautsein mit Terminustypen, Strukturen und der Wortstellung, mit der Wortbildung.

Zu englischen anatomischen Termini siehe nächste Seite.

Übungen

Ü 7   Terminustypen   Nennen Sie in Klammern die Typzahlen
Arteria iliaca communis (____), Anus (____), Gastritis (____), Caput ulnae (____), Neurologie (____)

Ü 8   Terminustypen und -komponenten   Bestimmen Sie in Klammern
eE (einfacher Einwortterminus), kE (komplexer Einwortterminus), GW (Grundwort), A (Attribut):
Articulatio sternocostalis, Ligamentum capitis costae, Interkostalnerven, Sternum
    (____)   (____)   (____) (____) (____)   (____)   (____)

Bildungstypen und Strukturen klinischer Termini

Typ 1

Einfache Einworttermini. In der Klinik selten

Tussis – Husten, Gangrän – Brand, Nävus – Muttermal

Typ 2

Zusammengesetzte Einworttermini. In der Klinik sehr häufig, meist eingedeutscht

Analbuminämie	– Fehlen von Albuminen im Blut	Terminusteile: An-albumin-äm-ie
Gastroskopie	– Magenspiegelung	Terminusteile: Gastr-o-skop-ie

Typ 3:

Mehrworttermini
Nicht eingedeutschte Mehrworttermini. In der Klinik mehrfach
Aufbau: **Grundwort + Attribute** wie bei anatom. Mehrworttermini, lateinische Deklination

Ablatio retinae	– Netzhautablösung	Grundwort + Substantiv im Genitiv Sing.
Anaemia perniciosa	– bösartige Anämie	Grundwort + Adjektiv im Nominativ Sing.

Eingedeutschte Mehrworttermini. In der Klinik sehr häufig
Aufbau: **Attribute + Grundwort** (also entgegengesetzt), keine lateinische Deklination

megaloblastische Anämie	– Anämie mit Megaloblasten im Knochenmark
hereditäre intraepitheliale Dyskeratose	– vererbte Verhornungsstörung im Epithel

Typ 4

Termini mit Eigennamen (Eponyme)

Arnold-Chiari-Syndrom	Namen der Entdecker + Bindestrich + Grundwort
Morbus Crohn	Grundwort + Name des Entdeckers
Bilharziose	Name des Entdeckers Bilharz + Suffix -iose, Bilharz-iose
Billroth I, II, III	Name des Chirurgen + Zählung

Englische anatomische und klinische Termini

Die Termini besitzen verschiedene eigene Züge. Hier die drei wichtigsten Möglichkeiten:

Anglisierte anatomische Mehrworttermini

oft mit entgegengesetzter Wortstellung und überwiegend mit anglisierten Endungen

englisch axillary artery	im Deutschen Arteria axillaris (Anatomie)
englisch anterior sacral foramina	im Deutschen Foramina sacralia anteriora (Anatomie)

Anatomische und klinische Mehrworttermini ohne Grundwort

Es handelt sich um Mehrworttermini, die ihr Grundwort, z.B. musculus, verloren haben:

früher musculus trapezius	heute nur trapezius – Trapezmuskel (Anatomie)
früher musculus pectoralis major	heute nur pectoralis major – gr. Brustmuskel (Anatomie)

Termini mit englischer Getrenntschreibung, im Deutschen mit Zusammenschreibung

englisch plasma cell leukaemia	deutsch Plasmazellenleukämie (Klinik)
englisch Abadie's sign	deutsch Abadie-Zeichen (Klinik)

Synonyme, gleichbedeutende Termini und Bezeichnungen

Synonyme sind 2 und mehr Termini, Trivialbezeichnungen oder Terminuselemente, die trotz unterschiedlicher sprachlicher Form den gleichen medizinischen Sachverhalt bezeichnen:

zwei Synonyme für Gelenk: Articulatio – Gelenk (Anatomie) = Arthr- – Gelenk (Klinik)

drei Synonyme: Ostitis necroticans pubis = Grazilissyndrom = Pierson-Krankheit (Klinik)

2.5 Substantive: Deklination und Vokabeln

Die lateinische Deklination kennt **5 Deklinationen** (1. oder a- Deklination, 2. oder o-Deklination usw.). Zu einer Deklination gehören 5 **Kasūs** (Fälle), Nominativ, Genitiv, Dativ, Akkusativ und Ablativ, der **Singular** (Einzahl) und **Plural** (Mehrzahl) und die 3 Geschlechter **Maskulinum**, **Femininum**, **Neutrum**, männlich, weiblich, sächlich.

In medizinischen Termini sind der Nominativ und Genitiv Sing. und Plural häufig oder relativ häufig. Diese Kasūs (Fälle) lernt man, besonders für anatomische Termini, mit Deklinationstabellen. Bei den seltenen Kasūs Dativ bis Ablativ genügt später die Kenntnisnahme dort, wo diese Kasus gelegentlich auftreten.

Kurzüberblick über die 5 Deklinationen (Auszug)

	1. Deklin.	2. Deklin.	3. Deklin.	4. Deklin.	5. Deklin.
Nom. Sing.	Arteri-a	Muscul-us	Regio	Sin-us	Faci-ēs
Gen. Sing.	arteri-ae	muscul-i	region-is	sin-ūs	faci-ēi
Nom. Pl.	Arteri-ae	Muscul-i	Region-ēs	Sin-ūs	Faci-ēs
Gen. Pl.	arteri-ārum	muscul-ōrum	region-um	sin-uum	faci-ērum

Auftreten der Deklination in Termini

Bei der Deklination sind Endungen zu lernen, aber auch das Auftreten der Kasus in Termini:

	die Kasus in Ein- und Mehrworttermini		Funktionen der Kasus
Nom. Sing.	Costa	Rippe	Nom. für Einwortterminus
Nom. Pl.	Costae verae	echte Rippen	Nom. für Grundwort in Mehrwortterminus
Gen. Sing.	Caput costae	Kopf der Rippe	Genitiv für Attribut
Gen. Pl.	M. levator costarum	Heber der Rippen	Genitiv für Attribut

Die Beispiele zeigen: Im Nominativ (Sing./Pl.) stehen die Einworttermini und die Grundwörter von Mehrworttermini, im Genitiv (Sing./Pl.) stehen die Genitivattribute in Mehrworttermini.

Groß- und Kleinschreibung bei der Deklination

Nach der lateinischen Grammatik gibt es bei der Deklination nur die Kleinschreibung:

	Singular	Plural
Nominativ	cost-a	cost-ae
Genitiv	cost-ae	cost-arum

Aus dem Deutschen kommt aber die Groß-/Kleinschreibung hinzu. Die Regel S. 7 besagt hierzu:

- großgeschrieben wird das einzige oder erste Wort eines Terminus
- kleingeschrieben werden die 2., 3. ... Wörter in Mehrworttermini

Das ergibt für die Deklination von Costa im Rahmen der gleichen Beispiele:

Schreibung von Costa in Terminusbeispielen		
Nom. Sing.	Costa	Costa groß, da Einwortterminus
Nom. Pl.	Costae verae	Costae groß, da Grundwort in Mehrwortterminus
Gen. Sing.	Caput costae	costae klein, da Attribut in Mehrwortterminus
Gen. Pl.	M. levator costarum	costarum klein, da Attribut in Mehrwortterminus

2

Die Deklination mit der Groß- und Kleinschreibung sieht nunmehr folgendermaßen aus, vgl. dazu auch den Kurzüberblick über die Deklinationen auf der vorigen Seite:

	Singular	Plural
Nominativ	Cost-a	Cost-ae
Genitiv	cost-ae	cost-arum

Die Groß- und Kleinschreibung bei der Deklination gilt im ganzen Lehrbuch.

Hinweis: Übungen zur Deklination folgen Seite 17 und 24.

Bedeutungen des Genitivs in anatomischen Termini

Der Genitiv in anatomischen Mehrworttermini drückt mehrere topographische und funktionale Verhältnisse bei anatomischen Bildungen aus. Es gibt Bedeutungen wie „Teil einer anatomischen Bildung", „Grube, Rinne, Loch für …", „mit Lage bei …" u. a.

Genitivbedeutungen	Terminusbeispiele	Deutsch
Teil einer Bildung	Caput radii	Kopf **der** Speiche, Speichenkopf
Grube, Rinne **für** …	Fossa olecrani	Grube **für** den Ellenfortsatz
Lage **bei** …	Incisura apicis cordis	Einschnitt **an** der Herzspitze
mit **Ursprung von** …	Lig. capitis costae	Band **vom** (am, des) Rippenköpfchen(s)
als **Ansatz für** …	Crista m. supinatoris	Leiste als **Ansatz für** den Auswärtsdreher
Versorgung **für** …	A. flexurae dextrae	Arterie **für** die rechte Flexur

Beim Übersetzen von Termini mit Genitivattributen müssen diese Bedeutungen anhand der anatomischen Verhältnisse berücksichtigt werden.

Der deutsche Artikel bei medizinischen Termini

Ein Beispiel: Die Arteria suprascapularis kommt aus dem Truncus thyrocervicalis, überkreuzt den Musculus scalenus anterior, läuft über das Ligamentum transversum scapulae …
Medizinische Termini werden im Deutschen, einer Artikelsprache, mit dem Artikel in Sätze und Texte eingefügt. Wie ist der Artikel zu gebrauchen?

Regel zum deutschen Artikel bei medizinischen Termini
Der Artikel „der", „die", „das" im Singular steht entsprechend dem lateinischen oder griechischen Geschlecht der Substantive, nicht gemäß dem Geschlecht im Deutschen (der Plural „die" steht unabhängig vom Geschlecht).

Beispiele:
der Discus   weil lateinisch Maskulinum   (deutsch *die* Scheibe gilt nicht)
die Bursa   weil lateinisch Femininum   (deutsch *der* Schleimbeutel gilt nicht)
das Septum   weil lateinisch Neutrum   (deutsch *die* Scheidewand gilt nicht)
die Gastritis   weil griechisch Femininum   (deutsch *die* Entzündung ist Zufall)
das Lungenödem   weil griechisch Neutrum   (eingedeutscht auch *das* Ödem)

Angaben zu den Substantiven in den nachfolgenden Vokabelaufstellungen

Grammatische Angaben: Bei den Substantiven werden nach Bedarf der Artikel, der Genitiv Singular und das Geschlecht (m., f., n., Maskulinum, Femininum, Neutrum) genannt, z. B.

der Musculus, -i m. – Muskel

Einteilung: Für ein Vokabellernen in grammatischen *und* medizinischen Zusammenhängen werden die Substantive nach den 5 Deklinationen eingeteilt, ferner nach den Fächern Anatomie, Physiologie, Klinik und nach weiteren sprachlichen und medizinischen Gesichtspunkten.

In den mehrspaltigen Vokabellisten werden die Vokabeln folgendermaßen angeordnet und markiert:
Anatomie – **Klinik, Physiologie** – deutsche Bedeutungen – *Englisch.*

Eindeutschung: Zu lateinischen Endungen, die durch die Eindeutschung verlorengegangen sind oder verändert wurden, werden, wo es erforderlich ist, die ursprünglichen Endungen genannt.

Wortgeschichte: Unter „Etymologie" stehen für Interessenten Bedeutungen des klassischen (vor-, nichtmedizinischen) Latein und Griechisch, die nicht zu lernen sind.

Vorweg Vokabeln ohne Deklination: **et, -que** – und, **seu, sive, aut** – oder

2.5.1   1. oder a-Deklination und 2. oder o-Deklination

	1. Deklin., Feminina		2. Deklin., Maskulina		2., Neutra
Nom. Sing.	Cost-a	die Rippe	Nerv-us	der Nerv	Sept-um
Gen. Sing.	cost-ae	der Rippe	nerv-i	des Nervs	sept-i
Nom. Pl.	Cost-ae	die Rippen	Nerv-i	die Nerven	Sept-a
Gen. Pl.	cost-ārum	der Rippen	nerv-ōrum	der Nerven	sept-ōrum

In der 2. Dekl. sind die Substantive auf -on ebenfalls Neutra, das Ganglion, gangli-i n.

Anatomie

📖   Vokabeln

Einworttermini für Rumpf und Extremitäten (für Abschnitte, Knochen u. a.)

Wichtiger Hinweis: Die ausführlichen Vokabeln zu Rumpf bis Haut folgen ab S. 51.

Anatomie	Klinik	Deutsch	Englisch
Rumpf, Hals, Rücken, Thorax, vordere Rumpfwand			
Truncus		Rumpf	*trunk*
Collum		Hals	*neck, collum, cervix*
Nucha		Nacken	*nape, back of the neck*
Dorsum		Rücken	*dorsum, back*
Vertebra	**Spondyl-**	Wirbel	*vertebra, spondyl-*
Costa		Rippe	*rib*
Sternum		Brustbein	*sternum, breast bone*
Axilla		Achsel	*axilla, armpit*
Mamma	**Mast-**	Brustdrüse	*mamma, breast, mast-*
Mamilla	**Thel-**	Brustwarze	*mammilla, nipple, thel-*
Umbilicus	**Omphal-**	Nabel	*navel, umbilicus, omphal-*

Etymologie: truncus – (Baum-)Stamm; nucha ist arabisch

2

Anatomie	Klinik	Deutsch	Englisch
Schultergürtel, Arm			
Scapula	**Om-**	Schulterblatt	*shoulder blade, blade bone*
Acromion		Schulterhöhe	*acromion, tip of the shoulder*
Clavicula	**Kleid-**	Schlüsselbein	*clavicle, collar bone, cleid-*
Axilla		Achsel	*axilla, axillary fossa*
Brachium		Oberarm	*brachium, arm, upper arm*
Humerus		Oberarmknochen	*arm-bone*
Cubitus		Ellenbogen	*cubitus, elbow*
Antebrachium		Unterarm	*antebrachium, forearm*
Radius		Speiche	*radius, radial bone*
Ulna		Elle	*ulna*
Olecrānon		Ellenfortsatz (am Ellenbogen)	*olecranon, upper end of the ulna*
Carpus		Handwurzel	*carpus, wrist*
Metacarpus		Mittelhand	*metacarpus*
Digitus	**Daktyl-**	Finger	*digitus, finger, dactyl-*

Etymologie: clavicula – kleiner Schlüssel; cubitus von cubare – liegen, sich aufstützen; radius – Stab, Strahl; karpos – Frucht mit Kernen für die 9 Handwurzelknochen

Anatomie	Klinik	Deutsch	Englisch
Hüfte, Bein, Fuß			
Coxa		Hüfte	*coxa, hip*
Acetabulum		Hüftgelenkpfanne	*acetabulum*
Patella		Kniescheibe	*kneecap, patella*
Tibia		Schienbein	*tibia, shinbone*
Fibula		Wadenbein	*fibula*
Sura		Wade	*sura, calf*
Malleolus		Knöchel	*malleolus, ankle*
Tarsus		Fußwurzel	*tarsus*
Talus		Sprungbein	*talus, ankle*
Calcaneus		Fersenbein	*calcaneus*
Metatarsus		Mittelfuß	*metatarsus*
Digitus pedis	**Daktyl-**	Zehe	*digit, toe, daktyl-*
Planta		Fußsohle	*sole, planta pedis*

Etymologie: acetabulum – Essigschälchen; patella – Opferschale; tibia – Flöte; fibula – Spange; malleolus – kleiner Hammer

Grundwörter

Zur Erinnerung (siehe S. 9): Grundwörter sind das jeweils 1. Wort von Mehrworttermini, z. B. <u>Membrum</u> superius, <u>Musculus</u> rectus abdominis, <u>Septum</u> femorale, <u>Bursa</u> praepatellaris

Anatomie	Klinik	Deutsch	Englisch
Grundvokabeln zum Haltungs- und Bewegungsapparat			
Membrum		Glied, Extremität	*member, extremity*
der **Musculus**	**My-**	Muskel	*muscle, my-*
die **Fascia**		Muskelhülle, -binde	*fascia*
das **Septum**		Scheidewand	*septum*
Ligamentum		Band	*ligament, band*
Retinaculum		Halteband	*retinaculum*
Bursa		Schleimbeutel	*bursa*
Capsula		Kapsel	*capsule*
Discus		Scheibe	*disc*
Meniscus		Schaltknorpel	*meniscus*
Labium, Labrum		Lippe (Gelenk)	*lip, labium*
Membrana		Membran, Haut	*membrane*
Vagīna		1. Scheide (Sehnen)	*vagina*
		2. weibl. Scheide	*sheath*
Synovia		Gelenkschmiere	

Anatomie	Klinik	Deutsch	Englisch
Arteria		Arterie	*artery*
Vena	**Phleb-**	Vene	*vein, phleb-*
Nodus lymphaticus		Lymphknoten	*lymph node*
Nervus	**Neur-**	Nerv	*nerve, neur-*
das **Ganglion**, -ii n.		Nervenknoten	*ganglion*
Truncus		Stamm (Gefäße u. a.)	*trunk*
Ramus		Ast, Zweig	*branch*
Medulla	**Myel-**	Mark (Knochen, ZNS)	*marrow, myel-*

Etymologie: ligare – binden; retinere – zurückhalten; bursa – Börse; meniscus – Möndchen

Vorsprünge, Erhöhungen, besondere Formen bei Knochen und inneren Organen

Spina	Gräte, Dorn, Stachel	*spine, process*
Tuberculum	Höckerchen	*tubercle, tuberosity*
Capitulum	Köpfchen	*capitulum*
Condylus	Gelenkhöcker, -fortsatz	*condyle*
Epicondylus	Fortsatz am Condylus	*epicondyle*
Trochlea	Rolle, Gelenkrolle	*trochlea*
Manubrium	Handgriff	*manubrium*
Crista	Leiste, Kamm	*crest, ridge*
Linea	1. Linie, 2. Leiste	*1. line, 2. crest*
Eminentia	Erhebung	*eminence*
Prominentia	Erhebung	*prominence*
Circumferentia	herumführende Gelenkfläche	*circumference*
Ala	Flügel, Schaufel	*wing, shovel, ala*
Angulus	Ecke, Winkel	*angle, angulus*
Trigōnum	Dreieck	*trigone, triangle*
Area	Fläche, Gebiet	*field, region*

Gruben, Spalten, Öffnungen

Fossa	Grube, Graben	*fossa, pit*
Fovea	Grube (klein)	*fovea, pit, socket*
Incisūra	Einschnitt	*incisure, notch, cleft*
Fissūra	Spalte	*notch, cleft, slit*
Sulcus	Rinne, Furche	*sulcus, groove*
Collum	Hals	*collum, cervix, neck*
Apertūra	Öffnung	*aperture, opening*
Cavum	Höhle	*cavum, cavity*
Spatium	Raum, Spalt	*space, spatium*
Lacūna	Pforte, Öffnung	*cavity*
Porta	Pforte, Öffnung	*porta*

Organabschnitte, Rand, Falte, Klappe …

Fundus	Grund, Boden	*fundus*
Dorsum	Rücken	*back, dorsum*
Cauda	Endstück	*cauda, tail*
Segmentum	Abschnitt	*segment*
Limbus	Saum, Rand	*limbus, border, margin*
Plica	Falte	*plica, fold*
Nodus	Knoten	*node*
Valva	Klappe	*valve*
Valvula	Tasche, Falte	*valve*
Raphe, -phae	Verwachsungsnaht	*raphe*

Etymologie: cauda – Schwanz; valvae – Torflügel

Anatomie	Klinik	Deutsch	Englisch

Drüse, Blase, Öffnungen, Hohlräume, Ritze

Glandula	**Aden-**	Drüse	*gland, aden-*
Vesica	**Zyst-**	Blase	*bladder, vesica, cyst-*
Antrum		Höhle	*antrum, cavity*
Atrium		Vorhof	*atrium*
Ostium		Öffnung, Mündung	*opening, ostium, orifice*
Vestibulum		Vorhof, Vorraum	*vestibule, vestibulum*
Ventriculus		Kammer	*ventricle*
Alveolus		Zahnfach, Lungenbläschen	*alveolus*
Ampulla		Ausbuchtung	*ampoule*
Crypta		Krypte, Einbuchtung	*crypt, pit, crypta*
Rima		Ritze	*rima, slit, fissure, cleft*
Tuba		Trompete, Tube	*tube, tuba, canal*

Etymologie: glans – Eichel; venter – Bauch; ampulla – Flasche; kryptein – verbergen

Besondere Formen

Anulus		Ring	*ring, annulus, anulus*
Bulbus		Verdickung, Apfel	*bulb*
Columna		Säule	*column, columna*
Corona		Krone, Kranz	*corona, crown*
Curvatura		Krümmung	*curvature, bend*
Flexura		Biegung	*flexure, bend*
Hilus, Hilum		Stiel	*hilus*
Isthmus		enge Stelle	*isthmus*
Lobus		Lappen	*lobe*
Trabecula		kleiner Balken	*trabecula*
Velum		Segel	*velum*

Etymologie: isthmus – Landenge; trabes – Balken

Gewebeschichten

Lamina		Schicht, Blatt, Platte	*layer, lamina*
Tela		Schicht	*layer, tela*
Tunica		-hautschicht	*tunic, tunica, coat*
Stratum		Schicht	*layer*
Membrana		Membran, dünne Haut	*membrane, layer*

Etymologie: lamina – Brett; tela – Gewebe; tunica – Gewand; stratum – Decke, Polster

Nervensystem

Nervus	**Neur-**	Nerv	*nerve, neur-*
Ramus		Ast, Zweig	*branch, ramus*
Nucleus	**Kary-**	Kern	*nucleus, cary-*
Fasciculus		Bündel	*fascicle, band, cord, bundle*
Funiculus		Strang	*funiculus, funicle, cord*
Fibra		Faser	*fibra, fibre*
Commissura		Verbindung	*commisure*
Lemniscus		Schleife	*fillet, lemniscus*
Ansa		Schlinge	*loop, ansa*

Etymologie: nervus – Sehne, Strang; funiculus – Seil, Schnur; ansa – Henkel

Übungen

Ü 9   Artikel   Setzen Sie den Artikel ein, übersetzen Sie die unterstrichenen Grundwörter

___ <u>Incisura</u> scapulae: _____

___ <u>Angulus</u> superior: _____

___ <u>Collum</u> scapulae: _____

___ <u>Tuberculum</u> majus: _____

___ <u>Crista</u> tuberculi majoris: _____

___ <u>Sulcus</u> nervi radialis: _____

Ü 10   1.–2. Dekl.   Bilden Sie mit Groß-/Kleinschreibung und den nötigen Endungen

Gen. Sing. zu Ala, Nervus   _____   _____

Nom. Pl. zu Septum, Fascia   _____   _____

Gen. Pl. zu Ganglion, Arteria   _____   _____

Ü 11   1.–2. Dekl.   Bestimmen Sie den Nominativ (N), Genitiv (G), Singular (S), Plural (P)

<u>Rami</u> dentales (__/__), <u>Lacuna</u> <u>musculorum</u> (__/__) (__/__)

Foramen <u>venae</u> cavae (__/__), <u>Venae</u> centrales (__/__), <u>Septum</u> nasi (__/__)

Ü 12   1.–2. Dekl.   Übersetzen Sie

Cristae _____   Septa _____   der Muskeln _____

anguli _____   venae _____   die Bänder _____

Klinik

 Vokabeln

In vielen klinischen Termini der 1.–2. Deklin. haben sich die lateinischen Endungen durch die Ein-deutschung verändert. Die Tabelle enthält links die veränderten Endungen mit Artikel und rechts die ursprünglichen Endungen und das Geschlecht. Bei den Vokabeln stehen ursprüngliche Endungen manchmal in Klammern oder es wird der Genitiv Sing. genannt.

eingedeutschte Endungen heute		ursprüngliche lateinische Endungen	
die -ie	die Ätiologie, die -skopie	-ia f.	aetiologia, -scopia
die -ur	die Ruptur, die Fissur	-ura f.	ruptura, fissura
die -enz	die Insuffizienz, die Prävalenz	-entia f.	insufficientia, praevalentia
der -el	der Muskel	-ulus m.	musculus
die -el	die Fistel	-ula f.	fistula
das -el	das Divertikel	-ulum n.	diverticulum
das -at	das Implantat, das Abradat	-atum n.	implantatum, abradatum

Klinik	Deutsch	Englisch

Medizinische Fächer, Arzt, Fachärzte, Therapie

-logie, **-iatrie**	-heilkunde	*-logy*
-loge, **-iater**	-facharzt, -spezialist	*-logist, -iatrist, physician*
Konsiliarius	beratender Arzt	*consultant*
Konsilium	Spezialistenberatung	*consultation*
Kasuistik	Einzelfalldarstellung	*casuistry, case report*
Therapie	Heilbehandlung	*therapy, therapeutics*

Krankheiten, erste Grundbegriffe

Morbus	Krankheit + Name (Entdecker, Erstbeschreiber)	*morbus, disease, illness*
Ätiologie	Krankheitsursache(n)	*(a)etiology*
Epidemie	verbreitete Krankheit, zeitlich-räumlich begrenzt	*epidemic, epidemic disease*
Endemie	regionales Auftreten	*endemic*
Pandemie	Auftreten in großen Landesteilen/in Erdteil	*pandemic*
Prävalenz	Anzahl der Erkrankungen zu einem bestimmten Zeitpunkt	*prevalence*
Inzidenz	Anzahl von Neuerkrankungen innerhalb eines bestimmten Zeitraums	*incidence*

Einige Momente des Krankheitsverlaufs

Latenz	Symptomlosigkeit	*latency, latent period*
der **Prodrom**	Vorzeichen, Frühsymptom	*early symptom, prodrome*
der **Rezidiv**	Rückfall	*relapse, recurrence*
Persistenz	Fortbestehen	*persistency*
Residium	Rest, Überbleibsel	*residue*
residual Adj.	Rest-	*residual, remaining*

Untersuchungen

-skopie	Betrachtung, Spiegelung	*-scopy*
das **-skop**	Gerät für eine -skopie	*-scope*
-graphie	Aufzeichnung, Aufnahme	*-graphy*
das **-gramm**	Aufzeichnung, Aufnahme	*picture*
-metrie	Messung	*-metry*
-biopsie	Gewebeentnahme	*-biopsy*
das **Punktat**	entnommene Probe	*puncture fluid*
Sonographie	Ultraschallaufnahme	*-sonography, -scan*
Tomographie	Schichtaufnahme	*tomography*
Szintigraphie	Aufnahme (schwach radioaktives Mittel)	*scintigraphy, -scan*
Densitometrie	Dichtemessung	*densitometry*

Etymologie: skopein – betrachten; graphein – schreiben; opt- – sehen; pungere, punctum – stechen; sonus – Schall; -tom- – schneiden, Schnitt; densus – dicht; scintillare – funkeln

Chirurgische Eingriffe

-tomie	Durchtrennung, Eröffnung	*-tomy*
-ektomie	operative Entfernung	*-ectomy*
-stomie	Schaffung einer Öffnung bei Hohlorganen	*-stomy*
-pexie	Anheftung, Fixierung	*-pexy*
-rrhaphie	Annähung	*-rrhaphy, suture*
Ligatur	Abbindung (Gefäße)	*ligation, ligature*
die **-plastik**	operat. Formung von Organen, Organersatz	*-plasty*
das **Implantat**	Ersatz im Körperinneren	*implant*
das **-tom**	Messer (Instrument)	*-tome*

Etymologie: -tom- – schneiden; stoma – Mund, Öffnung; ligare – binden; planta – Pflanze

Krankheiten, alphabetisch

die **-ie**	Erkrankung	*-ia, -y*
der **-ismus**	krankhafter Zustand	*-ism*
-algie, -odynie	Schmerz	*-algia, -odynia, pain*

2

Klinik	Deutsch	Englisch
Allergie	Überempfindlichkeitsreaktion des Immunsystems	allergy, acquired sensitivity, hypersensitivity
Angina	Enge, Beklemmung	angina
Apoplexie	Schlaganfall	apoplexy, incident
Asphyxie	Atmungsausfall, Pulsstillstand	asphyxia
-asthenie	Schwäche	asthenia, weakness
-atresie	angeborener Verschluss, es fehlt die natürliche Öffnung	atresia, clausura, imperforation
Atrophie	Rückbildung, Schwund	atrophy
der Aszites, -ae	Flüssigkeitsansammlung (in Bauchhöhle)	ascites, dropsy (Hydrops) of belly
Bruxismus	Zähneknirschen	bruxism
Dehiszenz	Klaffen (Wunde, Naht)	dehiscence
Diabetes	Diabetes, Zuckerkrankheit	diabetes
Diarrhö	Durchfall	diarrh(o)ea
Dolenz	Schmerz	pain
das Divertikel	Ausstülpung	diverticulum
-ektasie	Erweiterung (Hohlorgan)	-ectasy, dilatation
Embolie	Gefäßverschluss	embolism
Embolus, -i	Fremdkörper im Blut	embolus
Fissur	Spalte, Einriss	fissure, notch, cleft, slit
Fistel	krankhafte oder operative röhrenförmige Verbindung (Hohlorgan)	fistula
Flatulenz	Blähungen	flatulence, flatulency
Fraktur	Bruch (Knochen)	fracture
Gangrän (-a)	Brand, Zerfall von nekrotischem Gewebe	gangrene, mortification
Hernie	Eingeweidebruch	hernia
Icterus	Gelbsucht	icterus, jaundice
Ileus	Darmverschluss	ileus, intestinal obstruction
Impotenz	Unvermögen	impotence, impotency
der Infarkt	Verstopfung (Gefäße) mit Gewebeuntergang	infarction, infarct
Inkontinenz	Unvermögen, Harn, Stuhl zurückzuhalten	incontinence
Insuffizienz	Leistungsschwäche	insufficiency, failure
Malazie	Erweichung	malacia, softening
Meteorismus	Blähungen	meteorism
Naevus	Muttermal	nevus, mole
Nausea	Übelkeit	nausea, sickness
Noxe (-a)	schädigende Ursache	noxa
-pathie	Leiden	-pathy, disease
-penie	Mangel, Verminderung	-penia, lack of
Plegie	vollständige Lähmung	plegie, paralysis, palsy
Resistenz	Widerstandsfähigkeit	resistance
-rrhagie	starker Flüssigkeitsaustritt (Blut u. a.)	-rrhagia
die -rrhoe, -rrhö	Fluss	-rrh(o)ea
Ruptur	Bruch, Riss	rupture
der Sequester	abgestorbenes Knochenstück	sequestrum
Spasmus	Krampf, Verkrampfung	spasm, spasmus, cramp
Sputum	Auswurf	sputum, expectoration
Thrombus	Blutpfropf	thrombus
Vitium	Fehler	defect, vitium
die -zele	Eingeweidebruch	-cele

Psychische Erkrankungen, Erkrankungen des Auges

Demenz	geistiger Verfall	dementia
Somnolenz	schläfriger Zustand	somnolence
-manie	Sucht, Zwang	-mania

2

Klinik	Deutsch	Englisch
-philie	(krankhafte) Neigung	*-philia*
-phobie	(krankhafte) Angst	*-phobia*
die **Katarakt** (-a)	grauer Star	*cataract*
Myopie	Kurzsichtigkeit	*myopia*
Nystagmus	Augapfelzittern	*nystagmus*
Strabismus	Schielen	*strabismus*

Physiologie

📖 Vokabeln

Verschiedenes

Systole	Kontraktion des Herzens	*systole, beat*
Diastole	Erschlaffung des Herzens	*diastole*
Peristaltik	Transportbewegungen von Hohlorganen	*peristalsis*
Kontinenz	Fähigkeit, Stuhl, Harn u. a. zurückzuhalten	*continence*
Karenz	Verzicht, Enthaltsamkeit	*privation, fasting, avoidance*
Afferenz	Nervenerregung von der Peripherie zum ZNS	*afference*
Efferenz	Erregung zur Peripherie	*efference*
Motorik	willkürliche Muskelbewegungen	*motoricity, motor system*
Resistenz	Abwehrkraft (Viren ...), Widerstand (Festigkeit)	*resistance*
Toleranz	Verträglichkeit	*tolerance*
Vigilanz	Wachheit	*vigilance, wakefulness*
-plasie	-bildung, -entwicklung	*-plasia, development*
-trophie	Ernährung	*-trophy, -trophia*
-top, -lok-, -loc/z-	Ort, Stelle, Lage (räumlich), örtlich	*-top-, -loc-*

Etymologie: syn- – zusammen, dia- – auseinander; continere – zusammenhalten; carere – entbehren; ad-, af- – an-, heran; ef-, ex-, – heraus; ferre – bringen; resistere – Widerstand leisten; tolerare – ertragen; trephein, troph- – ernähren

Schwangere, Kind

die **Gravida, Gravĭde**	Schwangere	*gravida, pregnant women*
die **Puẹrpara**	Frau, die eben geboren hat	*puerpera*
Primipara	Frau, die zum 1. Mal geboren hat	*primiparous woman*
Pluri-, Multipara	Frau mit mehreren, vielen Geburten	*pluripara, multipara*
Nullipara	Frau, die nicht geboren hat	*nullipara*
Neonatus	Neugeborenes	*fetus, foetus*
Infans, -ntis	Kind	*infant, young child*

Etymologie: gravidus – schwer; puer – Junge; pạrere – hervorbringen; nasci, natus sum – geboren werden; fari – sprechen – (noch) nicht sprechend, Kind

Beginn, Ende, Lebensalter

die **-archē**	Anfang, erstmalig	*-arche*
-pause	Ende, letztmalig	*-pause*
Adoleszenz	Jugend	*adolescence*
Klimakterium	Wechseljahre	*climacteric*
Senium	höheres Lebensalter	*old age, senium*

Etymologie: climax – Leiter, Klimakterium – Wende am Ende der Leiter; senex, Gen. senis – Greis

Stoffwechsel

Metabolismus	Stoffwechsel	*metabolism*
Anabolismus	aufbauender Stoffwechsel	*anabolism*
Katabolismus	abbauender Stoffwechsel	*catabolism*
der **Metabolit**	Zwischenprodukt	*metabolite*
Aliment-, Nutr-	Ernährungs-	*alimentary, nutritional*

Etymologie: metaballein – umwerfen, verändern, wechseln

2.5.2　3. oder konsonantische und i-Deklination

Anatomie

📖　Vokabeln

Einworttermini (Rumpf und Extremitäten)

Wichtiger Hinweis: Die ausführlichen Vokabeln zu Rumpf bis Haut folgen ab S. 51

Anatomie	Klinik	Deutsch	Englisch
die **Cervix**, cervĭcis		Hals	*neck, collum, cervix*
der **Atlas**, atlantis		Atlas, 1. Halswirbel	*atlas*
der **Axis**, axis		Axis, 2. Halswirbel	*axis*
der **Thorax**, thorācis	**Steth-**	Brustkorb	*chest, thorax*
das **Abdōmen**, -ọminis	**Lapar-**	Bauch	*belly, abdomen*
das **Diaphragma**, -atis		Zwerchfell	*diaphragm*
der **Pollex**, pọllicis		Daumen	*thumb, pollex*
der **Index**, ịndicis		Zeigefinger	*index*
die **Phalanx**, -ngis		Finger-/Zehenglied, -knochen	*phalanx*
der **Thenar**, thenāris		Daumenballen	*thenar, ball of thumb*
der **Hypothenar**		Kleinfingerballen	*hypothenar eminence*
die **Pelvis**, pelvis	**Pyel-**	Becken	*pelvis*
das **Femur**, fẹmoris		1. Oberschenkel 2. Oberschenkelbein	*femur, thigh bone*
der **Trochanter**, -ēris		Rollhügel (Knochenvorsprung)	*trochanter*
das **Crūs**, crūris		Unterschenkel	*crus, leg*
der **Pes**, pedis	**Pod-**	Fuß	*pes, foot*
der **Hallux**, hạllucis		Großzehe	*hallux, big toe*

	Maskulina	
	Sing.	Pl.
Nom.	Flexor	Flexor-es
Gen.	flexor-is	flexor-um

Muskelfunktionen auf -or und -er, Maskulina

der **M. flexor**, -ōris	Beuger	*flexor*
M. extensor	Strecker	*extensor*
M. adductor	Anzieher	*adductor*
M. abductor	Abzieher	*abductor*
M. supinator	Auswärtsdreher	*supinator*
M. pronator	Einwärtsdreher	*pronator*
M. levator	Heber	*levator*
M. tensor	Spanner	*tensor*
M. rotator	Dreher	*rotator*
M. sphincter, -ēris	Schließer	*sphincter*

Bewegungen in Gelenken, eingedeutscht auf -ion (latein. -io, -ionis), Feminina

die **Flexion**	Beugung	*flexion*
Extension	Streckung	*extension*
Adduktion	Heranführung	*adduction*
Abduktion	Wegführung	*abduction*
Anteversion	Bewegung nach vorn	*anteversion*

2

Anatomie	Klinik	Deutsch	Englisch
Retroversion		Bewegung nach hinten	*retroversion*
Supination		Auswärtsdrehung (Handfläche nach oben)	*supination*
Pronation		Einwärtsdrehung (Handfläche nach unten)	*pronation*
Rotation		Drehung	*rotation*

Präfixe: e(x)- – aus; ad- – an, heran; ab- – von ... weg; de- – herab; con- – zusammen; di(s)- – auseinander; ante- – vor; retro- – zurück. – Etymologie: Flexor, Flexion usw. vom Partizip Perfekt Passiv flexus, extensus von flectere, extendere usw.

	Feminina		Feminina	
	Sing.	Pl.	Sing.	Pl.
Nom.	Regio	Region-es	Cavitas	Cavitat-es
Gen.	region-is	region-um	cavitat-is	---

Substantive auf -io und -tas, Feminina, im Deutschen auf -ion und -tät

		Deutsch	Englisch
die **Regio**, regionis		Körperregion	*region*
Articulatio	Arthr-	Gelenk	*articulation, joint*
Excavatio		Ausbuchtung, Aushöhlung	*pouch, excavation*
Impressio		Eindruck, Eindellung	*impression*
Bifurcatio		Gabelung	*bifurcation*
Insertio		(Muskel-)Ansatz	*insertion*
Portio		Teil, Anteil	*portion*
die **Cavitas**, cavitatis		Höhle	*cavity*
Extremitas		Ende, Pol	*extremity*
Tuberositas		Rauhigkeit, Aufrauung	*tuberosity*

	Maskulina		Feminina	
	Sing.	Pl.	Sing.	Pl.
Nom.	Tendo	Tendin-es	Cartilāgo	Cartilag-ines
Gen.	tendin-is	tendin-um	cartilag-inis	cartilag-inum

	Anatomie	Klinik	Deutsch	Englisch

Substantive auf -o, Maskulina und Feminina

			Deutsch	Englisch
Maskulina	der **Margo**, marginis		Rand	*margin*
	der **Tendo**, tendinis	Tenon-	Sehne	*tendon*
Feminina	die **Cartilāgo**, -aginis	Chondr-	Knorpel	*cartilage*
	die **Origo**		(Muskel-) Ursprung	*origin*

Substantive auf -x, -is, -es, -rs, Maskulina und Feminina

		Deutsch	Englisch
Maskulina	der **Apex**, apicis	Spitze	*apex, tip*
	der **Cortex**, corticis	Rinde	*cortex, shell*
	der **Calix, Calyx**, -icis	Becher	*calix, calyx*
	der **Fornix**, -icis	Gewölbe	*fornix*
	der **Canalis**, canalis	Kanal	*canal, channel*
	der **Paries**, pariētis	Wand	*paries, wall*
Feminina	die **Cervix**, cervĭcis	Hals	*cervix, neck*
	die **Radix**, radĭcis	Wurzel	*root, radix*

	Anatomie	Klinik	Deutsch	Englisch
	die **Appendix**, -ĭcis		Fortsatz	*appendix, appendage*
	die **Basis**		Basis	*base, basis*
	die **Cuspis**, cụspidis		Segel, Spitze	*cusp, cuspis*
	die **Pars**, partis		Teil	*pars, part*

Substantive auf -en, -men, -er, Maskulina und Neutra

Maskulina	der **Pecten**, pẹctinis		Kamm	*pecten*
	der **Venter**		Muskelbauch	*belly*
Neutra	das **Forāmen**, -ạminis		Loch	*foramen, hole*
	das **Lumen**		lichte Öffnung	*lumen*
	das **Tuber**, tụberis		Höcker, Knorren	*tuber, tuberosity, swelling*

Griechische Substantive auf -osis, -ysis, Feminina, für Abschnitte von Knochen, Wiederholung von 3 Vokabeln auf -io, -tas

die **Epiphysis**	Knochenendstück (was darauf, daran, epi-, wächst)	*epiphysis*
die **Diaphysis**	Knochenmittelstück (was dazwischen, dia-, wächst)	*diaphysis*
die **Apophysis**	Knochenfortsatz (was weg, apo-, wächst)	*apophysis*
die **Orĭgo**	(Muskel-)Ursprung	*origin*
die **Insertio**	(Muskel-)Ansatz	*insertion*
die **Tuberọsitas**	Rauigkeit, Aufrauung (für den Ansatz von Sehnen)	*tuberosity*

Etymologie: phyein, phys- – entstehen, wachsen

Griechische Substantive auf -osis, -ysis, Feminina, für Knochenverbindungen u. a., dazu Articulatio

Articulatio	Arthr-	Gelenk	*articulation*
Syndesmosis		Bandhaft (Knochenverbindung aus Bindegewebe)	*syndesmosis*
Synchondrosis		Knorpelhaft (Knochenverbindung aus Knorpelgewebe)	*synchondrosis*
Symphysis		Symphyse, Fuge	*symphysis*
Amphiarthrosis		straffes Gelenk	*amphiarthrosis*
Gomphosis		Einzapfung (Zähne)	*gomphosis*
die **Aponeurosis**		flächige Sehne	*aponeurosis*

Etymologie: neuron – Sehne, Nerv

	Neutra	
	Sing.	Pl.
Nom.	Cạput	Cạpit-a
Gen.	cạpit-is	cạpit-um

Beachten: 3. Dekl. das Corpus, das Diaphragma, aber 1.–2. Dekl. *der* Muscul-us, *die* Ven-a

Anatomie		Deutsch	Englisch
das **Caput**, cạpitis		Kopf	*head, caput*
das **Corpus**, cọrporis		Körper, Schaft	*body, corpus*
das **Crūs**, crūris		Schenkel	*crus, limb*
das **Rete**, rētis		Netz	*rete, net*
das **Diaphragma**, -matis		1. Scheidewand 2. Zwerchfell	*diaphragm*
das **Chiasma**		Kreuzung	*chiasma*
das **Stroma**		Grundgewebe	*stroma*
das **Os**, ossis	Oste-	Knochen	*bone*
das **Vas**, vasis	Angi-	Gefäß	*vessel*

Etymologie: chiasma – Kreuzung, enthält den griechischen Buchstaben χ, X (Chi)

Deklination von **Os** und **Vas** mit Unregelmäßigkeiten:

	Sing.	Pl.		Sing.	Pl.
Nom.	Os	Oss-a	Nom.	Vas	Vas-a
Gen.	oss-is	oss-ium	Gen.	vas-is	vas-orum

Adjektive: osseus – knöchern, vascularis – Gefäß-

Übungen

Ü 13   **Artikel**   Setzen Sie den Artikel ein, übersetzen Sie mündlich

3. Dekl.:

____ Regio, ____ Os, ____ Cavitas, ____ Apex, ____ Caput

1.–3. Dekl.:

____ Spina, ____ Foramen, ____ Pars, ____ Sulcus,

____ Vas, ____ Nervus (2. Dekl.), ____ Corpus (3. Dekl.),

____ Stroma (3.), ____ Fossa (1. Dekl.)

Ü 14   **Deklination**   Bestimmen Sie bei den unterstrichenen Substantiven   Nominativ (N), Genitiv (G), Singular (S), Plural (P), übersetzen Sie die unterstrichen Formen:

(/)   (/)   (/)   (/)   (/)

<u>Regiones</u> dorsales, <u>Pars</u> nasalis <u>ossis</u> frontalis, Sinus <u>venarum</u> cavarum, <u>Vasa</u> publica

Übersetzen Sie

Regiones, partis, Ossa, Vena, tendinum, extensoris, Foramina, capitis

Ü 15   Setzen Sie den Artikel ein und übersetzen Sie

____Caput humeri, ____Collum chirurgicum humeri, ____Corpus radii

____Margo anterior ulnae (anterior – vorderer), ____Apex und ____Basis patellae

Klinik

Zu eingedeutschten klinischen Termini: In der Tabelle stehen links die eingedeutschten Endungen mit Artikel, rechts die lateinischen Endungen mit Genitiv Sing. und Geschlecht.

eingedeutschte Endungen heute		ursprüngliche lateinische Endungen	
die -ion	die Luxation, die Retention	-io, -ionis f.	Luxatio, Retentio
die -tät	die Kavität	-tas, -tatis f.	Cavitas
die -ose, -ese	die Stenose, die -poese	-osis, -osis f.	Stenosis, -poiesis
das -om, -em	das Karzinom, das Ödem	-oma, -ema, -matis n.	Carcinoma, Oedema

Klinik	Deutsch		Englisch
Krankheitsverlauf, Tod			
Inkubation	Zeit zwischen Infektion und Krankheitsausbruch		*incubation*
Progression	Fortschreiten der Krankheit		*progression*
Exazerbation	Verschärfung, Verschlimmerung		*exacerbation*
Krise	heftiger Zustand, Wendepunkt		*crisis*
Regression	Nachlassen, Rückgang		*regression*
Remission	Nachlassen, Rückgang		*remission*
die **Mors**, mortis	Tod		*mors, death*
Grundbegriffe der Diagnose und Therapie			
Anamnese	Krankenvorgeschichte und ihre Erhebung		*anamnesis*
Diagnose	Erkennen und Benennen einer Krankheit		*diagnosis*
Prognose	Beurteilung des zukünftigen Krankheitsverlaufs		*prognosis*
Indikation	Anzeige (nötige Therapie und Medikamente)		*indication*
Kontraindikation	Gegenanzeige (nicht mögliche Therapie und Medikamente)		*contraindication*
vitale Indikation	Indikation bei Lebensgefahr		*vital indication*
Intervention	Eingriff		*intervention*
Applikation	Anwendung		*application*
Prävention	Vorbeugung		*prevention*
Prophylaxe	Vorbeugung		*prophylaxis*
Rehabilitation	Wiederherstellung des Patienten (medizinisch, sozial)		*rehabilitation*
Epikrise	Krankheitsbeurteilung		*epicrisis*
Katamnese	Krankheitsbericht		*follow-up history*
Morbidität	Krankheitshäufigkeit		*morbidity*
Mortalität	Sterblichkeit, Zahl der Sterbefälle		*mortality, death rate*

Etymologie: -mnes- – Erinnerung; praevenire – zuvorkommen; prophylattein – schützen; morbus – Krankheit; mors – Tod

Untersuchungen			
Exploration	Ausforschen, Untersuchung		*exploration*
Inspektion	Betrachtung		*inspection*
Auskultation	Abhören		*auscultation*
Perkussion	Abklopfen		*percussion*
Palpation	Abtasten		*palpation*
Punktion	Entnahme mit Kanüle (Gewebe u. a.)		*puncture*
-zentese	Entnahme mit Kanüle (Gewebe u. a.)		*-centesis*
Aspiration	Absaugen		*aspiration*
Chirurgische Eingriffe			
Inzision	Einschnitt		*incision, cut*
Exzision	Herausschneiden		*excision, -ectomy*
Resektion	Teilentfernung		*resection, partial excision*

Klinik	Deutsch	Englisch
Exstirpation	radikale Entfernung	*extirpation, total removal, destruction*
Extraktion	Herausziehen	*extraction*
Exartikulation	Amputation im Gelenk	*ex-, disarticulation*
Ablatio	Abtragung	*ablation*
Abrasio	Ausschabung, Kürettage	*abrasion, curettage*
Intubation	Einführung eines Tubus, Rohr, zur Beatmung	*intubation*
Extension	Streckung	*extension, traction*
Reposition	Zurückverlagerung	*reposition, manoeuvre*
Transposition	Verlagerung (Gefäße)	*transposition*
Mobilisation	Beweglichkeitsförderung	*mobilization*
Immobilisation	Ruhigstellung	*immobilization*
Amputation	chirurg. Abtrennung	*amputation*
Transplantation	Verpflanzung	*transplantation, graft*
Implantation	Einpflanzung (Eingriff)	*implantation*
Replantation	Wiedereinpflanzung	*replantation, reimplantation*
Abruptio	Schwangerschaftsabbruch	*interruption of pregnancy*
Interruptio	Schwangerschaftsabbruch	*induced abortion*
Anastomose	operative Vereinigung (Hohlorgane)	*anastomosis, shunt*
Exhärese	Herausziehen, Stripping	*stripping*
-lyse	Unterbrechung, lösen	*-lysis*
-synthese	operative Verbindung	*synthesis*
-dese	operative Versteifung	*-desis*
das Stoma	operat. hergestellter Ausgang (Hohlorgane)	*stoma*
Prothese	Ersatz für Körperteile	*prothesis*
Epithese	Ersatz bei Oberflächendefekten	*epithesis*
Orthese	Stützapparat	*orthesis*
Radiatio	Bestrahlung	*radiation*
Reanimation	Wiederbelebung	*resuscitation*

Präfixe: In(m)- hinein; Ek-, Ex- aus; Re- 1. teilweise, zurück, 2. Wiederholung

Etymologie: -zis-, -cis-, -sekt-, -tom- von caedere, secare, temnein – schneiden; stirps, radix – Wurzel; radius – Stab, Strahl, Speiche; anima – Seele, animation – Belebung; rumpere, ruptus – brechen

Krankheiten

Suffixe, Grundbegriffe, Krankheiten auf -ion und -tät, Feminina

die -itis	Entzündung	*inflammation, -itis*
die -ose	1. längere Erkrankung, auch degenerativ, 2. Chemie: Glucose, Ribose usw.	*-osis*
das -om	Geschwulst (gut-, bösartig), Krebs, Tumor	*-oma, tumor*
das -oid	Krankheit u. Ä., ohne klare Bedeutung	*-oid*
das Symptom	Krankheitszeichen	*symptom, sign*
das Syndrom	Komplex von Krankheitszeichen einer Krankheit	*syndrome*
Prädilektion	bevorzugtes Auftreten einer Krankheit	*predilection*
Ablatio, -ion	Ablösung	*separation, detachment*
Adipositas	Fettleibigkeit	*obesity*
Aspiration	Einatmen (Fremdkörper)	*aspiration*
Claudicatio	Hinken	*limping, walking lame*
Deviation	Lageabweichung	*deviation*
Degeneration	Entartung, Rückbildung	*degeneration*
Dilatation	Erweiterung	*dilation*
Dislokation	Verlagerung, Lageanomalie	*luxation, displacement*
Distorsion	Verstauchung	*distorsion*
Erosion	Defekt (Haut, Schleimhaut)	*erosion*
Infektion	Ansteckung	*infection*

Klinik	Deutsch	Englisch
Inflammation	Entzündung	*inflammation*
Intoxikation	Vergiftung	*poisoning*
Commotio	Erschütterung	*commotion*
Contusio	Quetschung	*contusion*
Läsion	Verletzung	*lesion*
Luxation	Verrenkung	*dislocation, luxation*
Obstipation	Verstopfung (Stuhlgang)	*constipation*
Obstruktion	Verstopfung (besonders von Hohlräumen)	*obstruction*
Perforation	Durchbruch, -bohrung	*perforation*
Proliferation	Wucherung, Gewebe-, Zellvermehrung	*proliferation*
Prurigo	juckende Hauterkrankung	*prurigo*
Retention	Zurückhaltung (Urin, Hoden u. a.), Verhaltung	*retention*
Suppression	Ausfall, Unterdrückung	*suppression*
Torsion	Drehung	*contorsion*

Krankheiten auf -ose, -ase, -ese, -is, -x, Feminina

Amaurose	Blindheit	*blindness, amaurosis*
Ankylose	Gelenkversteifung	*ankylosis*
Diathese	Neigung zu …	*diathesis*
Emesis	Erbrechen	*vomiting, emesia*
Febris	Fieber	*fever*
Metastase	Tochtergeschwulst	*metastasis*
Nekrose	Zellen-/Gewebetod	*necrosis*
-parese	(unvollständige) Lähmung	*-parese, palsy*
-ptose	Senkung	*-ptosis*
Porose	Abbau von Knochenmasse	*-porosis*
Pyrexie	Fieberzustand	*fever, pyrexia*
-rrhexis	Riss, Abriss	*-rrhexis*
-schisis	Spalte	*-schisis*
Sepsis	Blutvergiftung	*sepsis*
Sklerose	Verhärtung (Ablagerungen)	*sclerosis*
-stase	Stillstand, Stauung	*-stasis, -stasia*
Stenose	Verengung	*stenosis*
Synostose	Verknöcherung	*synostosis*
Thrombose	Thrombus an Gefäßwand	*thrombosis*
Tussis	Husten	*cough, tussis*
Xerose	Trockenheit	*xerosis*
Zirrhose	narbige Organschrumpfung (Leber …,)	*cirrhosis*
Zyste (-is)	krankhafter Hohlraum	*cyst*
Varix, Varize	Krampfader	*varice*

Krankheiten auf -or, Maskulina

Tumor	1. gut-, bösartige Geschwulst 2. Schwellung	*tumor, swelling*
Tremor	Zittern (unwillkürlich)	*tremor*
Odor	Geruch	*odor*
Foetor	Gestank	*fetor*
Livor	Totenfleck	*lividity, livor*
Rigor	Starre, Totenstarre	*rigor, rigidity*

Krankheiten auf -om(a), -em(a) und -us, Neutra

das **Aneurysma**	Erweiterung (Arterien, Herz)	*aneurysm*
Asthma	anfallsartige Atemnot	*asthma*
Diastema	Lücke, Spalte, (angeborene) Zahnlücke	*diastema*
Trauma	Verletzung	*trauma*

2

Klinik	Deutsch	Englisch
aber: die **Struma**	vergrößerte Schilddrüse	goiter
das **Ödem**	Gewebsschwellung (Wasseransammlung)	edema
Emphysem	Aufblähung (Lunge)	emphysema
Empyem	Eiteransammlung (in vorgebildetem Hohlraum)	empyema
Exanthem	Hautausschlag	exanthema
Glaukom	grüner Star	glaucoma
Karzinom, **Ca.**	Krebs (vom Epithel aus)	carcinoma, cancer
Carcinoma in situ	noch intraepithelial liegendes Karzinom	carcinoma in situ
Sarkom	Krebs (von mesenchymalem Gewebe aus)	sarcoma
Koma, **Coma**	tiefe Bewusstlosigkeit	coma
Neoplasma	Neubildung (bösartig)	neoplasm
das **Ulcus**, ulceris	Geschwür	ulcer
das **Pūs**, pūris, **Py-**	Eiter	pus, py-
das **Virus**	das Virus, die Viren	virus, Pl. viruses
das **Vulnus**, -eris	Wunde	vulnus, wound

Physiologie

Vorgänge, Feminina

-genēse	Entstehung, Bildung	-genesis, -geny
-poēse	Bildung	-poiesis
Motilität	Bewegungsvermögen	motility
Mobilität	Bewegungsvermögen	mobility
Inklination	Neigung nach vorne	inclination
Reklination	Neigung nach hinten	reclination
Ejektion	Auswurf, Austreibung (Blut durch das Herz)	ejection
Ventilation	Lungenbelüftung	ventilation
Inspiration	Einatmen	inspiration
Exspiration	Ausatmen	exspiration
Inhalation	Einatmen (Stoffe usw.)	inhalation
Digestion	Verdauung	digestion
die **Fäzes**, **Faeces**	Kot	f(a)eces, stool
Defäkation	Stuhlgang	bowel movement, defecation, purge
Diurese	Harnausscheidung	diuresis
Miktion	Harnlassen	miction, urination
Sekretion	Ausscheidung (Drüsen, Zellen)	secretion
Resorption	Aufnahme (Flüssigkeiten)	resorption
Absorption	Aufnahme (Flüssigkeiten, Gase)	absorption
die **Kyphose**	Krümmung nach hinten (Wirbelsäule)	kyphosis
Skoliose	seitliche Biegung (Wirbelsäule)	scoliosis

Pubertät, Schwangerschaft, Embryo

Pubertät	Geschlechtsreife	puberty
Gravidität, Gestation	Schwangerschaft	pregnancy, gravidity, gestation
Embryo, -onis	Ungeborenes (bis 8. Woche ab ovulatione, Eisprung)	embryo

Etymologie: gravidus – schwer; gestare – tragen

Patientenverhalten

Compliance engl.	Einwilligung, Bereitschaft zur Mitarbeit	compliance
Simulation	Vortäuschen einer Krankheit	simulation
Dissimulation	Verbergen einer Krankheit	dissimulation
Aggravation	Übertreibung	aggravation

2.5.3   4. oder u-Deklination und 5. oder e-Deklination

4. Deklin.	Maskulina		Neutrum	
Nom. Sing.	Duct-us	der Gang	Cornu	das Horn
Gen. Sing.	duct-ūs	des Ganges	corn-ūs	des Horns
Nom. Pl.	Duct-ūs	die Gänge	Cornu-a	die Hörner
Gen. Pl.	ductu-um	der Gänge	cornu-um	der Hörner

📖 Vokabeln

Anatomie bzw. Klinik	Deutsch	Englisch
Substantive auf -us sind Maskulina und 1 Femininum, auf -u 1 Neutrum		
Anatomie		
Aquaeductus	Wasserleitung	*aqueduct*
Arcus	Bogen	*arch*
Aditus	Zugang	*aditus*
Ductus	Gang	*duct, canal*
Meatus	Gang	*meatus*
Hiatus	Schlitz, Spalt	*hiatus*
Plexus	Geflecht	*plexus*
Processus	Fortsatz	*process, projection*
Recessus	Ein-, Ausbuchtung	*recess*
Sinus	1. Bucht, Höhle, 2. Blutleiter	*sinus*
Situs	Lage (von Organen usw.)	*situs, position, place*
Tractus	Bahn, Strang	*tract*
die **Manus**, -ūs	Hand	*hand, manus*
das **Cornu**, -ūs	Horn	*cornu, horn*
Klinik: Tod, Krankheiten		
der **Exitus** (letalis)	Tod	*exit, death*
Abort (-us)	Fehlgeburt	*miscarriage*
Abscessus, Abszess	Eiteransammlung	*abscess*
Abusus	Missbrauch	*abuse*
Decubitus	Wundliegen	*decubitus*
Flatus	Darmwinde	*gas, flatulence, flatus, wind*
Insult (-us)	Anfall	*attack, insult*
Prolaps (-us)	Vorfall	*prolapse*
Pruritus	(Haut-)Jucken	*pruritus*
Reflux (-us)	Rückfluss (z. B. vom Magen)	*reflux*
Status	Zustand (während Anfall u. a.)	*state*
Vomitus	Erbrechen	*vomiting*
Physiologie		
Pulsus, Puls	Puls	*pulse*
Koitus, Coitus	Geschlechtsverkehr	*coitus, coition, cohabitation*
Partus	Entbindung (Mutter)	*delivery, childbirth, birth*
Föt, Fet, Fötus	Ungeborenes (9.–40. Woche ab ovulatione, Eisprung)	*fetus*
Sensus	Sinn (Sinnesorgane)	*sense*
Visus, -opt-, -ops-	Sehvermögen, Sehen	*vision*
Auditus, -akus-	Gehör, Hören	*audition, hearing*
Olfactus, -osm-	Geruchssinn	*sense of smell*
Gustus, -geus-	Geschmack	*sense of taste*
Tactus, -hapt-, taktil	Tastsinn	*touch, tactile sense*

2

5. Deklin.	Femininum	
Nom. Sing.	Faci-ēs	die Fläche
Gen. Sing.	faci-ēi	des Gesichts
Nom. Pl.	faci-ēs	die Flächen
Gen. Pl.	(faci-ērum)	––

die **Facies** (Anatomie)	1. Fläche, 2. Gesichts-	*1. facies, 2. face*
die **Facies** (Klinik)	Gesicht, Gesichtsausdruck	*facies, face*
Karies	Zahnfäule	*caries*
Scabies	Krätze	*scabies, itch*

2.6 Abkürzungen in anatomischen Termini

Substantive

Für die häufigsten Grundwörter in anatomischen Mehrworttermini gibt es Abkürzungen:

Nom. Sing.		Gen. Sing.		Nom. Pl.		Gen. Pl.	
M.	Musculus	m.	musculi	Mm.	Musculi	mm.	musculorum
N.	Nervus	n.	nervi	Nn.	Nervi	nn.	nervorum
R.	Ramus	r.	rami	Rr.	Rami	rr.	ramorum
Lig.	Ligamentum	lig.	ligamenti	Ligg.	Ligamenta	ligg.	ligamentorum
A.	Arteria	a.	arteriae	Aa.	Arteriae	aa.	arteriarum
V.	Vena	v.	venae	Vv.	Venae	vv.	venarum
Gl.	Glandula	gl.	glandulae	Gll.	Glandulae	gll.	glandularum
Art.	Articulatio	–	(articularis)	Artt.	Articulationes	–	(articularis)
Proc.	Processus	proc.	processus	Procc.	Processus	procc.	processuum
Nl.	Nodus lymphaticus	nl.	nodi lymphatici	Nll.	Nodi lymphatici	nll.	nodulorum lymphaticorum

Für die Schreibung der Abkürzungen in den 4 Kasus der Deklination gelten folgende Regeln:

	Abkürzungen		Regeln für die Schreibung
Nominativ	A.	Lig.	Großschreibung wie bei den nicht abgekürzten Substantiven
Genitiv	a.	lig.	Kleinschreibung wie bei den nicht abgekürzten Substantiven
Singular	A.	Lig.	einziger/letzter Buchstabe einfach zeigt den Singular an
Plural	Aa.	Ligg.	einziger/letzter Buchstabe doppelt zeigt den Plural an

Wichtig: Die Abkürzungen enden stets mit einem Punkt, dem **Abkürzungspunkt**!

 ## Übung

Ü 16 Schreiben Sie die Abkürzungen aus und lesen Sie dann laut

A._____ M._____ mm._____ Rr._____ Aa._____

A. tibialis anterior: Sie geht am Rand des **M.** popliteus aus der **A.** poplitea hervor und verläuft an der Vorderseite des Unterschenkels zum Retinaculum **mm.** extensorum. Von dort an heißt sie **A.** dorsalis pedis. Einige Äste: **Rr.** musculares, **Aa.** tarseae mediales.

2.7 Substantive: Wortbildung und Vokabeln

2.7.1 Wortbildung in der Anatomie

2

📖 Vokabeln Präfixe

Präfixe	Deutsch	Terminusbeispiele
Ab-	von ... weg	**Ab**ductor – Abzieher, **Ab**duktion – Wegziehen
Ad-, Af-, As-	an, bei, zu	**Ad**ductor – Anzieher, **Ad**duktion – Heranziehen
Ante-	vor	**Ante**version – Vorwärtsbewegung, **Ante**brachium – Unterarm
Retro-	rückwärts	**Retro**version – Rückwärtsbewegung
Di(a)-	Zwischen-	**Di**encephalon – Zwischenhirn
Meso-	Mittel-	**Mes**encephalon – Mittelhirn
Meta-	Nach-	**Met**encephalon – Nachhirn
		Metacarpus – Mittelhand, wörtlich: Teil nach dem Carpus
Hypo-	Unter-	**Hypo**gastrium – Unterbauch

Diminutive (Verkleinerungsformen)

Viele, aber nicht alle Substantive mit den folgenden Suffixen (Nachsilben) sind Diminutive. Deutsche Wiedergabe mit „klein" oder mit deutschem Suffix „-chen".
Bildung: Ausgangsform im Genit. Sing. minus Endung + Suffix, Caput, <u>capit</u>-is → <u>Capit</u>-ulum

Suffixe	Diminutive		Ausgangsformen	
-ulus, -ula, -ulum	Duct**ulus**	kleiner Gang	Ductus	Gang
	Ven**ula**	kleine Vene	Vena	Vene
	Capit**ulum**	Köpfchen	Caput	Kopf
-olus, -ola, -olum	Fove**ola**	kleine Grube	Fovea	Grube
-culus, -cula, -culum	Tuber**culum**	Höckerchen	Tuber	Höcker
-ellus, -ella, -ellum	Cereb**ellum**	Kleinhirn	Cerebrum	Gehirn
-illus, -illa, -illum	Bac**illus**	Stäbchen, Bazille	Baculum	Stab

Deklination: nach der 1.–2. Deklin. entsprechend den Endungen -us, -a, -um
Geschlecht, Artikel: Diminutive haben beides wie ihre Ausgangswörter

<u>der</u> Ductulus weil <u>der</u> Ductus, <u>die</u> Radicula weil <u>die</u> Radix, <u>das</u> Capitulum weil <u>das</u> Caput

Nach dieser Regel helfen Diminutive, wenn bei Ausgangswörtern der Artikel unbekannt ist:

welcher Artikel bei Tuber? → <u>das</u> Tubercul<u>um</u> hat den Artikel <u>das</u> → also <u>das</u> Tuber – Höcker
welcher Artikel bei Auris? → <u>die</u> Auricul<u>a</u> hat den Artikel <u>die</u> → also <u>die</u> Auris – Ohr

Übung

Ü 17 Nicht alle Substantive, die auf -ulus usw. enden, sind Diminutive. Unterstreichen Sie anhand der deutschen Bedeutungen die Diminutive

Angulus, Arteriola, Clavicula, Canaliculus, Epicondylus, Fossula, Retinaculum, Septulum, Venula

Diminutive im Englischen

Die Suffixe werden in ihrer lateinischen Form gebraucht oder anglisiert:

	Englisch	Lateinisch	Deutsch
lateinisch	gastric foveolae	Foveolae gastricae	Magengrübchen
anglisiert	articular tubercle	Tuberculum articulare	Gelenkhöckerchen

Suffixe (Nachsilben)

Substantive auf **-or**, englisch ebenfalls auf -or, für Muskeln mit bestimmten Tätigkeiten:

> Adductor, Flexor, Extensor – Anzieher, Beuger, Strecker

Substantive auf **-io, -ion** für diese Tätigkeiten selbst:

> Adduktion, Flexion, Extension – Anziehen, Beugung, Streckung

Etymologie: Die Wortstämme Adduct-, Addukt-, Flex-, Extens- usw. kommen vom Partizip Perfekt Passiv adduct-us, flex-us, extens-us von adducere, flectere, extendere

Substantive auf **-itas, -ität**, englisch -ity, für anatom. Bildungen mit bestimmten Eigenschaften:

> Cavitas – Höhlung, Extremitas – Ende, Pol (Lage am Ende eines Organs)

> Tuberositas – Rauigkeit (eine Knochenstelle mit vielen Höckerchen)

Etymologie: Die Wortstämme enthalten Eigenschaftsadjektive: Cav-itas enthält cavus – hohl, Extrem-itas mit extremus – äußerster, Tuberos-itas mit tuberosus – reich an Höckern

Wort- und Terminusbildung ohne und mit Grundwort

In Rectum – Mast*darm*, Choroidea – Ader*haut*, Myometrium – Muskel*schicht* der Gebärmutter fehlen die Terminusteile für -darm (Intestinum), -haut (Tunica), -schicht (Tela). Bei ihnen handelt es sich um sehr geläufige Grundwörter, auf die man im Laufe der Zeit verzichtet hat. Die verbliebenen Attribute ohne Grundwörter fungieren jetzt als Termini (deswegen Substantivierung und Großschreibung der Attribute), die Terminusbedeutungen verändern sich nicht.

Beispiele für Mehrworttermini, die das Grundwort dauerhaft verloren haben:

früher mit Grundwort	heute ohne Grundwort	gleiche Bedeutung	Fächer
Intestinum rectum	Rectum	Mastdarm	Anatomie
Tunica choroidea	Choroidea	Aderhaut	Anatomie

Beispiele für Termini, die heute sowohl mit wie ohne Grundwort gebraucht werden:

heute mit Grundwort	heute ohne Grundwort	gleichbleibende Bedeutung	Fächer
Musculus deltoideus	Deltoideus	Deltamuskel	Anatomie
Vena cava superior	Cava superior	obere Hohlvene	Anatomie
Dentes incisivi	Incisivi	Schneidezähne	Anatomie
Anaemia perniciosa	Perniciosa	bösartige Anämie	Klinik

Im Englischen kann ebenfalls auf das Grundwort verzichtet werden:

mit Grundwort	ohne Grundwort	gleichbleibende Bedeutung	Fächer
masseter muscle	masseter	Kaumuskel	Anatomie
sphenoid bone	sphenoid	Keilbein	Anatomie

2.7.2 Wortbildung in der Klinik

Wortbildung auf lateinischer Grundlage

📖 ## Vokabeln Präfixe

Präfixe	Deutsch	Beispiele
Ab-	von ...weg	**Ab**lation – Ablösung, **Ab**erratio – Lageabweichung
Ad-, Af-, As-	an, bei, zu	**Ad**häsion – Anhaftung, **As**piration – Einatmung
In-, Im-	in, hinein	**In**zision – Einschnitt, **Im**pression – Eindruck
Trans-	über, hinüber	**Trans**plantation – operat. Übertragung, Verpflanzung
Ante-	nach vorn	**Ante**version – Neigung nach vorn
Retro-	zurück	**Retro**flexion – Rückwärtsbiegung
Prä-, Pro-	vor (räumlich, zeitl.)	**Prä**koma – Phase vor dem Koma, **Pro**ptose – Vorfall
In-, Im-	Verneinung, Un-	**Im**maturität – Unreife, **In**suffizienz – Leistungsschwäche
De-	Rückbildung	**De**kalzifikation – Entkalkung
Mal-	Störung	**Mal**digestion – Verdauungsstörung
Anti-, Kontra-	gegen	**Kontra**indikation – Gegenanzeige
Multi-	viele	**Multi**para – Frau mit vielen Geburten

Hinweis: In- – in, hinein und In- – nicht, un-, griech. an-, sind verschiedene Vokabeln.

Suffixe (Nachsilben)

- Substantive auf -io(n), englisch auf -ion, in der Klinik sehr viel häufiger als in der Anatomie, bezeichnen physiologische und krankhafte Vorgänge sowie diagnostische, therapeutische u. a. Tätigkeiten
- Substantive auf -anz, -enz, englisch auf -ance, -ence, in der Anatomie selten, in der Klinik häufiger, bezeichnen Krankheiten und Zugehöriges
- Substantive auf -tät, englisch auf -ty, bezeichnen Zustände

Suffixe	verwendet für	Beispiele
-io, -ion	Krankheiten	Ablat**io** retinae – Netzhautablösung, Hodentors**ion** – Hodendrehung
	ärztliche Eingriffe	Palpat**ion** – Abtasten, Inzis**ion** – Einschnitt, Einschneiden
	physiolog. Vorgänge	Digest**ion** – Verdauung, Laktat**ion** – Milchbildung
-enz, -anz	Krankheiten	Insuffizi**enz** – -schwäche, Lat**enz** – Symptomlosigkeit, Verborgenheit, Devi**anz** – abweichendes Verhalten
-ität	Zustände	Gravid**ität** – Schwangerschaft, Toxiz**ität** – Giftigkeit, Sensibil**ität** – Empfindlichkeit

Etymologie:
Substantive wie Ablat-ion, Tors-ion, Laktat-ion beruhen auch in der Klinik auf dem Partizip Perfekt Passiv, so auf ablat-us, tors-us, lactat-us von auferre, torquere, lactare.
Substantive wie Insuffizienz, Devianz, lateinisch Insufficient-ia, Deviant-ia, enthalten das Partizip Präsens Aktiv (Wortstamm), insuffi-cient-is von insufficere, deviant-is von deviare – vom Weg abkommen
Substantive wie Gravidität, Sensibilität beruhen auf Wortstämmen von Adjektiven, gravid-us, sensibil-is

Wortbildung auf griechischer Grundlage

Die Wortbildung auf griechischer Grundlage war und ist die Hauptquelle für die Schaffung der zahlreichen und besonders typischen klinischen Termini. Bei ihnen handelt es sich meistens um komplexe Einworttermini, vgl. Typ 2 auf S. 10, mit mehreren Bildungstypen:

2

Typ 1

Einworttermini mit 1 und mehr Wortstämmen + Suffix
Bedeutungen: betroffene Organe + Krankheiten, die Krankheiten ergeben sich zum Teil aus den
Bedeutungen der Suffixe

Pankreat*itis* – Bauchspeicheldrüsenzündung	-itis	Entzündung
Gigant*ismus* – Groß-, Riesenwuchs	-ismus	krankhafter Zustand
Adenolip*om* – Tumor aus Drüsen- und Fettgewebe	-om	Geschwulst, z. T. Krebs
aber**: Glauk**om – grüner Star, keine Geschwulst		
Arthr*ose* – langwierige Gelenkerkrankung	-ose	degenerative Krankheit
aber: **Gluc**ose – bestimmter Zucker (Biochemie)		

Typ 2

Einworttermini mit 1 und mehr Wortstämmen + Bindestrich-Vokabel
Bedeutungen: betroffene Organe + Ärzte, Fächer, Krankheiten, Eingriffe

Gastroenter*ologe* – Magen-Darm-Arzt	-loge	Arzt
Humerus*fraktur* – Bruch des Oberarmknochens	-fraktur	Krankheit
Angiokardi*opathie* – Herz-Gefäß-Leiden	-pathie	Krankheit
Cholezyst*ektomie* – operat. Gallenblasenentfernung	-ektomie	Eingriff
Laryngoskop – Kehlkopfspiegel	-skop	Gerät

Typ 3

Einworttermini mit Präfix + Wortstamm + Suffix
Bedeutungen: krankhafte Abweichungen vom gesunden Zustand entsprechend den Bedeutungen der
Präfixe (zu viel, zu wenig, Störung usw.) + betroffene Organe, Stoffe, Vorgänge

	betroffen sind:
An**odont**ie – Zahnlosigkeit	Organ
Dys**peps**ie – Verdauungsstörung	Vorgang
Hyper**kapn**ie – zu viel Kohlendioxid im Blut	Stoff
Kako**geus**ie – übler/schlechter Geschmack	Sinn
Sub**luxation** – unvollständige Verrenkung	Krankheitsgrad

Typ 4

Einworttermini mit Präfix oder Bindestrich-Vokabel + Terminus
Bedeutungen: krankhafte Abweichungen, Erkrankung durch …

	betroffen sind:
Mega**duodenum** – stark vergrößerter Zwölffingerdarm	Organ
Py**ureter** – Harnleitervereiterung, Py- – Eiter	Organ
Di**zephalus** – Doppelfehlbildung mit zwei Köpfen	Organ

Der deutsche Artikel ergibt sich jeweils aus dem Terminusende:

> der Dizephal<u>us</u>, die Anäm<u>ie</u>, die Myk<u>ose</u>, das Adenolip<u>om</u>, das Bronchosk<u>op</u>

📖 Vokabeln

Präfixe im Terminustyp 3 für krankhafte Abweichungen und für „normal"

Klinik	Deutsch	Englisch
Menge, Häufigkeit, Größe		
A-, An-, In-	Verneinung, Fehlen	*not, without*
Hyper-	zu viel, Über-	*high, excessive, above normal*
Hyp(o)-	zu wenig, Unter-	*low, below normal*
Poly-	viel, multiple	*many*
Olig-	wenig, schwach, selten	*few*
pan(t)-	ganz, gesamt, alle	*all*
Makr-, Mega(l)	groß	*large, big, abnormally large*
Mikr-	klein	*small*
Nan-	klein, zwergenhaft	*very small*

Klinik	Deutsch	Englisch
Brachy-	kurz	*short*
Dolich-	lang, länglich	*long*
Eury-	breit, weit	*wide, broad*
Sten-	eng	*narrow, small*
Hemi-, Semi-	halb	*half*
Mon-, Uni-	ein	*one*
Di-, Bi-	zwei	*two*
Tri(t)-, Tetra-	drei, vier	*three, four*
Pent(a)-, Hex(a)-	fünf, sechs	*five, six*

Störung, nicht normal u. a.

Dys-	gestört, -störung	*bad, deformed, abnormal, difficult*
Kak(ch)-	schlecht, Verfall	*bad*
Pseud-	fälschlich, scheinbar	*apparently similar*
Par(a)-	nicht normal	*incorrect, abnormal*
Ne-	neu (z.B. bei Krebs)	*new and abnormal*

Geschwindigkeit, Verschiedenes

Brady-	langsam	*slow*
Tachy-	schnell	*rapid*
Syn-	zusammen(gewachsen)	*together, with, united*
Krypt-	verborgen	*hidden*
Skler-	hart	*hard*
Xer-	trocken	*dry*

Normal, richtig, keine Abweichung

Eu-	gut, normal, richtig	*good, well, true*
Norm-	gut, normal, richtig	*normal*
Orth-	1. richtig, 2. aufrecht	*1. correct, 2. upright, vertical*

 ## Übung

Ü 18   Übersetzen Sie mit den Vokabeln   Daktyl- – Finger, Kardi- – Herz, Hidr- – Schweiß:
Brachydaktylie, Syndaktylie, Tachykardie, Hyperhidrose

Suffixe (Nachsilben)

Nur die Suffixe -itis und -om haben in der Klinik feste Bedeutungen, die zu lernen sind. Die Bedeutungen der anderen Suffixe sind so unbestimmt, dass sich das Lernen nicht lohnt.

die **-itis**	Entzündung	Arth**ritis** – Gelenkentzündung
das **-om**	Geschwulst	Karzin**om** – Krebs
das **-om**	Schwellung	Hygr**om** – Wasserschwellung
die -ie	krankhafter Zustand	Parästhesie – Sensibilitätsstörung
die -ie	Eingriff	Nephrektomie – operat. Entfernung der Niere
die -ose	Krankheit	Arthrose, Adenose
die -ose	Eingriff	Anastomose – operat. hergestellte Verbindung
die -ose	chemische Verbindung	Glucose, 2-Desoxy-D-Ribose
die -ese	Krankheit	Abduzensparese – Lähmung des N. abducens
die -ese	Eingriff, Hilfsmittel	Elektrophorese, Nasenepithese

Wortstämme

Die klinischen Termini enthalten neben den Präfixen und Suffixen auch Wortstämme. Das sind Substantive und Adjektive nach Abzug der Deklinationsendungen:

kardi-a Subst. – Herz	-a entfällt, Wortstamm ist kard-	Kard-itis – Herzentzündung
sten-os Adj. – eng	-os entfällt, Wortstamm ist sten-	Sten-ose – Verengung

📖 **Vokabeln**

Wortstämme (griechisch-lateinische Synonyme)

Klinik	Anatomie	Deutsch	Englisch
Krankheit, Schmerz, Tod			
Nos-, Morbus		Krankheit	*disease, illness*
-alg-, -odyn-, Dolor		Schmerz	*pain, -alg-*
-pyr-, -phlog-		Fieber, Entzündung	*fever, inflammation*
Let-, Thanat-, Mors		Tod	*death-, lethal-, thanat-*
Körperabschnitte, Knochen, Organe u. Ä.			
-mel-	**Membrum**	Extremität	*member, extremity*
Ost(e)-	**Os, ossis**	Knochen	*bone, oste-*
Myel-	**Medulla**	Mark	*marrow, myel-*
Arthr-	**Articulatio**	Gelenk	*joint, arthr-*
Chondr-	**Cartilago**	Knorpel	*cartilage, chondr-*
Desm-	**Ligamentum**	Band	*desm-*
My-	**Musculus**	Muskel	*muscle, my-*
Tenon-	**Tendo**	Sehne	*tendon, tenon-*
Phleb-	**Vena**	Vene	*vein, phleb-*
Neur-	**Nervus**	Nerv	*nerve, neur-*
Aden-	**Glandula**	Drüse	*gland*
Zyst-	**Vesica**	Blase	*bladder, vesica*
Z(K)ephal-	**Cranium**	Schädel	*skull, cranium, cephal-*
Enzephal-	**Cerebrum**	Gehirn	*brain, cephal-*
Rhin-	**Nasus**	Nase	*nose, rhin-*
Stomat-	**Os, oris**	Mund	*mouth, stoma-*
Cheil-	**Labium**	Lippe	*lip, cheil-*
Odont-	**Dens,** dentis	Zahn	*tooth, odont-*
Gloss-	**Lingua**	Zunge	*tongue, gloss-*
Gnath-	**Maxilla, Mandibula**	Kiefer	*jaw, gnath-*
Geni-	**Mentum**	Kinn	*chin, geni-*
Spondyl-	**Vertebra**	Wirbel	*vertebra, spondyl-*
R(h)ach-	**Columna vertebralis**	Wirbelsäule	*spine, rachis, spin-*
-spin-	**Medulla spinalis**	Rückenmark	*marrow, spinal medulla, spin-*
Steth-	**Thorax**	Brustkorb	*chest, thorax, rib cage, steth-*
Om-	**Scapula**	Schulter(blatt)	*shoulder blade, om-*
K(C)leid-	**Clavicula**	Schlüsselbein	*clavicle, cleid-*
Ch(e)ir-	**Manus**	Hand	*hand, cheir-, chir-*
Daktyl-	**Digitus**	Finger	*finger, dactyl-*
Pyel-	**Pelvis**	Becken	*pelvis*
Gon(y)-	**Genu**	Knie	*knee, gon-*
Pod-	**Pes**	Fuß	*foot, pod-*
Kardi-	**Cor,** cordis	Herz	*heart, card-*
Pneumon-	**Pulmo,** onis	Lunge	*lung, pneumon-*
Gastr-	**Gaster**	Magen	*stomach, gastr-*
Enter-	**Intestinum**	Darm	*bowel, enter-*
Prokt-	**Rectum, Rektum, Anus**	Mastdarm, After	*anus, proct-*
Hepat-	**Hepar,** -atis	Leber	*liver, hepat-*
Splen-	**Splen, Lien**	Milz	*spleen, splen-*
Nephr-	**Rēn,** rēnis	Niere	*kidney, nephr-*
Zyst-	**Vesica urinaria**	Harnblase	*bladder, cyst-*
Metr-, Hyster-	**Uterus**	Gebärmutter	*womb, metr-, hyster-*

Klinik	Anatomie	Deutsch	*Englisch*
Salping-	Tuba uterina	Eileiter	*oviduct, salping-*
Oophor-	Ovarium	Eierstock	*ovary, ovarium, oophor-*
Mast-	Mamma	Brustdrüse	*breast, mast-*
Orch(id)-	Testis	Hoden	*testicle, orchi-*
Dermat-	Cutis	Haut	*skin, dermat-*
Kerat-	Cornea	Hornhaut	*cornea*
Ophthalm-	Oculus	Auge	*kerat-*
Ot-	Auris	Ohr	*ear, ot-*
Akr-, Akren Pl.		vorstehende Körper-teile (Nase, Ohr ...)	*acral parts*

2

Übung

Ü 19   Zerlegen Sie die Termini mit kleinen senkrechten Strichen in ihre Bestandteile, trennen Sie auch den Bindevokal -o- ab. *Muster:* Chondrodysplasie → Chondr|o|dys|plasie

Amelie, Cheiloschisis, Gastroduodenalulzera, Myokardinfarkt, Proteinurie, Zystoskopie

Substanzen, Farben, Wärme ...

Klinik	Anatomie	Deutsch	*Englisch*
Chol-	choledochus	Galle	*bile, chol-*
Dakry-	lacrimalis	Träne	*tear, dakry-*
Galakt-	lacteus	Milch	*milk, galact-, lact-*
(H)äm(at)-	Sanguis	Blut	*blood, h(a)em(at)-*
Hidr-	Sudor	Schweiß	*sweat, hidr-*
Hydro-, Hydat-	Aqua	Wasser	*water, hydr-*
Lip-, Steat-	adiposus	Fett	*fat, lip-, steat-*
Myx-,	mucosus	Schleim	*mucus, phlegm, myx-*
Sial-, Saliv-, Ptyal-	Saliva	Speichel	*saliva, sial-, ptyal-*
Spermat-	spermaticus	Samen	*sperm-*
Ur-	urinarius	Harn	*urine, ur-*
Py-		Eiter	*matter, pus, py-*
Kopr-, Fäz-		Kot	*stools, feces, copr-*
Lith-		Stein, Konkrement	*stone, calculus, lith-*
Koni-		Staub	*dust, coni-*
Tox-		Gift	*poison, tox-*
Glyk-		Glucose, Zucker	*glyc-*
Aer-		Luft	*air*
Ox(y)-		Sauerstoff	*oxygen, oxy-*
Kapn-		Kohlendioxid	*carbon dioxide*

Farben, Wärme ...			
Chrom(at)-		Farbe	*chrom(at)-*
Erythr-	ruber	rot	*red, erythr-*
Leuk-	albus	weiß	*white, leuc-*
Melan-	niger	schwarz	*black, melan-*
Poikil-		bunt, gesprenkelt	*poikil-*
Xanth-, Zirrh-	flavus, luteus	gelb	*yellow, cirrh-*
Zyan-	caeruleus	blau	*blue-, cyan-*
Therm		Wärme	*warmth, heat, therm-*
Kry-		Kälte	*cold, cry-*
Phot		Licht	*light, phot-*

2.8 Adjektive: Deklination und Vokabeln

Adjektive werden nur nach der 1., 2. und 3. Deklination dekliniert. Beim Nominativ Singular gibt es z. T. neue Endungen, bei den anderen Kasus (Fällen) sind die Endungen von der Deklination der Substantive her bekannt.

	Maskulinum	Femininum	Neutrum
1.–2. (a-, o-) Deklination			
Nom. Sing.	long-us	long-a	long-um
Gen. Sing.	long-i	long-ae	long-i
Nom. Pl.	long-i	long-ae	long-a
Gen. Pl.	long-ōrum	long-ārum	long-ōrum
Nom. Sing.	dexter	dextr-a	dextr-um
Gen. Sing.	dextr-i	dextr-ae	dextr-i
Nom. Pl.	dextr-i	dextr-ae	dextr-a
Gen. Pl.	dextr-ōrum	dextr-ārum	dextr-ōrum
3. (konsonantische) Deklination			
Nom. Sing.	anterior	anterior	anterius
Gen. Sing.	anteriōr-is	anteriōr-is	anteriōr-is
Nom. Pl.	anteriōr-ēs	anteriōr-ēs	anteriōr-a
Gen. Pl.	anteriōr-um	anteriōr-um	anteriōr-um
Nom. Sing.	biceps	biceps	biceps
Gen. Sing.	bicipit-is	bicipit-is	bicipit-is
Nom. Pl.	bicipit-ēs	bicipit-ēs	bicipit-a
Gen. Pl.	bicipit-um	bicipit-um	bicipit-um
3. (i-) Deklination			
Nom. Sing.	lateral-is	lateral-is	lateral-e
Gen. Sing.	lateral-is	lateral-is	lateral-is
Nom. Pl.	lateral-ēs	lateral-ēs	lateral-ia
Gen. Pl.	lateral-ium	lateral-ium	lateral-ium
Nom. Sing.	recurrens	recurrens	recurrens
Gen. Sing.	recurrent-is	recurrent-is	recurrent-is
Nom. Pl.	recurrent-ēs	recurrent-ēs	recurrent-ia
Gen. Pl.	recurrent-ium	recurrent-ium	recurrent-ium

Grammatische Einteilung der Adjektive: zur 1.–3. Deklination gehören folgende Adjektive

1.–2. Dekl.: Adjektive auf **-us, -a, -um** und auf **-r, -(e)ra, -(e)rum** (dexter usw.)

3. (konson.) Dekl.: Adjektive auf **-or, -or, -us** (major usw.) und **-ceps** (bi-, tri-, quadriceps)

3. (i-) Deklin.: Adjektive auf **-alis, -alis, -ale; -is, -is, -e; -ns, -ns, -ns**

Alle Adjektive haben 3 Formen für die Geschlechter: Maskulinum, Femininum, Neutrum, aber es gibt hierfür 3 oder 2 verschiedene Endungen/Wortausgänge oder nur 1 Endung/Wortausgang (sog. drei-, zwei- und einendige Adjektive):

3 verschiedene Endungen: long-us, long-a, long-um; dext-er, dextr-a, dextr-um

2 verschiedene Wortausgänge: anterior, anterior, anterius; lateralis, lateralis, laterale

nur 1 Wortausgang: recurrens, recurrens, recurrens; biceps, biceps, biceps

Anatomie

📖 **Vokabeln**

Adjektive zur Lage und zum Verlauf anatomischer Bildungen

1.–2. (a-, o-) Deklination		
Maskulinum	**Femininum**	**Neutrum**
Nom. Sing. long-us	long-a	long-um
Gen. Sing. long-i	long-ae	long-i
Nom. Pl. long-i	long-ae	long-a
Gen. Pl. long-ōrum	long-ārum	long-ōrum

Anatomie	Deutsch	Englisch
externus, -a, –um	äußerer	*external*
internus	innerer	*internal*
ịntimus	innerster	*intimal*
dexter, -tra, -trum	rechter	*right, dextral*
sinister, -tra, -trum	linker	*left*
rectus	gerade	*straight, rectus*
oblīquus	schräg	*oblique*
transversus	quer	*transverse*
circumflexus	herumgebogen	*circumflex*
longitudinālis 3. Dekl.	Längs-, senkrecht	*longitudinal*

3. (konsonantische und i-) Deklination		
Maskulinum	**Femininum**	**Neutrum**
Nom. Sing. anterior	anterior	anterius
Gen. Sing. anteriōr-is	anteriōr-is	anteriōr-is
Nom. Pl. anteriōr-ēs	anteriōr-ēs	anteriōr-a
Gen. Pl. anteriōr-um	anteriōr-um	anteriōr-um
Nom. Sing. lateral-is	lateral-is	lateral-e
Gen. Sing. lateral-is	lateral-is	lateral-is
Nom. Pl. lateral-ēs	lateral-ēs	lateral-ia
Gen. Pl. lateral-ium	lateral-ium	lateral-ium

Anatomie	Deutsch	Englisch
superior, -or, -us	oberer	*superior, upper*
craniālis, -is, -e	oberer, kopfwärts, Kopf-	*cranial, at the skull*
inferior	unterer	*inferior, lower*
caudālis	unterer	*inferior, caudal, at the tail*
anterior	vorderer	*anterior, forward*
ventrālis	vorderer, bauchwärts	*ventral, forward*
posterior	hinterer	*posterior, rear*
dorsālis	hinterer, rückenwärts	*dorsal, rear*
proximālis	rumpfnah	*proximal, closer to the body*
distālis	rumpfferner	*distal, farther away*
superficiālis	oberflächlich, zur Oberfläche	*superficial, closer to the surface*
profundus 1.–2. Dekl.	tiefliegend, mehr im Innern	*profound, deep, further inside*
horizontālis	waagerecht	*horizontal*
perpendiculāris	senkrecht	*perpendicular*

Anatomie	Deutsch	Englisch
parietalis	wandständig, zur Wand liegend	*parietal*
visceralis	eingeweidewärts, organwärts	*visceral*
palmaris	hohlhandwärts	*palmar*
plantaris	zur Fußsohle	*plantar*
dorsalis	handrücken-, fußrückenwärts	*dorsal*

3. (konsonantische und i-) Deklination		
Maskulinum	**Femininum**	**Neutrum**
Nom. Sing. recurrens	recurrens	recurrens
Gen. Sing. recurrent-is	recurrent-is	recurrent-is
Nom. Pl. recurrent-ēs	recurrent-ēs	recurrent-ia
Gen. Pl. recurrent-ium	recurrent-ium	recurrent-ium

recurrens, -ns,-ns	rücklaufender	*recurrent*
ascendens	aufsteigender	*ascending*
descendens	absteigender	*descending*
afferens	heran-, hinführend	*afferent*
efferens	heraus-, wegführend	*efferent*
perforans	durchbohrend	*perforating*
limitans	End-, begrenzend	*limiting*
communicans	verbindend, Verbindungs-	*communicating*

Die Präfixe: re- – zurück; ad-, as-, af- – an, bei, zu; de- – herab; ex-, ef- – aus; per- – durch

Anatomie	Deutsch	Englisch

Lageadjektive mit Bedeutungen, die ein genaues Verstehen erfordern

medianus   auf der Mittelachse liegend
  Beispiel: Linea mediana anterior – vordere Mittellinie (des Körpers)
medialis   zur Mittelachse hin liegend, mittlerer
lateralis   nach außen gelegen, äußerer, seitlicher
  Beispiel: Angulus medialis, Angulus lateralis – mittlerer und seitlicher Augenwinkel
intermedius   zwischen medial und lateral gelegen
  Beispiel: Crista sacralis medialis, Crista sacralis intermedia, Crista sacralis lateralis
       mittlere Kreuzbeinleiste, Kreuzbeinleiste dazwischen, seitliche Kreuzbeinleiste
medius   mittlere Bildung von 3 oder 5 Bildungen des gleichen Typs, die neben-, hinter- oder
       übereinander liegen
  Beispiel: Pollex, Index, Digitus medius, Digitus anularis, Digitus minimus
       die 5 Finger: Daumen, Zeigefinger, Mittelfinger, Ringfinger, kleiner Finger
  Beispiel: Fossa cranii anterior – Fossa cranii media – Fossa cranii posterior
       die 3 Schädelgruben: vordere Schädelgrube, mittlere Schädelgrube, hintere
       Schädelgrube
collateralis   Seiten- (bei parallelem Verlauf)
  Beispiele: Lig. collaterale radiale – Seitenband vom Humerus zum Radius
       Lig. collaterale ulnare – Seitenband vom Humerus zur Ulna
       die 2 Seitenbänder am Ellbogengelenk zur Speiche und zur Elle
Englisch: median, medial, lateral, intermediate, intermedian, middle, collateral

gemeinsam, zusätzlich, eigene, wahr, falsch

commūnis	gemeinsam	*common*
accessorius	zusätzlich, Neben-, Bei-	*accessory*
proprius	eigen, eigentlich	*proper*
verus, -a, um	echt	*true*
spurius	falsch	*spurious, false*

Anatomie	Deutsch	Englisch
Adjektive zur Form anatomischer Bildungen, anfangs mit -ideus, -formis – -förmig		
deltoideus	deltaförmig	*deltoid, deltoidal*
rhomboideus	rautenförmig	*rhomboid, rhomboidal*
styloideus	griffelförmig	*styloid, styloidal*
conoideus	kegelförmig	*conoid, conoidal*
trapezoideus	trapezförmig	*trapezoid, trapezoidal*
trapezius	trapezförmig	*trapezius*
pisiformis	erbsenförmig	*pisiform, pea-shaped*
piriformis	birnenförmig	*piriform, pear-shaped*
falciformis	sichelförmig	*falciform, sickle-shaped*
ovalis	eiförmig	*oval*
anularis	ringförmig	*annular*
pyramidalis	pyramidenförmig	*pyramidal*
arcuatus	bogenförmig	*arcuate, like a bow, curved*
cruciatus	gekreuzt, Kreuz-	*cruciate*
lunatus	mondförmig	*lunate*
radiatus	strahlenförmig	*radiate*
semilunaris	halbmondförmig	*semilunar*
serratus	Säge-	*serratus*

Betonung bei -ideus auf der drittletzten oder vorletzten Silbe, deltoideus oder deltoideus

Etymologie: delta – Dreieck, griech. Buchstabe Delta; rhombos – Raute, Viereck auf der Spitze; stylos – Griffel; konos – Kegel; trapeze – Tisch, ungleichseitiges Viereck, pisum – Erbse; pirum – Birne; falx – Sichel; anulus – Ring; arcus – Bogen; serra – Säge; radius – Strahl, Speiche; crux – Kreuz; luna – Mond

Anatomie	Deutsch	Englisch
weitere Formadjektive		
teres, teres, teres	rund	*teres, round*
quadratus	viereckig	*quadrate*
semicircularis	halbmondförmig	*semicircular*
rotundus	rund	*rotundus, round*
cavus	hohl	*cavernous*
Bedeutung „versehen mit", z. T. mit dem Suffix -atus		
capitatus	mit einem Kopf	*capitate*
caudatus	geschwänzt	*caudate*
hamatus	mit einem Haken	*hamate*
biceps, -ps, -ps	zweiköpfig	*biceps*
triceps	dreiköpfig	*triceps*
quadriceps	vierköpfig	*quadriceps*

Etymologie: cauda – Schwanz; hamus – Haken; caput, capitis – Kopf in bi-ceps, bi-cipit-is

Adjektive der Größe (zur Komparation siehe S. 42f.)		
magnus	groß	*great*
parvus	klein	*small*
latus	breit	*broad*
longus	lang	*long*
brevis, -is, -e	kurz	*short*

Adjektive mit der Bedeutung „aus Gewebe bestehend", „Stoff enthaltend, Stoff produzierend"		
adiposus	fett-	*adipose, fatty*
cartilagineus	knorpelig	*cartilaginous, chondral*
cutaneus	Haut-	*cutaneous*
fibrosus	bindegewebig	*fibrous*
membranaceus	häutig, membranförmig	*membranaceus*

Anatomie	Deutsch	Englisch
muscularis	muskulär	*muscular*
nervosus	Nerven-	*nervous*
osseus	knöchern	*osseous*
pulposus	aus Pulpa (weiches Gewebe)	*pulpy*
tendineus	sehnig	*tendinous*
arteriosus	arteriell, aus Arterien bestehend	*arterial*
venosus	venös, aus Venen bestehend	*venous*
lymphaticus	Lymph-	*lymphatic*
mucosus	Schleim-	*mucous*
serosus	serös (mit dünnflüssigem, proteinreichem Sektret)	*serous*
synovialis	mit Gelenkschmiere	*synovial*

Adjektive zur Farbe anatomischer Bildungen

albus	weiß	*white*
candidus	weiß	*white*
c(a)eruleus	bläulich	*cerulean, ceruleus*
cinereus	(asch)grau	*cinereus*
flavus	gelb	*yellow*
fuscus	braun	*fuscus*
griseus	grau	*griseus, gray*
luteus	gelb	*luteus, yellow*
niger, -gra, -grum	schwarz	*niger, black*
pallidus	blass	*pallid*
ruber, -bra, -brum	rot	*ruber, red*

Präfixe für Zahlen und Mengen

semi-, **hemi**-	halb	*semi-, half*
uni-	ein, einfach	*uni-, one, single*
bi(n)-, **di**-	zwei	*bi-, di-, two, double*
tri-	drei	*tri-, three*
quadr-	vier	*quadr-, four*
multi-	viele	*multi-, many*

Ordinalzahlen

I	**primus**	erster	*first*
II	**secundus**	zweiter	*second*
III	**tertius**	dritter	*third*
IV	**quartus**	vierter	*fourth*
V	**quintus**	fünfter	*fifth*

Beispiele: Costa I = Costa prima – 1. Rippe, Costa II = Costa secunda – 2. Rippe

Komparation (Steigerung) der Adjektive

Die Komparation der Adjektive ist fragmentarisch, denn es werden nur wenige Adjektive gesteigert und es gibt Lücken beim Komparativ.
Die Adjektive anterior, posterior, superior, inferior sind trotz ihrer Form von der Bedeutung her keine Steigerungsformen.
Im Deutschen fehlt mehrmals die Steigerung, z. B. Digitus minimus – kleiner Finger, nicht: kleinster Finger.

Positiv 1.–3. Dekl.	Komparativ 3., kons. Dekl.	Superlativ 1.–2. Dekl.	deutsch		
magnus, -a, -um	**major**, -or, -us	**maximus**, -a, -um	groß	groß	groß
parvus	**minor**, -or, -us	minimus	klein	klein	klein
latus	–––	latissimus	breit	–––	breit
longus	–––	longissimus	lang	–––	lang
internus	–––	intimus	innerer	–––	innerster
externus	–––	extremus	äußerer	–––	äußerster
superior, -or, -us	–––	supremus	oberer	–––	oberster
brevis, -is, -e	–––	–––	kurz	–––	–––

Englisch: Es werden meist die lateinischen Adjektive benutzt, nur selten englische Adjektive mit Steigerung wie great, greater, greatest; small, lesser, smallest; long, longissimus, highest

Klinik

📖 Vokabeln

Die meisten Adjektive in klinischen Termini sind eingedeutscht. Bei ihnen gibt es nicht mehr die lateinische Deklination, daher entfällt die Einteilung nach den Deklinationen.

Klinik	Deutsch	Englisch
Schweregrade von Krankheiten		
benignus	gutartig	*benign*
malignus	bösartig	*malign, malignant*
perniziös	bösartig	*pernicious*
inkurabel	unheilbar	*incurable*
infaust	hoffnungslos	*infaust*
gravis, difficilis	schwer, schwierig	*gravis, difficult*
multipel	vielfach	*multiple*
letal	tödlich	*lethal*
morbid	krank (Patient)	*morbid*
moribund	sterbend (Patient)	*moribund*

Etymologie: bene, malus – gut, schlecht; pernicies – Verderben; faustus – günstig; lete – Tod; moriri – sterben

Verlauf von Krankheiten		
akut, acutus	akut	*acute*
subakut	weniger rasch und heftig	*subacute*
abortiv	abgekürzt verlaufend	*abortive*
blande	ruhig, mild verlaufend	*simple*
florid	blühend, stark ausgeprägt	*florid*
fulminant	schlagartig auftretend	*fulminant, foudroyant*
imminens	drohend	*imminent*
initial	anfangs	*initial*
intermittierend	mit Unterbrechungen	*intermittent*
latent	verborgen, symptomlos	*latent*
manifest	in Erscheinung getreten	*manifest*
persistierend	fortbestehend	*persistent*
praecox	vorzeitig, früh(zeitig)	*precocious, premature*
prodromal	vorausgehend	*prodromal*
profus	sehr ausgeprägt, stark	*profuse*
progredient	fortschreitend	*progressive*
progressiv	fortschreitend	*progressive*
prolongiert	verlängert	*prolonged*

2

Klinik	Deutsch	Englisch
protrahiert	verzögert, aufgeschoben	*protracted, prolonged*
rekurrierend	wiederkehrend	*periodic, recurrent*
remittierend	zeitweilig nachlassend	*remittent*
retrograd	rückläufig, rückwirkend	*retrograde moving, backward*
rezidivierend	mit Rückfällen	*recurrent, relapsing*
stationär	Krankheit bleibt zeitweilig stehen	*stationary*
tardus	spät	*tardive, delayed*
terminal	1. im Endstadium, 2. peripher	*terminal*
transient	vorübergehend	*transient*
transitorisch	vorübergehend	*transient, transitory*
diurnus	am Tag	*diurnal*
zirkadian	innerhalb von 24 Stunden	*circadian*
nocturnus	nachts	*nocturnal, night*
das Trimenon	Vierteljahr, Quartal	*trimenon, trimester*

Etym.: acutus – scharf, spitz; blandus – mild; fulmen – Blitz; imminere – drohen; latere – verborgen sein; persistere – verharren; praecox – vorgekocht; progredi – voranschreiten; recidere – zurückfallen; tri-men-on – drei Monate

Ausbreitung und Lage von Krankheiten

aszendierend, de-	auf-, absteigend	*ascendent, descendent*
disseminiert	verbreitet, zerstreut	*disseminated*
fokal	herdförmig, von einem Herd aus	*focal*
metastasierend	Metastasen bildend	*metastasizing*
penetrierend	eindringend	*penetrating*
perforierend	sich durchbohrend	*perforating*
perforiert	durchgebrochen	*perforated*
proliferativ	wuchernd	*proliferative*
systemisch, genera-lisiert	in einem Organsystem, im Gesamt-organismus	*systemic, generalized*
atop, dystop(isch)	an untypischer Stelle gelegen	*atopic, dystopic*
aberrant	an untypischer Stelle gelegen	*aberrant*
unilateral	auf einer Körperseite	*unilateral*
ipsilateral	auf der gleichen Seite	*homolateral, ipsilateral*
homolateral	auf der gleichen Seite	*homolateral, ipsilateral*
kontralateral	auf der Gegenseite	*contralateral, heterolateral*
semilateral	halbseitig	*semilateral, hemilateral*
zirkumskript	umschrieben, begrenzt	*circumscribed*

Ursachen und Herkunft von Krankheiten, Wirkungen und Umstände

-gen	1. erzeugend, erregend, kanzero**gen** – Krebs erregend	*-genic*
	2. verursacht, iatro**gen** – vom Arzt verursacht	
-ns	bewirkend	*-nt, -ating*
induziert	durch ... verursacht	*induced*
hereditär	erblich	*hereditary*
congenitus, -ital	angeboren (Vererbung)	*congenital*
connatus, -tal	angeboren (in Schwangerschaft, bei Geburt erworben)	*connatal*
idiopathisch	ohne erforschte, erkannte Ursache	*idiopathic*
essenziell	1. eigenständig, idiopathisch, 2. lebensnotwendig	*essential*
fibrosierend	Bindegewebe bildend	*fibrosing*
nekrotisierend	Gewebetod (Nekrose) bewirkend	*necrotizing*
obliterans	verschließend	*obliterating*
obliterativ	obliterierend	*obliterative*
sklerosierend	verhärtend (Sklerose)	*sclerosing*
stenosierend	einengend, verengend (Stenose)	*stenosing*
ulzerierend, -ös	geschwürig (Ulcus)	*ulcerative*
purulentus	eitrig	*purulent*
paroxysmal	anfallsartig, in Anfällen	*paroxysmal*

Etymol.: aitia – Ursache; nocere – schaden; heres – der Erbe; nasci, natus sum – geboren werden

Klinik	Deutsch	Englisch

Altersstufen

infantil	kindlich, im Kindesalter, Kinder betreffend	*infantile*
juvenil	im Jugendalter, bei Jugendlichen	*juvenile*
adult	erwachsen, im Erwachsenenalter	*adult*
senil	im Greisenalter, durch Senilität bedingt	*senile*

Etymologie: infans – Kind; iuvenilis – jung, jugendlich; adultus – erwachsen; senex – Greis

Therapieansätze

kausale Therapie	die Ursachen behandelnde Therapie	*causal therapy*
symptomatische Th.	nur die Symptome behandelnde Therapie	*symptomatic therapy*
kurative Th.	heilende Therapie	*curative therapy*
adjuvante Th.	unterstützende Therapie	*adjuvant therapy*
palliative Therapie	(nur) lindernde Therapie	*palliative therapy*
prolongative Th.	lebensverlängernde Therapie	*prolongative therapy*

2.9 Adjektive: Wortbildung und Vokabeln

externus, lateralis, major, brevis (Anatomie); *benignus, kongenital, idiopathisch* (Klinik) – diese Adjektive sind einfach oder relativ einfach strukturiert. Man lernt sie am besten ohne Erklärung von Einzelheiten als Vokabeln (siehe S. 39 ff.).

Anders Adjektive wie brachialis, endothoracicus, costodiaphragmaticus (Anatomie), intravenös, extraartikulär, bradykard, normozytär (Klinik).

Diese Adjektive sind durch Wortbildung aus Bausteinen entstanden, z. B. sternocostalis = stern-o-costalis aus Sternum – Brustbein, Costa – Rippe, Suffix -alis. Man lernt diese Adjektive nicht als Vokabeln (außer Gewebe-, Stoffadjektive S. 41 f.), sondern lernt die Bausteine, macht sich mit Bildungstypen und Strukturen vertraut und versteht so diese Adjektive.

Anatomie

In anatomischen Termini drücken die Adjektive, die durch Wortbildung entstanden sind, vor allem Beziehungen zu anatomischen Bildungen, Geweben und körpereigenen Stoffen aus.

Typ 1

Adjektive mit **1 Terminus (Wortstamm) + Suffix**
Bedeutung: Teil einer anatomischen Bildung

| Musculus **brachi**alis | Muskel **des** Oberarms, Oberarmmuskel |
| Cortex **ren**alis | Rinde **der** Niere, Nierenrinde |

Bedeutungen: Lage in Richtung oder bei …, mit Ursprung/Ansatz bei …, für die Versorgung von …

Facies **cost**alis scapulae	Fläche des Schulterblatts **in Richtung** Rippen, Rippenfläche
Pars **stern**alis diaphragmatis	Teil des Zwerchfells **mit Ursprung** am Brustbein
Pars **cervic**alis oesophagi	Abschnitt der Speiseröhre **im** Hals, Halsteil
Arteria **uter**ina	Arterie **für/in** der Gebärmutter

Bedeutungen: aus Geweben bestehend, Stoffe enthaltend

| Septum nasi **oss**eum | knöcherner Teil der Nase (Gewebe) |
| Nodus **lymph**aticus | Lymphknoten, Speicher- und Filterorgan der Lymphe (Stoff) |

Die Adjektive zu Geweben und Stoffen stehen S. 41 f. als Vokabeln

Typ 2

Adjektive mit **2–4 Termini (Wortstämme) + Suffix**, zwischen den Wortstämmen der **Bindevokal -o-**
Bedeutungen: Lage zwischen 2 und mehr Bildungen, Lage in Richtung von 2 und mehr Bildungen, Versorgung für 2 und mehr Bildungen

Art. acromioclavicul**aris**	Gelenk **zwischen** Schulterhöhe und Schlüsselbein
Facies sternocost**alis** cordis	Herzfläche **in Richtung** Brustbein **und** Rippen
Truncus brachiocephal**icus**	Gefäßstamm **für** Arm **und** Kopf

Typ 3

Adjektive mit **Präfix + 1 Terminus (Wortstamm) + Suffix**
Bedeutung: Lage gemäß den Bedeutungen der Präfixe

Nervi inter*costales*	Nerven **zwischen** den Rippen, Interkostalnerven
Bursa prae**patell***aris*	Schleimbeutel **vor** der Kniescheibe
Spatium retro**peritone***ale*	Bindegewebsraum **hinter** dem Bauchfell

Typ 4

Komplexe Lageadjektive mit zweifacher Lageangabe

Facies antero*lateralis* humeri	vorne und seitlich liegende Fläche des Oberarmknochens

📖 Vokabeln

Anatomie	Deutsch	Englisch
Lage-Präfixe der Adjektive des Typs 3		
supra-	über, Ober-	*supra-, superior to*
infra-, **sub-**, **hypo-**	unter, Unter-	*infra-, sub-, hypo-, below*
inter-	zwischen	*inter-, between*
intra-, **endo-**	innerhalb	*intra-, endo-, within*
epi-	auf, an	*epi-, upon, above, around*
prae-	vor	*pre-, before*
retro-, **post-**	hinter	*retro-, post-, backward, after*
medio-	in der Mitte	*medio-, middle*
latero-	seitlich	*latero-*
extra-	außerhalb	*extra-, outside*
para-, **juxta-**	neben	*para-, beside*
circum-, **peri-**	um … herum	*circum-, peri-, around*

Hinweis zur Bedeutung „Lage zwischen anatomischen Bildungen":

- zwischen 2 und mehr *gleichen* Bildungen wird mit inter- ausgedrückt
  - interclavicularis – zwischen den Schlüsselbeinen
- zwischen 2 und mehr *verschiedenen* Bildungen: hier Adjektive Typ 2 ohne inter-
  - stern-o-costal-is – zwischen Brustbein und Rippen

Hinweise zu den Termini, die in den Adjektiven Typ 1–3 enthalten sind:

- die Adjektive enthalten Einworttermini wie Costa – Rippe, Sternum – Brustbein in Form von Wortstämmen, das sind die Termini ohne Deklinationsendungen
  - Costa, Genitiv cost-ae   die Adjektive ohne -ae: cost-alis, stern-o-cost-alis usw.
- *sehr wichtig:* Die Adjektive enthalten auch **Mehrworttermini**. Sie sind in den Adjektiven meist nicht vollständig, sondern **verkürzt** nur mit **1 Wort** enthalten:
  - M. pectineus – Muskel mit Ursprung am Schambeinkamm, das Adjektiv pectineus enthält nur das Grundwort Pecten von Pecten ossis pubis – Schambeinkamm
  - Tuberositas deltoidea – Rauigkeit für den Deltamuskel, das Adjektiv deltoidea enthält nur das Adjektiv deltoideus in Musculus deltoideus – Deltamuskel.

Für das Verstehen der Adjektive, die nur einen Teil eines Mehrwortterminus enthalten, muss der vollständige Mehrwortterminus herangezogen werden (er muss bekannt sein oder aus dem anatomischen Zusammenhang erschlossen werden):

M. pectineus – Muskel mit Ursprung am Schambeinkamm, am Pecten ossis pubis. Dieser Dreiwortterminus muss bekannt sein. Falsch ist „Muskel am (= an irgendeinem) Kamm"

Tuberositas deltoidea – Rauigkeit für den Deltamuskel, falsch: deltaförmige Rauigkeit

Hinweis zu den Suffixen -alis/-aris, -eus, -icus, -inus usw. in den Adjektiven aller vier Typen:
Für den Gebrauch der Suffixe gibt es keine eindeutigen Regeln, daher wird ab S. 51 bei den Vokabeln angegeben, mit welchen Suffixen die Adjektive jeweils gebildet werden.

 ## Übungen

Ü 20   Zerlegen Sie die Adjektive, die Zahl der notwendigen Striche steht in Klammern
Muster: sternocostalis (3) → stern|o|cost|alis

cervicothoracicus (3), intercostalis (2), sternalis (1), subscapularis (2), brachioradialis (3),
radialis (1), carpometacarpeus (3), posteromedialis (3)

Ü 21   Unterstreichen Sie die Stellen, an denen Ulna – Elle in den folgenden Termini auftritt:
Articulatio radioulnaris, Caput ulnae, obere ulnare Kollateralarterie, Ulnardeviation

Klinik

Die Adjektive mit Wortbildung in klinischen Termini enthalten nähere Angaben zu Krankheiten und zu ärztlichen Maßnahmen.
Einige sprachliche Eigenschaften der Adjektive hängen davon ab, ob sie in Termini ohne oder mit Eindeutschungen auftreten.

Adjektive in klinischen Mehrworttermini ohne Eindeutschungen

Diese Adjektive folgen der lateinischen Grammatik mit Deklination S. 38 und Kongruenz S. 49.

Typ 1	
Adjektive mit **1 und mehr Termini (Wortstämme) + Suffix**	
Bedeutung: Erkrankung von 1 und mehr Organen oder Organteilen	
Dysostosis **cranio**faci*alis*	Knochen- (und Weichteil-)fehlbildungen des Schädels und Gesichts
Atresia **cervic**alis	(Cranium – Schädel, Facies – Gesicht)
	angeborener Verschluss des Gebärmutterhalses (Cervix uteri)
Bedeutung: krankhafte Lage in einem Organ oder Körperbereich	
Graviditas **abdomin**alis	Bauchhöhlenschwangerschaft (Abdomen)
Retentio testis **inguin**alis	Zurückhaltung des Hodens im Leistenkanal (Canalis inguinalis)
Bedeutung: erkranktes Organ oder Erkrankung als Ursache oder Begleitumstand für eine Erkrankung	
Foetor **hepat**icus	Mundgeruch bei (durch) Lebererkrankung (Hepar, Gen. hepatis)
Coma **hypoglycaem**icum	Bewusstlosigkeit durch eine Hypoglykämie
Bedeutungen: Lage eines Fingriffs bei einem Organ, Zugangsweg durch ein Organ	
Anus praeter **sigmoideus**	beim Colon sigmoideum angelegter Kunstafter
Hysterektomia **vagin**alis	Gebärmutterentfernung durch die Scheide (Vagina)

Typ 2	
Adjektive mit **speziellen Suffixen**	
Bedeutungen der Suffixe:	
-osus und -lentus	Stoff, Teile u. Ä. aufweisend, reich an …
-ides	ähnlich, -artig
-privus	Mangel an …, ohne
-ns	Tätigkeit, Prozess
-ivus, -icus, -inus	ohne eindeutige Bedeutungen
Beispiele:	
Colitis **ulcer**osa	geschwürige Dickdarmentzündung (Ulcus, ulceris – Geschwür)
Arthritis **pur**ulenta	eitrige Gelenkentzündung (Pus, puris – Eiter)
Dermatitis **lichen**oides	flechtenartige Hautkrankheit (Lichen – Flechte)
Arthropathia **ovari**priva	Gelenkleiden durch Hormonmangel (Ovar – Eierstock)
Arthrosis deforma*ns*	deformierende Gelenkentzündung
Gastritis **eros**iva	Gastritis mit (Schleimhaut-)Erosionen (Erosion – Hautdefekt)

2

Adjektive mit **Präfix + 1 Terminus (Wortstamm) + Suffix**
Bedeutung: Lage einer Erkrankung gemäß den Präfixbedeutungen

| Struma intra**thorac**alis | vergrößerte Schilddrüse im Brustkorb |
| Hernia para**umbilic**alis | neben dem Nabel liegende (Bauchwand-)Hernie |

Vokabeln zu den Präfixen siehe S. 46.

Adjektive in klinischen Mehrworttermini mit Eindeutschung

Adjektive in klinischen Termini mit Eindeutschungen haben im Wesentlichen die gleichen Bestandteile und Bedeutungen wie die Adjektive in nicht eingedeutschten Termini. Es gibt aber zwei wichtige Unterschiede:

- die Adjektive sind vorangestellt
- sie besitzen deutsche Endungen, es entfällt die lateinische Deklination und Kongruenz

Typ 1

Adjektive mit **1 und mehr Termini (Wortstämme) + Suffix**
Bedeutung: Erkrankung von 1 und mehr Organen oder Organteilen

| **pulmon**aler Abszess | Abszess der (in der) Lunge, Lungenabszess |
| **anorekt**ale Fistel | Fistel, die vom After zum Mastdarm führt |

Bedeutung: krankhafte Lage in einem Organ oder Bereich

| **femor**ale Hodenektopie | Fehllagerung des Hodens am Oberschenkel (Femur) |

Bedeutung: erkranktes Organ oder Erkrankung als Ursache oder Begleitumstand für eine Erkrankung

| **kardi**ale Dyspnoe | Atemnot durch (bei) Herzerkrankung (Kardi- Herz) |
| **diabet**ische Angiopathie | Gefäßleiden durch Zuckerkrankheit (Diabetes) |

eingedeutschte Adjektive auf -isch, oft mit Bezügen auf Krankheiten

| meningit*isch*, arthrit*isch* | Bezug auf Meningitis, Arthritis |
| emet*isch*, neurot*isch* | Bezug auf Emesis, Neurose |

Bedeutungen: Lage eines Eingriffs bei einem Organ, Zugangsweg durch ein Organ

| **abdomin**ale Hysterektomie | Gebärmutterentfernung durch den Bauchraum (Abdomen) |
| **matern**o**fet**ale Transfusion | Bluttransfusion von Mutter (Mater) zum Feten (Neugeborenes) |

Typ 2

Adjektiv mit **speziellen Suffixen**
Suffixe und Bedeutungen siehe vorhergehende Seite

ulzeröse Endokarditis	Herzinnenhautentzündung mit Geschwüren (Ulcus, ulceris)
purulente Perikarditis	eitrige Herzbeutelentzündung (Pus, puris – Eiter)
auditive Agnosie	Nichtwahrnehmung beim Hören (Auditus – Hören)

Typ 3

Adjektive mit **Präfix + 1 Terminus (Wortstamm) + Suffix**
Bedeutungen: Lage einer Erkrankung gemäß den Präfixbedeutungen

| para**ren**ales Hämatom | Bluterguss neben der Niere |
| post**part**ale Depression | Depression nach der Entbindung |

Vokabeln zu den Präfixen siehe S. 46.

Übung

Ü 22 **Adjektivbestandteile** Unterstreichen Sie die Stellen in den Adjektiven, die Pulmo, pulmon-is – Lunge, Hepar, hepat-is – Leber, Nephr- – Niere enthalten

hypertrophische pulmonale Osteoarthropathie, perinephritischer Abszess

antehepatischer Ikterus, bronchopulmonale Aspergillose, kardiopulmonale Reanimation

hepatolentikuläre Degeneration, nephrotisches Syndrom

2.10 Adjektive: Kongruenz

Welche Endungen haben Adjektive in Mehrworttermini? Warum stehen Adjektive mit *vier verschiedenen* Endungen hinter Nervus?

Nervus motori<u>us</u>, Nervus bucca<u>lis</u>, Nervus antebrachii anteri<u>or</u>, Nervus cutaneus perfor<u>ans</u>

Kongruenz
Den Gebrauch der Endungen regelt das Lateinische über die sog. **Kongruenz** (Übereinstimmung). Das Prinzip: Adjektive in Mehrworttermini stimmen mit den Substantiven, zu denen sie gehören, im Kasus (Fall), Numerus (Singular, Plural) und Genus (Geschlecht) grammatisch überein. Dafür müssen die Adjektive die jeweils erforderlichen Endungen aufweisen, so z. B. <u>der</u> Muscu<u>lus</u> long<u>us</u>: Muscu<u>lus</u> ist Nom. Sing. Mask., ebenso ist long<u>us</u> Nom. Sing. Mask. <u>das</u> Vincul<u>um</u> long<u>um</u>: Vincul<u>um</u> ist Nom. Sing. Neutr., ebenso ist long<u>um</u> Nom. Sing. Neutr.

Die Kongruenz beruht auf dem klassischen Latein. In medizinischen Mehrworttermini gibt es spezielle Anwendungen. Die folgenden Übungen beziehen sich auf anatomische Termini.

Grundwörter + 1–4 Adjektive im Nom. Sing. oder Nom. Pl.

Lernen Sie schrittweise die Adjektivendungen mit der Tabelle S. 38, als erstes die besonders oft gebrauchten Endungen im Nominativ Singular und Plural (diese Endungen auswendig lernen!).

Setzen Sie dann die notwendigen Adjektivendungen mit dem **Drei-Schritt-Verfahren** ein:
Frage: Welche Endung muss *longus* in ____Caput long ___, langer (Muskel-)Kopf, haben?
1. Schritt: Geschlecht des Substantivs bestimmen, Artikel einsetzen: **das** Caput, da Neutrum
2. Schritt: die 3 Geschlechter des Adjektivs notieren: **long-us, long-a, long-um** (Nom. Sing.)
3. Schritt: nötige Adjektivendung zu das Caput, Neutrum, auswählen und einsetzen: long-**um**
Die 3 Schritte ergeben für Caput long ___ die richtige Adjektivendung: <u>das</u> Caput long<u>um</u>

 Übungen

Ü 23 **Grundwort + 1 Adjektiv im Nom. Sing.** Setzen Sie nach dem 3-Schritt-Verfahren ein
1. die Adjektivendungen für Femininum und Neutrum notieren:

medialis, medial__, medial__, venosus, venos__, venos__; superior, superi__, superi__

2. Artikel notieren, 3. erforderliche Endungen gemäß dem Artikel auswählen und einsetzen:

___ Angulus medial___, ___ Rete venos___, ___ Facies superi___

Ü 24   Grundwort + mehrere Adjektive im Nom. Sing.   Setzen Sie ein, gleiches Verfahren

1. die Endungen: cruciatus, cruciat___, cruciat___; anterior, anteri___, anteri___

2.–3. Artikel und Endungen: ___ Ligamentum cruciat___ anteri___ – vorderes Kreuzband

1. die Endungen: recurrens, recurre___, recurre___; radialis radial___, radial___

2.–3. Artikel und Endungen: ___ A. recurre___ radial___ – rückläufige Speichenarterie

Ü 25   Grundwort + Adjektive im Nominativ Plural.
Endungen im Nom. Pl. siehe S. 38, lernen Sie die Endungen und setzen Sie ein:

cutane___, cutane___, cutane___; gluta___, glutae___, glutae___, brev___, brev___, brev___

___ Nn. cutane___ – Hautnerven, ___ Vv. glutae___ brev___ – kurze Gesäßvenen

Grundwörter mit entfernten Adjektiven

In verschiedenen Mehrworttermini gehören zum Grundwort auch weiter entfernte Adjektive, die vom Grundwort durch ein oder mehrere andere Wörter getrennt sind:

<u>Musculus flexor</u> | pollicis | <u>brevis</u>: – kurzer Beugermuskel | des Daumens,
das Adjektiv brevis, Nom. Sing., gehört zu Musculus flexor, nicht zu pollicis

✎   Übung

Ü 26   Grundwort + entferntes Adjektiv   Übersetzen Sie, beginnen Sie mit dem entfernten Adjektiv
Muster: Retinaculum musculorum extensorum <u>inferius</u> – <u>unteres</u> Halteband der Strecker

Basis cranii interna, Trigonum colli laterale, Regio brachii posterior
(Cranium – Schädel, Collum – Hals, Brachium – Arm)

Ligamentum capitis fibulae anterius (Fibula – Schienbein)

Retinaculum musculorum extensorum inferius

Adjektive im Genitiv

Nach Grundwörtern stehen auch Substantive im Genitiv + Adjektiv im Genitiv:

Crista | tuberculi majoris – Leiste | des großen Höckerchens |
Fossa | glandulae lacrimalis – Grube | der (für die) Tränendrüse

✎   Übung

Ü 27   Adjektive im Genitiv   Übersetzen Sie:
Regiones membri superioris, Ossa membri inferioris (Membrum – Extremität)

Articulationes columnae vertebralis, M. extensor digiti minimi, Vagina musculi recti abdominis

3 Anatomie und Klinik

3.1 Stütz- und Bewegungsapparat. Orthopädie, Rheumatologie, Chirurgie

3.1.1 Rumpf

📖 Vokabeln

Anatomie	Klinik	Deutsch	Englisch
Rumpf, Kopf, Hals, Rücken, Thorax, Wirbelsäule, Kreuz-, Steißbein			
Truncus		Rumpf	*trunk, stem*
das **Caput**, capitis		Kopf	*head*
Collum		Hals	*collum, cervix, neck*
die **Cervix**, cervīcis		Hals	*collum, cervix, neck*
Nucha		Nacken	*nape, back of the neck*
Dorsum		Rücken	*dorsum, back*
Thorax, thorācis	Steth-	Brustkorb	*thorax, rib cage, chest*
Costa		Rippe	*rib*
verus, spurius Adj.		echt, falsch	*true, false*
Sternum		Brustbein	*sternum, breast bone*
Manubrium		Handgriff	*manubrium*
Vertebra	Spondyl-	Wirbel	*vertebra*
Columna vertebralis	Spina, Spin-, Rhach-	Wirbelsäule	*vertebral column, rachis, spine*
Medulla spinalis	Spinal-	Rückenmark	*spinal marrow*
der **Atlas**, atlantis		Atlas, 1. Halswirbel	*atlas*
der **Axis**, axis		Axis , 2. Halswirbel	*axis*
lumbōrum Genit. Pl.		Lenden-	*lumbar*
Os sacrum, ossis sacri		Kreuzbein	*sacral bone, sacrum*
Os coccȳgis, ossis coccȳgis		Steißbein	*coccygeal bone, coccyx*
Brust- und Bauchwand			
Clavicula	Cleid-	Schlüsselbein	*clavicle*
Axilla		Achsel	*axilla*
pectoralis Adj.		Brust-	*pectoral*
Mamma	Mast-	Brustdrüse	*mamma, breast, mast-*
Mamilla	Thel-	Brustwarze	*mamilla, nipple, thel-*
das **Abdōmen**, abdōminis	Lapar-	Bauch	*belly, abdomen, venter*
das **Diaphragma**, -ągmatis	Phren-	Zwerchfell	*diaphragm*
Umbilicus	Omphal-	Bauchnabel	*navel, umbilicus, omphal-*
Canalis inguinalis		Leistenkanal	*inguinal canal*

Adjektive: cervicalis; nuchalis; dorsalis; thoracicus und thoracalis; costalis; sternalis; vertebralis; spinalis; atlanto-; axialis; lumbalis; sacralis; coccygeus; clavicularis und -clavius (zu Clavicula); axillaris; mammarius; mamillaris; abdominalis; diaphragmaticus und phrenicus (zu Diaphragma); umbilicalis; inguinalis

Wichtige Knochenfortsätze von Brustbein und Wirbeln

Proc. xiphoideus (Brustbein)	Schwertfortsatz	*xiphoid process*
Proc. spinosus (Wirbel)	Dornfortsatz	*spinous process*
Proc. transversus (Wirbel)	Querfortsatz	*transverse process*

Anatomie

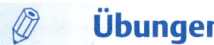 **Übungen**

Ü 28   Ventrale Rumpfwand   Wo liegen die Regionen? Notieren Sie die Zahlen bei der Abbildung, übersetzen Sie. Vokabeln: -chondr- – Rippenknorpel, Gaster – Magen

1 Regio axillaris
2 Regio hypochondriaca
3 Regio infraclavicularis
4 Regio inguinalis

5 Regio mammaria
6 Regio epigastrica
7 Regio pubica
8 Regio umbilicalis

Ü 29   Ventrale Rumpfwand   Senkrechte röntgenologische Linien, übersetzen Sie
Linea mediana anterior, Linea parasternalis, Linea mamillaris und Linea axillaris (durch …)

Ü 30   Thorax, Rippen   Setzen Sie den Artikel ein, übersetzen Sie

____ Apertura thoracis superior et inferior

Costae verae = Costae sternales, Costae spuriae

____ Caput costae, ____ Collum costae

____ Pars cartilaginea und Pars ossea costae

Ü 31   Wirbelsäule, Wirbel   Übersetzen Sie, setzen Sie den Artikel ein
Columna vertebralis: 7 Vertebrae cervicales, 12 Vertebrae thoracicae, 5 Vertebrae lumbales

____ Arcus vertebrae, ____ Forāmen vertebrale, ____ Canalis vertebralis

An der Wirbelsäule: -transvers- steht für Proc. transversus und -spin- steht für Proc. spinosus (2 Wirbelfortsätze), unterstreichen Sie „transvers" und „spin", übersetzen Sie
Art. costotransversaria, Ligg. interspinalia, Lig. supraspinale, Mm. transversospinales

Ü 32   Gelenke und Bänder   Beachten Sie die Abkürzungen, übersetzen Sie
Artt. vertebrales, Disci intervertebrales, Art. atlantoaxialis, Art. lumbosacralis

Artt. costovertebrales mit Teilgelenk Art. capitis costae, Lig. flava, Lig. longitudinale posterius

Ü 33   Muskeln   Übersetzen Sie, hierfür einige Hinweise
Ziehen Sie überall möglichst zusammen: Musculus … capitis – <u>Kopfmuskel,</u>
beginnen Sie die Übersetzung mit dem Adjektiv nach dem Grundwort: M. <u>longus</u> capitis
M. longus capitis, M. longissimus cervicis, M. latissimus dorsi, M. rectus abdominis

Beginnen Sie mit dem letzten Adjektiv am Terminusende: Mm. intercostales <u>interni</u>
Mm. intercostales interni, Mm. levatores costarum longi et breves

Beginnen Sie mit dem Grundwort: <u>Vagina</u> m. recti abdominis (Rektusscheide)

Ü 34   M. pectoralis major   Übersetzen Sie, bei Pars ist nötig „mit Ursprung bei …"

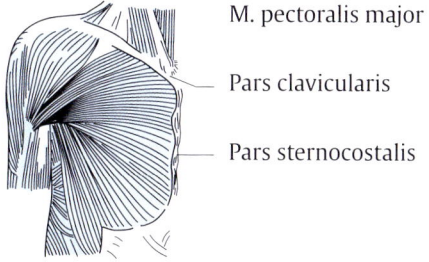

M. pectoralis major

Pars clavicularis

Pars sternocostalis

Ü 35   Sternum   Übersetzen Sie mit den Bedeutungen „Einschnitt(e) für …" und „Teil"

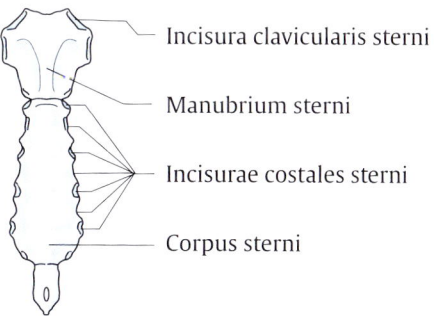

Incisura clavicularis sterni

Manubrium sterni

Incisurae costales sterni

Corpus sterni

Ü 36   Arterien, Nerven   Übersetzen Sie, beachten Sie die anatomischen Beziehungen
A. axillaris, A. subclavia, A. vertebralis (durch …), Rr. sternales (zum …)

Rr. mammarii (für …), Nn. spinales (vom …), N. phrenicus (zum, für …)

3

Ü 37   Diaphragma   Übersetzen Sie die Termini, verwenden Sie die Bedeutungen „Teil mit Ursprung bei …“ und „Schlitz, Loch für …“

Es besteht aus 3 Teilen, Pars costalis, Pars sternalis, Pars lumbalis. Die Pars lumbalis besteht aus dem Crus dextrum und Crus sinistrum. Das Diaphragma besitzt 2 Durchtrittsöffnungen, den Hiatus oesophagēus (Oesophagus – Speiseröhre) und das Foramen v. cavae (V. cava inferior). Nerven: N. phrenicus, Nn. phrenici accessorii

Ü 38   Englische Bezeichnungen   Wie lauten sie in der Anatomie und auf Deutsch?
thoracic cage, true ribs, costal angle = angle of rib, lumbal vertebrae

vertebral body, vertebral foramen, accessory vertebral vein

Klinik

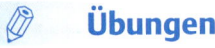 **Übungen**

Ü 39   Krankheit, Eingriff oder Ergebnis?   Bestimmen Sie zu den unterstrichenen Teilen **K** = Krankheit, **EG** = Eingriff, **ER** = Ergebnis, übersetzen Sie die vollständigen Termini
Spondylose (   ), Myotomie (   ), Arthroplastik (   ), Chondrom (   )

Osteosynthese (   ), Elektromyogramm (   ), Knorpelläsion (   )

Myoalgie (   ), Bursitis (   ), Arthroskopie (   )

Ü 40   Wirbel, Wirbelgelenke, Wirbelsäule   Übersetzen Sie
Spondylitis, Spondylarthritiden (Arthritiden Plural), Spondylalgie

Discus intervertebralis (Bandscheibe) , Diskusprolaps, Postdiskektomiesyndrom

Cervicalsyndrom mit Spinalkanalstenose C 4–C 7 (C – Abkürzung für Vertebrae cervicales)

Ü 41   Thoraxtrauma mit einigen Folgen   Übersetzen Sie
Thoraxtrauma, Zwerchfellruptur, Rippenfraktur, Häm(at)othorax

Ü 42   Hernien   Übersetzen Sie

Inguinalhernie, Hernia umbilicalis (Durchbruch bei …), Hernia diaphragmatica (durch …)

Ü 43   Klinisch wichtige Lymphknoten (kleine Auswahl)   Übersetzen Sie

Nll. axillares, Nll. pectorales am M. pectoralis minor, Nll. paramammarii

3.1.2   Obere Extremität

3

📖   Vokabeln

Anatomie	Klinik	Deutsch	Englisch
Schultergürtel, Arm			
Membrum	**-mel-**	Extremität, Glied	*member, mel-*
Scapula	**Om-**	Schulterblatt	*shoulder blade, blade bone, om-*
Clavicula	**K(C)leid-**	Schlüsselbein	*clavicle, collar bone, cleid-*
pectoralis Adj.		Brust-	*pectoral*
Axilla		Achsel	*axilla*
Brachium		Oberarm	*brachium, arm, upper arm*
Humerus		Oberarmknochen	*humerus*
Cubitus		Ellenbogen	*cubitus, elbow*
Antebrachium		Unterarm	*antebrachium, forearm*
Radius		Speiche	*radius, radial bone*
Ulna		Elle	*ulna*

Adjektive: scapularis; clavicularis und -<u>cleid</u>- und -clavius (zu Clavicula); axillaris; brachialis; humeralis; cubitalis und <u>anconēus</u> (zu Cubitus); radialis; ulnaris

Etymologie: clavicula – kleiner Schlüssel; cubitus von cubare – liegen, sich aufstützen; radius – Stab, Speiche, Lichtstrahl; karpos – Frucht mit Kernen wie die 9 Handwurzelknochen

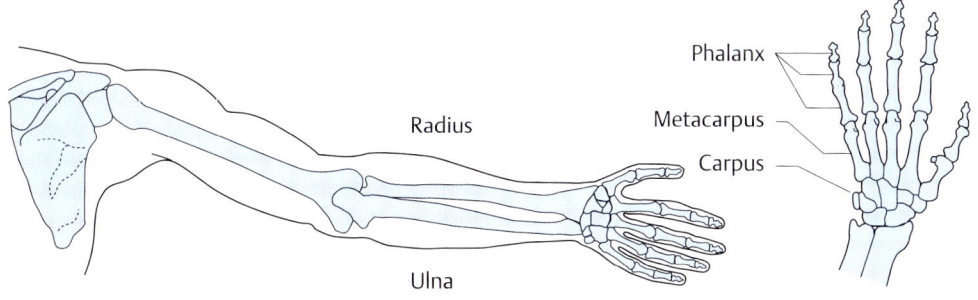

Hand und Finger

die **Manus**, manūs	**Ch(e)ir-**	Hand, ch(e)ir-	*hand, ch(e)ir-*
Carpus		Handwurzel	*carpus, wrist*
Metacarpus		Mittelhand	*metacarpus*
Digitus	**Daktyl-**	Finger	*digitus, finger, dactyl-*
der **Pollex**, pollicis		Daumen	*thumb*
der **Index**, indicis		Zeigefinger	*index*

Anatomie	Deutsch	Englisch
die **Phalanx**, phalangis	Finger-, Zehenknochen	*phalanx*
der **Thenar**, thenāris	Ballen des Daumens	*thenar, ball of thumb*
Hypothenar	Ballen des Kleinfingers	*hypothenar*
M. opponens	Gegensteller	*opposing muscle*

die weiteren Finger: Digitus medius, Digitus anularis, Digitus minimus

Adjektive: carpēus und carpalis; metacarpēus und metacarpalis; digitalis; phalangēus

Etymologie: karpos – Frucht mit mehreren Kernen; phalanx – Schlachtreihe; an(n)ulus – Ring

Teile des Schulterblattes und der Elle

Spina scapulae (Scapula)	Schulterblattgräte	*spine of scapula*
Acromion (Scapula)	Schulterhöhe, Schultereck	*acromion, acromial process*
Proc. coracoideus (Scapula)	Rabenschnabelfortsatz	*coracoid, coracoid process*
Cavitas glenoidalis (Scapula)	Höhle des Schultergelenks	*glenoid cavity*
Olecrānon (Ulna)	Ellenfortsatz	*olecranon, point of elbow*

Adjektive: -spinatus (zu Spina scapulae); acromialis; glenoidalis

Etymol.: acr-, -kran- – Spitze, End-; omos – Schulter; glene – Glanz; korax – Rabe; olene – Elle

Ossa carpi (Ossa carpalia), Handwurzelknochen

Os scaphoideum	Kahnbein	*scaphoid (bone)*
Os lunatum	Mondbein	*lunate (bone)*
Os triquetrum	Dreiecksbein	*triquetral (bone)*
Os pisiforme	Erbsenbein	*pisiform (bone)*
Os trapezium	großes Vielecksbein	*trapezium (bone)*
Os trapezoideum	kleines Vielecksbein	*trapezoid (bone)*
Os capitatum	Kopfbein	*capitate (bone)*
Os hamatum	Hakenbein	*hamate (bone)*

Deutscher Merkvers zu den Handwurzelknochen:
Ein Kahn, der fuhr im Mondenschein/im Dreieck um das Erbsenbein
Vieleck groß, Vieleck klein/der Kopf, der muss am Haken sein.

Mnemonics to remember Carpal Bones: scaphoid (bone), lunate, triquetral, pisiform usw.
Sally left the party/to take Cathy home.
Students Like The Professor/To Teach Complex Hypotheses.

Anatomie

 Übungen

Ü 44   Scapula   Lesen Sie die beiden (gekürzten) Texte, unterstreichen Sie die Termini
Sie ist ein platter, dreieckiger Knochen mit drei Rändern, Margo medialis, Margo lateralis, Margo superior, sowie drei Winkeln, Angulus inferior, Angulus lateralis, Angulus superior.
Die konkave Facies costalis dient dem M. subscapularis als Ursprungsfläche und heißt deswegen Fossa subscapularis. Die Facies dorsalis wird durch die Spina scapulae in die Fossa supraspinata und die Fossa infraspinata unterteilt. In der Fossa supraspinata liegt der M. supraspinatus, in der Fossa infraspinata der M. infraspinatus.

Der Angulus lateralis scapulae trägt die Cavitas glenoidalis, Gelenkpfanne für das Caput humeri. Bei ihr liegen das Tuberculum supraglenoidale (Ursprung des Caput longum m. bicipitis brachii) und das Tuberculum infraglenoidale (Ursprung des Caput longum m. tricipitis brachii). …

The scapula, or shoulder blade, is a flat bone, roughly triangular in shape. It has two surfaces, three borders, and three angles.

The anterior side of the scapula shows the fossa subscapularis to which the subscapularis muscle attaches. The posterior surface of the scapula is divided by a bony projection into the supraspinous fossa and the infraspinous fossa. This projection is called the spine of the scapula. Another hook-like projection comes off the lateral angle of the scapula, and is called the coracoid process. On the lateral angle, there is a depression called the glenoid cavity. This forms the socket that the head of the humerus articulates with.

Übersetzen Sie einige Termini aus dem deutschen Text:

Facies costalis scapulae, Facies dorsalis scapulae, M. subscapularis

---

Spina scapulae, Fossa supraspinata, Fossa infraspinata

Cavitas glenoidalis, Tuberculum supraglenoidale, Tuberculum infraglenoidale

---

Caput breve m. bicipitis brachii, Caput longum m. tricipitis brachii

---

Ü 45   **Humerus**   Welcher Artikel bei drei Termini? Übersetzen Sie

____ Caput humeri, ____ Collum anatomicum humeri, ____ Corpus humeri

---

Tuberculum majus, Tuberculum minus, Sulcus intertubercularis

Facies anterolateralis, Condylus humeri, Epicondylus medialis, Trochlea humeri

---

Ü 46   **Drei Fragen**

Humerus: für welche anatomischen Bildungen besitzt der Humerus die folgenden Teile?

Sulcus nervi radialis, Fossa olecrani, Tuberositas deltoidea

Clavicula: die beiden Enden heißen Extremitas acromialis und sternalis, weil (Lage)

Finger: Wie heißt die Mittelphalanx, Phalanx medialis, Phalanx mediana, Phalanx media?

Ü 47   **Gelenke**   Wo liegen diese Gelenke in Ihrem Körper? Übersetzen Sie.
1 Art. acromioclavicularis, 2 Art. carpometacarpea pollicis, 3 Art. cubiti, 4 Art. humeri, 5 Artt. interphalangeae, 6 Artt. metacarpophalangeae, 7 Art. radiocarpalis, 8 Art. radioulnaris distalis, 9 Art. radioulnaris proximalis, 10 Art. sternoclavicularis

Notieren Sie die Reihenfolge der Gelenke von median nach lateral und proximal nach distal:

Ü 48   **Adjektivbildung**   Ermitteln Sie eine Regel zur Stellung der Komponenten

In Art. sternoclavicularis, Art. carpometacarpea treten die Termini Sternum, Clavicula … in einer bestimmten Reihenfolge auf. Entdecken Sie an 4 Beispielen die Faustregel (mit Ausnahmen). Tipp: Die Reihenfolge entspricht bei Rumpf und Extremitäten der Lage der anatom. Bildungen.
Art. sternoclavicularis, Lig. coracohumerale, M. brachioradialis, Art. carpometacarpea

der erste Terminus benennt Bildungen, die mehr _____ liegen

der zweite Terminus benennt Bildungen, die mehr _____ liegen

Ü 49   **Muskeln**   Übersetzen Sie
M. teres minor, M. anconeus, M. pronator quadratus, M. supinator

Ü 50   **Längere Termini**   Unterstreichen Sie die Genitivattribute, übersetzen Sie, stellen Sie in den Übersetzungen die Genitivattribute ans Ende
Muster: Mm. levatores costarum breves – kurze Heber(muskeln) der Rippen

Septum intermusculare brachii laterale, N. cutaneus antebrachii medialis

M. flexor digitorum superficialis, Membrana interossea antebrachii

Vagina tendinis m. extensoris digiti minimi

Ü 51   **N. radialis**   Kleiner Text mit Abkürzungen
Lösen Sie die Abkürzungen auf: N., n., M., Mm., R., Nn.

Lesen Sie den Text laut: Der N. radialis verläuft im Sulcus n. radialis um den Humerus und um den lateralen Epicondylus humeri, danach zwischen M. brachialis, M. brachioradialis und Mm. extensores carpi radiales zur Ellenbeuge, er teilt sich in den R. profundus und R. superficialis. Endäste: Nn. digitales dorsales. Übersetzen Sie die Termini:

Ü 52 Arterien von proximal nach distal (Auswahl)   Zeigen Sie, soweit es möglich ist, bei sich die Lage, übersetzen Sie

1. Truncus brachiocephalicus (Cephal- – Kopf) → 2. Rete acromiale → 3. A. subclavia → 4. A. circumflexa scapulae → 5. A. brachialis → 6. Rete articulare cubiti → 7. A. ulnaris → 8. A. recurrens radialis → 9. Arcus palmaris superficialis → 10. Aa. digitales dorsales

Ü 53 Venen   Setzen Sie die Adjektivendungen ein, lesen Sie, nicht übersetzen

V. circumflex__ posteri__ humeri, Vv. interosse__ anterior__

Rete venos__ dorsal__ manus, Arcus venos__ palmar__ profund__

Ü 54 Präfixe in Adjektiven   Unterstreichen und übersetzen Sie nur die Präfixe
infraclavicularis, interosseus, intracapsularis (Gelenkkapsel), subtendineus, suprascapularis

Ü 55 Korrekte Orthographie und Grammatik   Schreiben Sie ohne Fehler ab
Akromeon, M bizeps Brachii, das Articolatio cubiti, der Corpus ulnä

Klinik

✏ Übungen

Ü 56 Erkrankungen   Übersetzen Sie
Mono-, Oligo- und Polyarthritis, Osteochondrosis, Tendovaginitis, Bursitis

Ü 57 Klinische und anatomische Termini   Übersetzen Sie die klinischen Termini, nutzen Sie für das Verstehen die anatomischen Termini in Klammern
Luxatio acromioclavicularis (Art. acromioclavicularis), Omarthritis (Art. humeri)

Periarthritis humeroscapularis (Art. humeri), subkapitale Humerusfraktur (Caput humeri)

Radialis-Lähmung (N. radialis), Karpaltunnelsyndrom (Canalis carpi)

Ü 58   Arthritis of the shoulder   Lesen Sie, übersetzen Sie die unterstrichenen Termini
In arthritis of the shoulder, the cartilage is lost so that bone rubs on bone. It may be caused by <u>erosion</u> (<u>degenerative joint disease</u>), <u>injury</u> (<u>traumatic arthritis</u>), <u>inflammation</u> (rheumatoid arthritis) or infection (septic arthritis).

Ü 59   Gelenke   Nennen Sie zu den hybriden klinischen Bezeichnungen die anat. Termini
Glenohumeralgelenk, proximales Radioulnargelenk, distales Interphalangealgelenk

Ü 60   Eingedeutschte Adjektive in der Klinik   Wie heißen sie in der Anatomie?
Muster: palmar (Klinik) → palmaris (Anatomie)
korakoakromial, infraklavikulär, humeroradial, intrakarpal. Und übersetzen:

Ü 61   Angeborene Fehlbildungen   Übersetzen Sie
Gigantomelie, Acheirie, Brachydaktylie, triphalangealer Daumen

Lesen Sie, unterstreichen Sie relevante Termini: Polydactyly, or polydactylism, also known as hyperdactyly, is the anatomical variant consisting of more than the usual number of digits on the hands and/or feet. It is a congenital abnormality, usually genetically inherited as an autosomal dominant trait.

3.1.3   Untere Extremität

Vokabeln

Anatomie	Klinik	Deutsch	Englisch
Becken, Hüftbein, Kreuzbein u. a.			
die **Pelvis**, pelvis	**Pyel-**	Becken	*pelvis, pyel-*
Coxa		Hüfte	*hip*
das **Os coxae**		Hüftbein	*hip bone*
Os ilium, ossis ilii		Darmbein	*ilium*
Os ischii, ossis ischii		Sitzbein	*ischium*
Os pubis, ossis pubis		Schambein	*pubis*
Acetabulum		Hüftgelenkpfanne	*acetabulum*
Foramen obturatum		verstopftes Loch	*obturator or ischiopubic foramen*
Os sacrum, ossis sacri		Kreuzbein	*sacrum*
psoas griech. Gen. Sing.		Lenden-	*psoas*
gluteus		Gesäß-	*gluteal*

Adjektive: pelvīnus; iliacus (Os ilium); ischiadicus und <u>sciaticus </u>(Os ischii); pubicus (Os pubis); acetabularis; obturatorius (Foramen obturatum); sacralis (Os sacrum); psoicus (psoas)

Anatomie	Klinik	Deutsch	Englisch

Vokabeln für die Beckenmaße, pelvic dimensions

Distantia		Abstand	*distance*
Diameter		Durchmesser	*diameter*
Conjugata		Verbindungslinie	*conjugate*

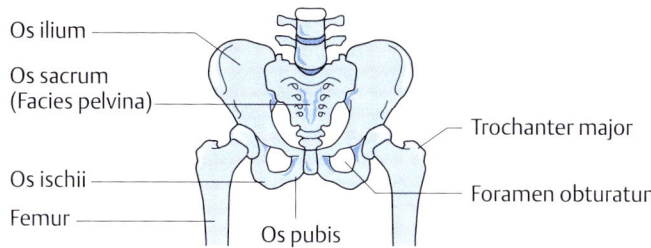

Os ilium
Os sacrum (Facies pelvina)
Os ischii
Femur
Os pubis
Trochanter major
Foramen obturatum

3

Oberschenkel bis Knöchel

das **Femur**, femoris		1. Oberschenkel, 2. Oberschenkelknochen	*femur, thigh, thigh bone*
der **Trochanter**, -ēris		Rollhügel (Knochenvorsprung)	*trochanter*
das **Genu**, genūs	**Gon(y)-**	Knie	*genu, knee, gon-*
Patella		Kniescheibe	*kneecap, patella*
popliteus		Kniekehlen-	*popliteal*
das **Crus,** crūris		Unterschenkel	*leg, crus*
Tibia		Schienbein	*tibia, shinbone*
Fibula		Wadenbein	*fibula*
Sura		Wade	*sura, calf*
Malleolus		Knöchel	*malleolus, ankle*

Fuß

der **Pes**, pedis	**Pod-**	Fuß	*pes, foot, pod*
Tarsus		Fußwurzel	*tarsus*
Metatarsus		Mittelfuß	*metatarsus*
Digitus pedis	**Daktyl-**	Zehe	*digit, toe, daktyl-*
der **Hallux**, hallucis		Großzehe	*hallux, big toe*
Planta		Fußsohle	*sole*

Ossa tarsi – Fußwurzelknochen

Talus		Sprungbein	*talus, ankle*
Calcaneus		Fersenbein	*calcaneus*
Os naviculare		Kahnbein	*navicular*
Os cuboideum		Würfelbein	*cuboid*
Ossa cuneiformia Pl.		Keilbeine	*cuneiform bones*

Adjektive: femoralis; trochantericus; genualis; patellaris; cruralis; tibialis; fibularis und peronēus (zu Fibula); suralis; malleolaris; tarsēus und tarsalis; metatarsēus und metatarsalis; plantaris

Adjektive zu den Ossa tarsi: talaris, calcaneus, navicularis, cuboideus

Englisch: Knochen mit bone, z. B. hipe bone, tarsal bones, metatarsal bones, cuneiform bones, und ohne os oder bone: z. B. sacrum – Os sacrum; ilium – Os ilium usw.

Etymologie: acetabulum – Essigschälchen; patella – Opferschale; tibia – Flöte; fibula – Spange; navis – Schiff; cubus – Würfel; cuneus – Keil; tarsus – Rohrkorb, Ruder

Anatomie	Klinik	Deutsch	*Englisch*
weitere Vokabeln			
asper, -era, -erum		rau	*rough*
auricularis		ohrmuschelförmig	*auricular*
gastrocnemius		Zwillingswaden-	*gastrocnemius*
gemellus		Zwillings-	*gemellus*
gracilis		schlank	*gracile*
lumbricalis		spulwurmartig	*lumbrical*
saphēnus		verborgen	*saphenous*
sartorius		Schneider-	*sartorius, tailor's muscle*
latus		breit	*broad*
vastus		sehr groß	*vastus*

Etymologie: latus – weit; vastus – gewaltig; kneme – Wade; sartor – Schneider

Anatomie

 ## Übungen

Ü 62   Knochen   Übersetzen Sie. Beachten Sie: Adjektive wie iliacus, pubicus gehören zu Os ilium, Os pubis

Ala ossis ilii, Spina iliaca anterior superior, Ramus ossis ischii

_____

Tuber ischiadicum, Pecten ossis pubis, Tuberculum pubicum

_____

Femur: Trochanter major, Trochanter minor, Crista intertrochanterica

_____

Ü 63   Gelenke   Übersetzen Sie
1 Art. coxae, **2** Art. genus, **3** Artt. interphalangeae pedis, **4** Artt. metatarsophalangeae, **5** Art. sacroiliaca, **6** Art. subtalaris, **7** Art. talocalcaneonavicularis, **8** Art. talocruralis (Sprunggelenk), **9** Artt. tarsometatarseae, **10** Art. tibiofibularis, **11** Symphysis pubica

_____

_____

_____

Geben Sie die Reihenfolge von median nach lateral und von proximal nach distal an:

Die gleichen Gelenke im Englischen, geben Sie ebenfalls die Reihenfolge an:

1 crurotalar joint = talocrural joint, **2** hip joint, **3** iliosacral joint = sacroiliac joint, **4** interphalangeal joints of foot, **5** knee joint, **6** metatarsophalangeal joints, **7** pubic symphysis, **8** superior tibiofibular joint, **9** talocalcaneal joint = subtalar joint, **10** talocalcaneonavicular joint, **11** tarsometatarsal joints

Ü 64 Gelenkflächen Übersetzen Sie eine dreiteilige Struktur

Hinweis: Die <u>Facies articularis fibularis tibiae</u> ist die <u>Gelenkfläche</u> (= Facies articularis) <u>des Schienbeins</u> (= tibiae, Genitiv von Tibia) <u>zum Wadenbein</u> (= fibularis, Adjektiv in Richtung …).

Kreuzen Sie die richtige Übersetzung an für Facies articularis navicularis tali:

1 Gelenkfläche an Kahn- und Sprungbein   **3** Gelenkfläche zwischen Kahn- und Sprungbein
2 Gelenkfläche des Kahnbeins zum Sprungbein   **4** Gelenkfläche des Sprungbeins zum Kahnbein

Übersetzen Sie: Facies patellaris femoris, Facies articularis calcanea anterior tali

Ü 65 Bänder Übersetzen Sie
Hüfte: Lig. sacrotuberale (Tuber ischiadicum), Lig. capitis femoris, Lig. iliofemorale

im Knie: Lig. cruciatum anteriums/posterius, am Knie: Lig. collaterale tibiale

Fuß: Lig. calcaneofibulare, Ligg. metatarsea interossea, Lig. plantare longum

Ü 66 Zwei Muskeln, Ursprung (U), Ansatz (A), Nervenversorgung (N) Übersetzen Sie
<u>M. piriformis</u>
U: Facies pelvina ossis sacri
A: Trochanter major
N: Nervenast aus dem Plexus sacralis

<u>M. pectineus</u> (der Muskel heißt so wegen seines Ursprung am …)
U: Pecten ossis pubis
A: Linea pectinea (femoris) (die Linea heißt so, weil der M. pectineus hier ansetzt)
N: N. femoralis

Ü 67 Muskeln und weitere Bildungen Übersetzen Sie
M. quadratus femoris, M. articularis genus, Bursa subcutanea praepatellaris

Septum intermuculare anterius cruris, Vagina tendinis m. tibialis posterioris

Retinaculum mm. extensorum interius, M. flexor hallucis brevis

Ü 68 Muscles Übersetzen Sie die englischen Termini
gluteus maximus muscle, adductor magnus muscle

3

quadriceps muscle = quadriceps femoris, 2 seiner 4 Teile: rectus femoris, vastus lateralis

peroneal muscle, dorsal interossei of the foot, plantar muscle

Ü 69   Nerven   Übersetzen Sie
N. ischiadicus (Ischiasnerv, unübersetzt), N. cutaneus femoralis lateralis

N. musculi piriformis, N. fibularis communis, N. interosseus cruris

Nn. digitales plantares communes, Nn. digitales plantares proprii

Ü 70   Anterior Tibial Artery   Unterstreichen und übersetzen Sie die englischen Termini
Anterior Tibial Artery: artery with origin in the popliteal artery, with branches to the posterior and anterior tibial recurrent, lateral and medial anterior malleolar arteries, the dorsal artery of the foot, the lateral tarsal, medial tarsal, dorsal metatarsal, and dorsal digital arteries ...

Klinik

📖 Vokabeln

Klinik	Deutsch	Englisch
Adjektive		
varus	nach außen gedreht (z. B. O-Bein)	*varus*
valgus	nach innen gedreht (z. B. X-Bein)	*valgus*
planus	platt	*flat*
cavus	hohl	*cavus*
Dislokationen, einige Verschiebungen von Knochenfragmenten bei Knochenbrüchen		
Dislocatio cum contractione	Verschiebung mit Verkürzung	*dislocatio cum contractione*
Dislocatio cum distractione	Verschiebung mit Verlängerung	*dislocatio cum distractione*
Dislocatio ad latus	Verschiebung zur Seite	*dislocatio ad latus*

lateinische Deklination:

ad peripheri<u>am</u>, ad ax<u>im</u>, ad lat<u>us</u>	Akkusativ	1. und 3. Dekl.
cum contraction<u>e</u>, cum distraction<u>e</u>	Ablativ	3. Dekl.

Übungen

Ü 71   Arthritis in drei kurzen Texten   Lesen und vergleichen Sie

Arthritis: Entzündung eines oder mehrerer Gelenke mit den Entzündungssymptomen Schwellung, Schmerz, Rötung, Wärme, Funktionseinschränkungen. Akuter oder chronischer Verlauf. Ursachen: Infektionen, (Auto-)Immunprozesse (rheumatoid), Stoffwechselstörungen (Urat-Kristalle bei Gicht), innere Erkrankungen...

Arthritis: Inflammation of a joint, usually accompanied by pain, swelling, and stiffness, resulting from infection, trauma, degenerative changes, metabolic disturbances, or other causes.

Arthritic diseases include rheumatoid arthritis and psoriatic arthritis, which are autoimmune diseases; septic arthritis, caused by joint infection; gouty arthritis (gouty – Gicht) caused by uric acid crystals; and the more common osteoarthritis, or degenerative joint disease.

Ü 72   -arthr-   Unterstreichen und übersetzen Sie nur die Terminusteile zu Körperabschnitten wie Hüfte, Knie ...

Dysarthrose, Gonarthrotomie, Intertarsalarthrose, Koxarthrose, Monarthritis, Periarthropathia genus, Polyarthritis, talokrurale Arthrose

Ü 73   Fehlstellungen   Wie stehen Bein und Fuß? Übersetzen Sie die ersten drei Termini mit den Begriffen X- und O-Stellung

Coxa vara, Genu valgum, Hallux varus, Pes planus, Pes cavus, Pes valgus – Knickfuß

Ü 74   Oberschenkelfrakturen   Übersetzen Sie

pertrochantäre Fraktur, subtrochantäre Fraktur (Trochanter major, Trochanter minor)

suprakondyläre Fraktur, kondyläre (= perkondyläre) Fraktur (Condylus femoris)

Ü 75   Kniegelenk   Einige Teile des Kniegelenks werden in der Klinik häufig deutsch benannt. Notieren Sie zu den unterstrichenen Teilen die anatomischen Bezeichnungen

Außenband-, Innenbandruptur, Außen- und Innenmeniskus, Ruptur des hinteren Kreuzbandes

Halteband der Kniescheibe, Kniegelenkarthrose

Ü 76   Gelenkerkrankungen mit krankhaften Stoffen im Gelenk   Übersetzen Sie

Coxitis purulenta, Hämarthros, Hydrarthros, Pyarthros

Ü 77   Triggerpunkte mit Schmerzauslösung bei Berührung   Ordnen Sie in Klammern die Triggerpunkte zu oberer Extremität und Rumpf (**OR**) und unterer Extremität (**U**) zu

Bizepspunkt (   ), Glutaeuspunkt (   ), Intercostalpunkt (   ), Malleolenpunkt (   ),

Pektoralispunkt (   ), Subpatellarpunkt (   ), Trapeziuspunkt (   )

Ü 78   **Befund** nach schwerem Unfall (stark gekürzt)   Übersetzen Sie einige Termini
Tibiatrümmerfraktur handbreit über dem Sprunggelenk, glatte quere Fibulafraktur in gleicher Höhe.
Der M. tibialis anterior steht nur noch teilweise, der Extensor digitorum longus ist vollständig erhalten
(Zehenextension 1–5 ist somit möglich), M. peroneus longus et brevis sind in Höhe des lateralen
Fußrandes abgerissen. Im Bereich der offenen Fraktur waren alle Muskelbäuche zerfetzt und mit viel
Straßenstaub verdreckt. Die A. fibularis war intakt (geringe Durchblutung des Fußrückens), die
A. tibialis ant. und A. tibialis post. waren rupturiert (durch Gefäßkoagula keine starke Blutung). Der
N. peroneus war intakt. ... Amputation ...

3.1.4   Schädel

Vokabeln

Anatomie	Klinik	Deutsch	Englisch
Schädel, Kopf			
Cranium	**Cephal-**	Schädel	*skull, cranium, cephal-*
Ọrbita		Augenhöhle	*eye socket, eyehole, orbit*
der **Nasus**	**Rhin-**	Nase	*nose, rhin-*
Mentum	**Geni-**	Kinn	*chin, mentum, geni-*
Palātum	**Uran-**	Gaumen	*palate, uran-*

Adjektive: cranialis, orbitalis, nasalis, mentalis, palatīnus

Schädelknochen (Gehörknöchelchen siehe bei Ohr S. 115)			
das **Os frontale**		Stirnbein	*frontal bone*
Os parietale		Scheitelbein	*parietal bone*
Os occipitale		Hinterhauptsbein	*occipital bone*
Os temporale		Schläfenbein	*temporal bone*
Os sphenoidale		Keil- oder Wespenbein	*sphenoidal bone*
Os zygomaticum		Jochbein	*zygomatic bone*
Maxilla	**Gnath-**	Oberkiefer	*maxilla, upper jaw, gnath-*
Mandibula	**Gnath-**	Unterkiefer	*mandible, lower jaw, gnath-*
Os nasale		Nasenbein	*nasal bone*
Concha nasalis inferior		untere Nasenmuschel	*inferior nasal concha*
Os lacrimale		Tränenbein	*lacrimal bone*
Os ethmoidale		Siebbein	*ethmoidal bone*
der **Vomer**		Pflugscharbein	*vomer*
Os palatinum		Gaumenbein	*palatinum bone*

Adjektive: occipitalis; sphenoidalis; palatinus usw. (Adjektive zu Os occipitale bis Os palatinum);
conchalis; maxillaris; mandibularis und myl- (zu Mandibula)

Adjektive mit 2 Bezügen zum Knochen und zur Region: occipitalis – Hinterhauptsbein- und
Hinterkopf-; temporalis – Schläfenbein- und Schläfenregion; frontalis – Stirnbein- und Stirn

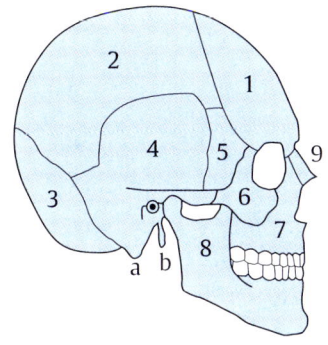

1 Os frontale
2 Os parietale
3 Os occipitale
4 Os temporale
5 Os sphenoidale
6 Os zygomaticum
7 Maxilla
8 Mandibula
9 Os nasale

a Proc. mastoideus
b Proc. styloideus

3

Etymologie: orbita – Gleis, Bahn, Kreislauf; occiput – ob- + caput; tempus – 1. Zeit, 2. tempora Pl. Schläfen; tympanon – Pauke, Trommel; sphen – Keil; spheks – Wespe; paries – Wand; zygon – Joch; ethmos – Sieb; hy – griech. Buchstabe (Ypsilon), s. S. 8; vomer – Pflugschar

Anatomie	Deutsch	Englisch
wichtige Teile des Os temporale und Os sphenoidale		
Pars petrosa (Os temporale)	Felsenbein, Felsenbein-pyramide	*petrous part*
Pars tympanica (Os temporale)	Paukenhöhlenteil	*tympanic part*
Cavum tympani (Os temporale)	Paukenhöhle	*tympanic cavity, cavity of middle ear*
Proc. mastoideus (Os temporale)	Warzenfortsatz	*mastoid process, mamillary process*
Proc. styloideus (Os temporale)	Griffelfortsatz	*styloid process*
Proc. pterygoideus (Os sphenoidale)	Flügelfortsatz	*pterygoid process*
Adjektive: petrosus zu Pars petrosa, mastoideus zu Proc. mastoideus …		
weitere Vokabeln		
Sutūra	Naht	*suture*
Squama	Schuppe	*squame*
squamosus Adj.	schuppenförmig	*squamous*
Fontịculus	Fontanelle	*fontanelle*
Labyrinthus	Labyrinth	*labyrinth*
Alvẹolus	Zahnfach	*alveole*
durus Adj.	hart	*hard*
mollis Adj.	weich	*soft*
weitere Teile des Schädels und von Schädelknochen		
Sutura sagittalis	Pfeilnaht	*longitudinal suture, sagittal suture*
Sutura coronalis	Kranznaht	*arcuate suture, coronal suture*
Sutura lambdoidea	Lambdanaht	*lambdoid suture*
Crista galli	Hahnenkamm	*cock's comb, crista galli*
Sella tụrcica	Türkensattel	*Turkish saddle, sella turcica*
Foramen lạcerum	zerrissenes Loch	*lacerated foramen*
Lamina cribrosa	Siebplatte	*cribriform plate*
Choānae Pl.	Nasenöffnungen	*choanae*

Etymologie: mastos – Brust; stylos – Griffel; petra – Fels; pteryks – Feder, Flügel; alveolus – kleine Wanne, Napf; sella – Sessel, Stuhl, Sattel; lambda – griech. Buchstabe λ S. 8; cribrum – Sieb

Anatomie

 ## Übungen

Ü 79   Aussprache und Betonung   Lesen Sie laut
Os occipitale, Forāmen lacerum, Sella turcica, Discus n. optici, M. oblīquus capitis

Ü 80   Überblick   Betrachten Sie mit einem Spiegel die Lage
Os occipitale, Mandibula, Orbita, Os temporale, Os frontale, Maxilla

Ü 81   Schädel   Übersetzen Sie
Regio temporalis, Regio frontalis, Arcus zygomaticus, Basis cranii interna/externa

Fossa cranii anterior, Fossa cranii medi___ (media, medialis?), Fossa cranii posterior

Fonticulus anterior, Fonticulus sphenoidalis (bei Os ...), Fonticulus mastoideus (bei Proc. ...)

Ü 82   Teile von 3 Schädelknochen   Übersetzen Sie
Os occipitale: Foramen magnum, Squama occipitalis

Os sphenoidale: Ala major, Proc. pterygoideus, Foramen ovale, Foramen rotundum

Os temporale: Pars petrosa, Apex partis petrosae, Proc. styloideus, Proc. mastoideus

Ü 83   Nasenhöhle, Orbita   Übersetzen Sie
Cavitas nasi, Septum nasi osseum, Apertura piriformis (siehe die Nase von vorne)

Orbita, Aditus orbitae (... zur ...), Paries superior orbitae, Margo supraorbitalis

Ü 84   Sinus paranasales   Erklären oder übersetzen Sie
Sinus frontalis, Sinus maxillaris, Sinus sphenoidalis, Sinūs ethmoidales (Endungen!)

Sinus frontalis mit Apertura sinūs frontalis und Septum sinuum frontalium

Ü 85   Adjektive mit verkürzten Mehrworttermini   Übersetzen Sie
Hinweis: Einige Adjektive enthalten Mehrworttermini, z.B. front-o- enthält Os frontale
Sutura frontozygomatica, Sutura zygomaticomaxillaris

Foramen stylomastoideum, Fossa pterygopalatina, Fissura petrooccipitalis

---

Ü 86   Knochenteile und -fortsätze   Übersetzen Sie eine dreiteilige Struktur
Hinweis: Die <u>Pars</u> nasalis <u>ossis frontalis</u> ist der Teil (= Pars) <u>des Stirnbeins</u> (= ossis frontalis, Genitiv) <u>zum Nasenbein</u> (= nasalis, Adjektiv in Richtung des benachbarten Knochens)
deutsch richtig: Teil des Stirnbeins zum Nasenbein oder Nasenbeinteil des Stirnbeins
deutsch falsch: Teil *zwischen* Stirnbein und Nasenbein
Übersetzen Sie: Partes orbitales ossis frontalis, Proc. frontalis maxillae

3

Proc. zygomaticus ossis temporalis, Proc. temporalis ossis zygomatici

---

Ü 87   Ähnliche Vokabeln   Nicht verwechseln, übersetzen Sie
inferior, infra-, intra-, inter-, internus, sub-, superior, supra-

---

Ü 88   Forāmen infraorbitale   Unterstreichen Sie die zutreffende Übersetzung

1 Loch zwischen den Augenhöhlen   **3** Loch unter der Augenhöhle
2 unteres Augenloch   **4** unteres Loch der Augenhöhle

Ü 89   Art. temporomandibularis   Übersetzen Sie einige Termini zum Kiefergelenk
Was bedeutet Art. temporomandibularis wörtlich, welche Knochen sind verbunden?

____ Caput / ____ Ramus mandibulae, Fossa mandibularis des Os temporale, Lig. stylomandibulare

---

Ü 90   Cranial bones   Nennen Sie die lateinischen anatomischen Termini
Muster 1: frontal (ohne bone und os) → Os frontale, Os + latein. Adjektivendung ergänzen
parietal, occipital, nasal, zygomatic

Muster 2: styloid process → Processus styloideus, umgekehrte Wortstellung und Endung
temporal fossa, zygomatic arch, orbital process, articular disc

---

Muster 3: ... part of temporal → Pars ... ossis temporalis, der Knochen im latein. Genitiv
tympanic part of temporal, pterygoid process of sphenoidal, spine of sphenoid

---

Klinik

Hinweis: Übungen zu Schädel-Hirn-Traumen, intrakraniellen Verletzungen, Kieferluxationen u. Ä. siehe später S. 85 und S. 108

3.2 Herz, herznahe Blutgefäße, Kardiologie

📖 **Vokabeln**

Anatomie	Klinik	Deutsch	Englisch
Herz, Gefäße, Milz			
das **Cor**, cordis	**Kardi-**	Herz	*heart, cardi-*
Auricula		Herzohr	*auricle*
Atrium		Vorhof	*atrium*
Ventriculus		Kammer	*ventricle*
Valva		Klappe	*valve*
die **Cuspis**, cuspidis		Segel, Zipfel, Spitze	*cusp, cuspis*
das **Vas**, vasis	**Angi-**	Gefäß (Blut- u. a. -gefäße)	*vessel, duct, canal*
Vena	**Phleb-**	Vene	*vein*
Aorta		Hauptschlagader	*aorta*
Sanguis	**(H)äm(at)-**	Blut	*blood, h(a)em-*
der **Lien**, lienis		Milz	*spleen*

Adjektive: <u>cardiacus</u> (zu Cor); auricularis; atrialis; ventricularis; cuspidalis; venosus; aorticus, lienalis, <u>splenicus</u> (zu Lien)

Schichten des Herzens, Herzbeutel

Endocardium	Herzinnenhaut (Endo- – im Herzen)	*endocardium*
Myocardium	Herzmuskel, Muskelschicht (My- – Muskel)	*myocardium*
Epicardium	Herzaußenhaut (Epi- – auf dem Herzen)	*epicardium*
Pericardium	Herzbeutel (Peri- – um das Herz)	*pericardium*

Adjektive: endocardiacus; myocardiacus; epicardiacus; pericardiacus

Anatomie	Deutsch	Englisch
weitere Vokabeln		
mitralis	Mitral-	*mitral*
coronarius	Kranz-	*coronary*
papillaris, pectinatus	papillenförmig, Papillar-; kammförmig	*papillary; pectinate*
cavus	hohl	*cavernous*

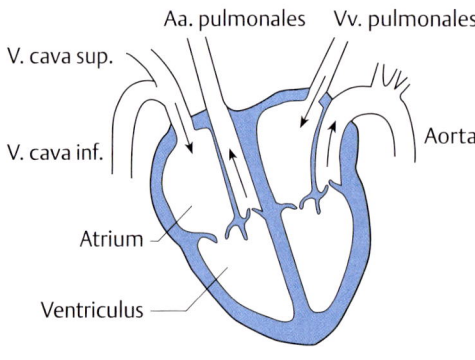

Anatomie

✐ Übungen

Ü 91   **Herz**   Setzen Sie den Artikel ein und übersetzen Sie

____ Basis cordis (liegt oben), ____ Apex cordis (liegt unten vorne)

____ Facies sternocostalis, Facies diaphragmatica, Facies pulmonalis heißen so, weil

3

Ü 92   **Herz, Heart**   Setzen Sie ein, übersetzen und lesen Sie

____ Atrium dextr__, Atrium sinistr__, ____ Septum interatrial__

____ Ventriculus dext__/ sinist__, ____ Septum interventricular__

____ Pars muscular__ und Pars membranace__ des Septum interventricular__

Lesen Sie:

The heart is a pear-shaped structure about the size of a fist. It lies obliquely within the chest cavity just left of center, with the apex pointing downward. The heart ist constructed of a special kind of muscle called myocardium or cardiac muscle, and is enclosed in a membranous sac known as the pericardium.

A wall of muscle divides the heart into the right heart and left heart. The function of the right heart ist to collect de-oxygenated blood from the body in the right atrium and pump it, via the right ventricle, into the lungs (pulmonary circulation) so that carbon dioxide can be dropped of and oxygen picked up (gas exchange). The left heart collects oxygenated blood from the lungs into the left atrium and moves it to the left ventricle which pumps it out to the body (systemic circulation). On both sides oft the heart, the lower ventricles are thicker and stronger than the upper atria. The muscle wall surrounding the left ventricle is thicker than the wall surrounding the right ventricle due to the higher force needed to pump the blood throught the systemic circulation.

Ü 93   **Herzklappen**   Prägen Sie sich die 7 Termini ein, übersetzen Sie

Für die 4 Herzklappen gibt es 7 Bezeichnungen, da 2 Klappen 2–3 synonyme Namen besitzen.

Bezeichnung	Klappen des rechten Herzens (rechte Herzhälfte)		Klappen des linken Herzens (linke Herzhälfte)	
Klappe, **Lage** zwischen	1	Valva atrioventricularis dextra	3	Valva atrioventricularis sin.
Klappe mit **2–3 Teilen**		= Valva tricuspidalis		= Valva bicuspidalis
Klappe mit **bes. Form**				= Valva mitralis
Klappe mit **Lage** bei	2	Valva trunci pulmonalis	4	Valva aortae
		(Lage am Truncus pulmonalis)		(Lage am Beginn der Aorta)

1. _____

2. _____

3. _____   4. _____

Ü 94   **Erregungsleitungssystem** (Auswahl)   Lesen Sie ohne zu übersetzen

Nodus sinuatrialis = Keith-Flack-Knoten = Sinusknoten (Sinus venarum cavarum)

Nodus atrioventricularis = Aschoff-Tawara-Knoten, Fasciculus atrioventricularis = Hiß-Bündel

Ü 95   **Aorta**   Lesen Sie, notieren Sie die anatom. Termini zu den englischen Benennungen

The aorta originates at the left ventricle of the heart. After supplying the coronary arteries that nourish the heart itself, the aorta extends slightly toward the neck (ascending aorta) to feed branches serving the head and arms. It then arches down (arch of the aorta), directing blood into the arterial system of the chest. Entering the abdomen through the aortic hiatus, an opening in the diaphragm, the aorta branches off to supply the stomach, kidneys, intestines …

_____

_____

_____

Ü 96   **Herzgefäße und herznahe Gefäße** (Auswahl)   Übersetzen Sie

außen: im Sulcus coronarius liegen die A. coronaria dextra und A. coronaria sinistra

_____

außen: über dem Septum interventriculare__ verläuft der Sulcus interventricular__,
in ihm liegt der R. interventricular__ dext__, ein Ast der A. coronaria dextra.

_____

_____

im Innern: V. cordis magna, V. cardiaca parva, Vv. cardiacae minimae

_____

Arterien zur Lunge: Truncus pulmonalis, Bifurcatio trunci pulmonalis, Aa. pulmonales

_____

Rückfluss aus dem Körperkreislauf: V. cava superior, V. cava inferior

_____

Physiologie, Klinik

📖 Vokabeln

Physiologie, Klinik	Deutsch	Englisch
die **Systole**	Kontraktionsphase des Herzens	*systole*
Diastole	Erschlaffungsphase des Herzens	*diastole*
Ischämie	Blutleere, -drosselung	*ischemia*
das **Aneurysma**	krankhafte Erweiterung (Arterien, Herz)	*aneurysm*
Tamponade	Erguss (Blut, seröse Flüssigkeit) in eine Körperhöhle	*tamponade*
-block	Blockade, Unterbrechung	*block*
Stent	röhrchenförmiges Implantat (Metall, Kunststoff)	*stent*

✏️ Übungen

Ü 97   Koronare Herzkrankheit   Übersetzen Sie
koronare Herzkrankheit, ihre Ursachen, Symptome, Folgen: Koronarsklerose, Ischämie

Herzinsuffizienz, Angina pectoris, retrosternaler Schmerz, Herzinfarkt

Ü 98   Coronary artery disease   So drückt man sich auf Englisch aus, lesen Sie den Text
Coronary artery disease results when the coronary arteries are narrowed (eingeengt) or occluded, most commonly by atherosclerotic deposits of fibrous and fatty tissue. Coronary artery disease is the most common underlying cause of cardiovascular disability and death. Predisposing factors are lack of blood supply, spasms in the coronary vessels, stress, smoking, old age, lack of exercise, overworked heart, and obesity. The primary symptom is angina pectoris.

Ü 99   Brief einer kardiologischen Praxis an den Hausarzt   Lesen und übersetzen Sie
Sehr geehrter Herr Kollege, wir berichten über die Untersuchung von ..., geb. am ...

Die Koronarangiographie zeigte eine 90%ige Stenose des med. RIVA (= R. interventricularis anterior). Diese konnte in gleicher Sitzung erfolgreich dilatiert werden. Zusätzlich lag eine 50%ige Stenose ... vor. Gemeinsam mit dem Patienten Entschluss für PTCA mit Stentimplantation.

PTCA = perkutane transluminale coronare Angioplastie (-plastie – -erweiterung), Eingriff mit einem Katheter, der von der Leistenregion aus durch die A. femoralis zum Herzen geführt wird. Übersetzen Sie: perkutan, transluminal, A. femoralis, koronare Angioplastie

Ü 100   Herzkrankheiten   Zerlegen Sie die Termini in ihre Teile, übersetzen Sie
Kardiomyopathien, Myokarditis, Myokardinfarkt, Myokardreinfarkt

bakterielle, abakterielle, virale Endokarditis, Endomyoperikarditis

Ü 101   Herzrhythmusstörungen   Übersetzen Sie
Tachykardie, Bradykardie, Arrhythmie (Arrh- = An-rh-), Extrasystole

Ü 102   **Herzfehler**   Übersetzen Sie

Vorhofseptumdefekt, Mitralklappenprolaps, Aorten(klappen)stenose

Fallot-Tetralogie mit vier (tetra-) angeborenen Fehlbildungen: Pulmalstenose (Valva pulmonalis), Ventrikelseptumdefekt, verlagerte Aorta, Rechtsherzhypertrophie

Ü 103   **Kreislauferkrankungen**   Übersetzen Sie

Hypertonie (Hypertension, Hypertonus), Hypotonie, Normotonie

Hypertonie durch Organerkrankungen, übersetzen Sie nur die Organe:

pulmonale Hypertonie, renale Hypertonie, portale Hypertonie

Cor pulmonale ist kein „Herz der Lunge", sondern eine Herzschädigung durch ...

Ü 104   **Gefäßerkrankungen**   Übersetzen Sie

Angiographie = Vasographie, Thrombose, medikamentöse Thrombolyse

Embolie, Phlebitis, Varikose, diabetische Angiopathie, Lymphödem

Ü 105   **Zwei Dissertationstitel**   Übersetzen Sie

Rupturierte abdominale Aortenaneurismen: Prognose, Komplikationen, Mortalität

Prevention of bacterial endocarditis in children with congenital heart disease

Ü 106   **Orthografie und Grammatik**   Setzen Sie die erforderlichen Buchstaben ein

Basis cord_s, Atrium dext__ , Fossa oval__ , Endo_arditis ul_erosa

3.3 Atmungssystem, Bronchien, Lunge, Thorax, Bronchopneumologie

📖 Vokabeln

Anatomie	Klinik	Deutsch	Englisch
Trachea		Luftröhre	*windpipe, trachea*
der **Pulmo**, pulmonis	**Pneumon-**	Lunge	*lung, pneumon-*
Hilus, Hilum		Zugang (für Bronchus …), Stiel	*hilus, hilum*
Lobus		Lappen	*lobe*
Bronchus		Bronchie	*bronchus*
Alveolus		Lungenbläschen	*alveolus*
Pleura		Brust- und Lungenfell	*pleura*
Mediastinum		Mittelfell	*mediastinum*
Thymus		Thymus (lymphatisches Organ)	*thymus*
principalis		Haupt-, Stamm-	*principal*
parietalis		an der Wand, hier: Thoraxwand	*parietal*

Adjektive: trachealis; pulmonalis usw.; diaphragmaticus und <u>phrenicus</u> (zu Zwerchfell)

Etymologie: trachys Adj. – rau; alveus – Wanne, Mulde; pleura – Seite, Rippe

Anatomie

✏️ Übungen

Ü 107   Vokabeln   Bilden Sie 4 Paare gleichbedeutender (synonymer) Vokabeln mit jeweils gleicher Zahl, Achtung: 1 Vokabel bleibt übrig!

Muster: My- (1), Articulatio (2), Apex (–), Arthr- (2), Musculus (1)

Angi- (   ), Cor (   ), Cornu (   ), Kardi- (   ), Phleb- (   ),

Pneumon- (   ), Pulmo (   ), Vas (   ), Vena (   )

Ü 108   Trachea   Setzen Sie ein, übersetzen Sie

Sie besitzt 2 Abschnitte, __ Pars cervicalis, Pars thoracica, dann die Bifurcatio tracheae

Ü 109   Lungen von außen   Setzen Sie ein, übersetzen oder erklären Sie

Die Anatomie unterscheidet 2 Pulmon__ , ____ Pulmo dext__ und Pulmo sinist__

Aufbau: Lungenspitze, -basis, -wurzel   mit Artikel und Lungen- = Genitiv

Lungenoberflächen: Facies diaphragmatica, Facies costalis, Facies medialis

Ü 110   Innerer Aufbau der Lungen   Übersetzen Sie (Deutsch bzw. Latein)

Die Lungen bestehen aus 2 Lobi pulmonis (linke Lunge) bzw. 3 Lobi pulmonis (rechte Lunge)

re. Lunge: Ober-, Mittel-, Unterlappen, zwischen den Lobi: Fissura obliqua, Fissura horizontalis

Ferner gibt es 12 Segmenta bronchopulmonalia, deutsch Lungensegmente. Dazu 2 Beispiele: Segmentum apicale (beim Apex pulmonis), Segmentum basale posterius (bei Basis pulmonis)

Ü 111   Bronchien   Die Termini für die Bronchien folgen dem Lungenaufbau
Bronchien zu den beiden Lungen: Bronchus principalis dexter und Bronchus principalis sinister

In jedem Lobus pulmonis liegt ein Bronchus lobaris, z. B. Bronchus lobaris superior dexter (dexter – der rechten Lunge), Bronchus medius dexter, Bronchus lobaris inferior sinister

Die Segmenta bronchopulmonalia haben ebenfalls jeweils einen eigenen Bronchus, z. B. Bronchus segmentalis apicalis, Bronchus segmentalis basalis anterior usw.

Die Bronchioli und Ductuli alveolares (-oli, -uli – Diminutive) führen zu den Alveoli

Ü 112   Pleura   Erklären Sie die Lage
Pleuraabschnitte mit Lage an …, bei …: Pleura pulmonalis, Pleura parietalis, Pars costalis, weiter englisch: diaphragmatic pleura, mediastinal pleura

Pleuraausbuchtungen: Recessus costodiaphragmaticus, Recessus costomediastinalis, englisch: phrenicomediastinal recess

Ü 113   Latein – Englisch   Ordnen Sie die Zahlen den englischen Bedeutungen zu
1 Apex, **2** Collum, **3** Facies, **4** Fissur, **5** Foramen, **6** Plica, **7** Sulcus, **8** Radix, **9** Vas
cleft (   ), fold (   ), groove (   ), hole (   ), neck (   ), root (   ),
surface (   ), tip (   ), vessel (   )

Physiologie, Klinik

📖 Vokabeln

Physiologie, Klinik	Deutsch	Englisch
Pneum-	Luft	*pneum-*
-pnoe, -spir-, Ventilation	Atmung, Lungenfunktion	*breathing, -spir-, -pnea*
die **Tussis**	Husten	*cough, tussis*
die **Pertussis**	Keuchhusten	*whooping cough*
Inhalation, Inspiration	Einatmen (physiologisch)	*inhalation, inspiration*
Aspiration	1. Einatmen (Fremdkörper) 2. diagnostisches Absaugen	*aspiration*
das **Asthma**	Asthma, anfallsartige Atemnot	*asthma*
Sputum, Expektorat	Auswurf	*sputum, expectorate*

Etymologie: pneein – wehen, hauchen, atmen; halare – hauchen, aushauchen; spirare – blasen, atmen

Übungen

Ü 114   **Cough**   Lesen Sie den englischen Text
Cough: sudden, forceful expiration of air from the lungs caused by an involuntary contraction of the muscles controlling the process of breathing. The cough is a response to some irritating condition such as inflammation or the presence of mucus (sputum) in the respiratory tract (in infectious disease), or industrial or tobacco smoke. It may also be a reflex action to diseases that are not respiratory in nature (e. g., heart failure or mitral valve disease).

Ü 115   **Bronchien**   Übersetzen Sie
Bronchitis, Bronchiolitis, Bronchiektasie, Expektorat

Ü 116   **Asthma bronchiale**   Übersetzen Sie (Asthma bronchiale bleibt unübersetzt)
Es wird exogen (allergen: Pollen, Hausmilben …) oder endogen verursacht

Symptomatik: anfallsartige Dyspnoe, Tachypnoe, glasiges Sputum …

Diagnostik: Anamnese, Inspektion, Auskultation, Spirometrie, Allergiediagnostik …

Ü 117   **Lungen, Atmung**   Übersetzen Sie, unterstreichen Sie in Zeile 3 die Präfixe
Pneumonie = Lungenentzündung (-ie hier = -itis!), Lobärpneumonie

Lungenemphysem, Lungenödem, Lungenembolie

Bradypnoe, Apnoe, Hypoventilation, Hyperkapnie (-kapn- – Kohlendioxid)

Ü 118   **Pleura, Perikard**   Übersetzen Sie
Pleuritis pulmonalis, Pleuroperikarditis, Hämatoperikard

Ü 119   **Operationen**   Übersetzen Sie
Tracheostomie bei schwerster respiratorischer Insuffizienz oder nach Laryngektomie

Mediastinotomie zur Abklärung von retrosternalen oder retroaortalen Prozessen

bei Krebs: Pneumonektomie = Pulm(on)ektomie, Lobektomie, Bilobektomie

3

3.4   Kopf, Hals

Vokabeln und Übungen zu Zähnen und Mund S. 81 ff., zu Kehlkopf und obere Atemwege S. 111 ff.

📖   Vokabeln

Anatomie	Klinik	Deutsch	Englisch
Gesicht bis Hals			
die **Facies**	**Facies**	1. Fläche, 2. Gesicht	*surface, face*
faciēi Gen.	**Prosop-**	Gesichts-	*face, prosop-*
Oculus	**Ophthalm-**	Auge	*eye, ophthalm-*
Supercilium		Augenbraue	*eye-brow*
Palpebra	**Blephar-**	Augenlid	*eyelid, palpebra, blephar-*
Auricula		Ohrmuschel	*pinna, auricle*
der **Nasus**	**Rhin-**	Nase	*nose, rhin-*
Bucca		Wange	*cheek, bucca*
Mentum	**Geni-**	Kinn	*chin, geni-*
das **Ōs**, ōris	**Stomat-**	Mund	*mouth, stomat-*
Labium	**Cheil-**	Lippe	*lip, cheil-*
Lingua	**Gloss-**	Zunge	*tongue, gloss-*
Palātum	**Uran-**	Gaumen	*roof of mouth, palate*
Tuba auditīva	**Salping-**	Ohrtrompete, Eustachische Röhre	*auditory tube, tuba auditive*
Maxilla	**Gnath-**	Oberkiefer	*maxilla, upper jaw, gnath-*
Mandībula	**Myl-, Gnath-**	Unterkiefer	*mandible, lower jaw, gnath-*
faucium Gen. Pl.		Rachen	*fauces*
der **Pharynx**, -ngis		Schlund	*throat, pharynx*
Collum, die **Cervix**		Hals	*neck, collum, cervix*
V. jugularis		vordere Halsvene	*jugular vein*
A. carōtis		Kopfschlagader	*carotid artery*
Os hyoideum		Zungenbein	*tongue bone*
Clavicula	**Cleid-**	Schlüsselbein	*clavicle, cleid-*
Scapula	**Om-**	Schulterblatt	*shoulder blade*

Adjektive: facialis – Gesichts- (zu Facies); ophthalmicus (zu Oculus); superciliaris; palpebralis; auricularis; nasalis; buccalis; mentalis und geni- (zu Mentum); oralis; labialis; lingualis und -glossus (zu Lingua); palatīnus; mandibularis und myl- (zu Mandibula); pharyngēus; cervicalis; caroticus (zu A. carotis); tubarius und salping- (zu Tuba auditiva); hy-, hyoideus (zu Os hyoideum); clavicularis und cleid- (zu Clavicula); scapularis und om- (zu Scapula)

einige Muskeln		
Galea aponeurotica	Sehnenhaube	*galea, galea aponeurotica*
M. buccinator	Wangen-, Trompetermuskel	*buccinator*
M. corrugator	Runzler	*corrugator*
M. depressor	Senker	*depressor*
M. massēter	Kaumuskel	*masseter*
Mm. masticatores	Kaumuskeln	*masticatory muscles*
M. orbicularis	Ringmuskel	*orbicular muscle*
M. procerus, M. risorius	Schlankmuskel, Lachmuskel	*procerus, risorius muscle*
das **Platysma**, platysmatis	Halshautmuskel	*platysma*
M. constrictor	Schnürer	*constrictor*
M. scalēnus	Schief-, Treppenmuskel	*scalene*
M. digastricus	zweibäuchiger Muskel	*digastric*

Anatomie

 ## Übungen

Ü 120   Überblick   Stellen Sie sich vor einen Spiegel und betrachten Sie bei sich die Lage
Auricula, Bucca, Cervix, Labium, Mentum, Oculus, Ōs, ōris, Supercilium

Ü 121   Genitiv Singular und **Adjektiv**   Bilden Sie diese Formen zu den folgenden Termini
Muster: Pulmo → pulmonis, pulmonalis

Cervix   Os – Knochen   Os – Mund   Pharynx

Ü 122   Nase   Geben Sie lateinisch mit Artikel wieder   Nasen – = nasi, Genitiv
Nasenspitze, Nasenrücken, Nasenwurzel, Nasenscheidewand

Ü 123   Muskeln
Wo liegen und verlaufen die Muskeln?
M. epicranius, Mm. suprahyoidei et infrahyoidei, M. mylohyoideus, M. genioglossus

Was bewegen die Muskeln?
M. corrugator supercilii, M. depressor anguli oris, M. levator labii superioris alaeque nasi

M. constrictor pharyngis superior/medi___ / inferior (medius oder medialis?)

Muskeln mit besonderer Form:
M. orbicularis oculi, M. orbicularis oris, M. digastricus mit Venter anterior et posterior

Ü 124   Kiefergelenk   Übersetzen Sie
Die Art. temporomandibularis, deutsch nur Kiefergelenk, verbindet Mandibula und Os temporale.
Gelenkteile: Caput mandibulae, Tuberculum articulare und Fossa mandibularis des Os temporale

2 Bänder: Lig. sphenomandibulare, Lig. stylomandibulare (Proc. styloideus ossis temporalis)

Ü 125   Temporomandibular joint   Lesen Sie
The temporomandibular joint (TMJ) is formed by the head of the mandible, the mandibular fossa, and
the articular tubercle of the temporal bone. As a modified hinge joint (Scharniergelenk), not only does
the TMJ enable the jaw to open and close, it also enables the jaw to move forward and backward, as well
as laterally.

Ü 126   **Unterkieferbewegungen**   Ordnen Sie die Zahlen zu
1 Abduktion, **2** Adduktion, **3** Laterotrusion, **4** Protrusion, **5** Retrusion
zu Mundschließung (   ), Mundöffnung (   ), Vorwärtsbewegung (   ),
Rückwärtsbewegung (   ), Seitwärtsbewegung (   )

Ü 127   **Arterien, Venen, Lymphknoten**   Übersetzen Sie
A. facialis, V. profunda faciei, A. labialis inferior, A. submentalis, A. pharyngea ascendens

Nll. praeauriculares, Nll. parotidei superficiales, Nll. infrahyoidei

Ü 128   **Hauptäste des N. trigeminus**   Übersetzen Sie die unterstrichenen Termini
Der N. trigeminus (V) („dreifach", unübersetzt) ist der 5. Schädelnerv. Seine Hauptäste sind der N. ophthalmicus (V,1), der durch die Fissura orbitalis superior in die Orbita eintritt, der N. maxillaris (V,2), der durch das Foramen rotundum (im Bereich der Fossa cranii media) in die Fossa pterygopalatina gelangt, und der N. mandibularis (V,3), der durch das Foramen ovale in die Fossa infratemporalis zieht.

Ü 129   **Hals**   Übersetzen Sie
Trigonum submandibulare, M. sternocleidomastoideus, A. carotis externa

Fascia cervicalis mit: Lamina superficialis, Lamina praetrachealis, Lamina praevertebralis

Bindegewebsräume: Spatium submentale, Spatium retropharyngeum, Spatium suprasternale

Ü 130   **Vokabeln**   Ordnen Sie die Zahlen bei den Termini den deutschen Begriffen zu
1 Clavicula, **2** Lingua, **3** Mentum, **4** Mandibula, **5** Oculus, **6** Scapula, **7** Tuba auditiva, **8** -clavius, **9** -cleid-, **10** geni-, **11** -glossus, **12** myl-, **13** om-, **14** ophthalm-, **15** salping- **16** tubarius

Schlüsselbein: Zunge: Ohrtrompete: Auge:

Schulterblatt: Kinn: Unterkiefer:

Ü 131   **Richtig oder falsch?**   Unterstreichen Sie die Varianten ohne Fehler
Gl supmandibulares – Gl. submandibulares – Gl. submandibularis
Facia cervicalis – Fascia cervicalis – Fascia cervicales

3.5 Zähne, Mund, Kiefer, Zahnheilkunde, Mund- und Kieferchirurgie

📖 Vokabeln

Anatomie	Klinik	Deutsch	Englisch
Zahn, Zahnarten			
der **Dens**, dentis	**Odont-**	Zahn	*tooth, odont-*
Dentes deciḍui/cadūci		Milchzähne	*deciduous, primary, milk teeth*
Dentes permanentes		bleibende Zähne	*succedaneous teeth, second teeth, permanent teeth*
Dentes incisīvi		Schneidezähne	*incisor teeth, incisors*
Dentes canīni/angulares		Eckzähne	*canines, cuspid teeth*
Dentes praemolares		Prämolaren	*bicuspids, premolars*
Dentes molares		Mahlzähne	*molar teeth, molars*
Dentes sapientiae/serọtini		Weisheitszähne	*wisdom teeth*
Molaris tertius Sing.		Weisheitszahn	*third molar*

Etymologie: cadere, decidere – fallen, herabfallen; lac, lactis – Milch; permanere – bleiben; incidere – einschneiden; canis – Hund; mola – Mühlstein; serọtinus – spät; sapientia – Weisheit

Zahnsubstanzen, Zahnhalteapparat			
Enamēlum		Schmelz	*dental enamel*
Pulpa dentis		Zahnmark	*dental pulp*
Dentīnum		Zahnbein	*dentine*
Cementum		Zement	*cement, cementum*
Parodontium, Periodontium		Zahnhalteapparat	*parodontium, periodontium*
Desmodontium		Wurzelhaut	*desmodontium*
Alvẹolus dentalis		Zahnfach	*dental alveolus*
Gingĩva		Zahnfleisch	*gum, gingiva*

Adjektive: alveolaris; gingivalis

Mund			
das **Ōs**, ōris	**Stomat-**	Mund	*mouth, stomat-*
Labium	**Cheil-**	Lippe	*lip, cheil-*
Lingua	**Gloss-**	Zunge	*tongue, gloss-*
Frẹnulum		Bändchen	*frenulum*
Gll. salivariae		Speicheldrüsen	*salivary glands*
Gl. parotidea		Ohrspeicheldrüse	*parotid gland, parotid*
Mentum	**Geni-**	Kinn	*chin, geni-*
Palātum	**Uran-**	Gaumen	*palate*
Maxilla	**Gnath-**	Oberkiefer	*upper jaw, maxilla, gnath-*
Mandịbula	**Myl-, Gnath-**	Unterkiefer	*lower jaw, mandible, gnath-*

Adjektive: oralis; labialis; lingualis und -glossus (zu Lingua); parotideus; mentalis und geni- (Mentum); palatinus; maxillaris und gnath- (zu Maxilla); mandibularis, myl-, gnath- (Mandibula)

Tonsillen, Gaumensegel, Zäpfchen, Zungenpapillen			
Tonsilla		Mandel	*tonsil, tonsilla*
Velum		Segel	*velum*
Ụvula	**Staphyl-**	Zäpfchen	*uvula*
Papilla		(Zungen-)Papille	*papilla*
Papillae vallatae, Papillae fungiformes		Wall-, Pilzpapillen (=wallförmig …)	*vallate papillae, fungiform papillae*

3

Anatomie

 Übungen

Ü 132   **Teeth**   Lesen Sie

Humans develop two sets of teeth throughout life. The first set of teeth, the deciduous, or milk teeth, usually erupt between the 6th and 24th months of age. Each quadrant of five teeth has a central incisor, lateral incisor, cuspid (canine), first molar, second molar. The second, permanent set of teeth consists of 32 teeth. Twenty-eight of them appear between the ages of about 6 and 12 years, the last of the permanent teeth (wisdom teeth) may not appear until the 25th year. Each quadrant of eight teeth has a central incisor, lateral incisor, cuspid (canine), first premolar, second premolar, first molar, second molar, third molar (wisdom teeth).

Ü 133   **Zahnaufbau**   Notieren Sie den Artikel, übersetzen Sie

____ Corona dentis   ____ Cervix dentis,   ____ Radix dentis

____ Canalis radĭcis dentis,   ____ Apex radicis dentis,   ____ Pulpa coronalis et radicularis

Ü 134   **Cụspides dentales** (Kronenhöcker), Zähne mit 1 und mehr Höckern   Übersetzen Sie

Dens (uni-)cuspidatus, Dens bicuspidatus, Dens multicuspidatus

Ü 135   **Septa interradicularia**   Wie liegen die Septen bei 2- und 3-wurzligen Zähnen? Zeichnen Sie die Septen in die schematisierten Alveolen ein

Zahn A, zweiwurzlig mit Radix lingualis und Radix vestibularis

Zahn B, dreiwurzlig mit Radix lingualis, Radix vestibularis mesialis, Radix vestibularis distalis

Zahn C, zweiwurzlig mit Radix mesialis und Radix distalis

mesial

Zahn A   ☐

Zahn B   lingual   ☐   vestibulär

Zahn C   ☐

distal

Ü 136   **Zähne, Zahnfächer**   Übersetzen Sie, setzen Sie die Adjektivendungen ein

Die Zähne bilden den Arcus dental__ superi__ et inferi__

Der dentoalveolare Faserapparat befestigt die Zähne in den Alveoli dental__,
die sich im Proc. alveolaris maxillae und in der Pars alveolaris mandibulae befinden.

Septa interradicular__und Septa interalveolar__

Ü 137   Mundhöhle, Tonsillen u.a.   Übersetzen oder erklären Sie
Die Cavitas oris umfasst das Vestibulum oris und die Cavitas oris propria

Tonsillen, bestimmen Sie ihre Lage anhand der Adjektive:
Tonsilla palatina, Tonsilla lingualis, Tonsilla pharyngea, Tonsilla tubaria

Palatum durum, Velum palatinum, M. levator/tensor veli palatini, M. uvulae, M. palatoglossus

Die Tuba auditiva verbindet das Mittelohr mit dem Nasenrachenraum. Sie hat 2 Mündungen, Ostium tympanicum und Ostium pharyngeum, wo liegen die Mündungen?

Ü 138   Zunge   Setzen Sie den Artikel ein, übersetzen Sie
Abschnitte: ___ Apex linguae, ___ Corpus linguae, ___ Radix linguae

Ü 139   Wie heißt das **Unterlippenbändchen** = Bändchen der Unterlippe?

1 Frenulum labii inferium   3 Frenulum labii inferioris
2 Frenulum labii inferius   4 Frenulum labii inferior?

Ü 140   Mundspeicheldrüsen   Setzen Sie die Endungen ein und übersetzen Sie
Die großen Mundspeicheldrüsen sind: Gl. parotidea, Gl. sublingualis, Gl. submandibularis

Ihre Ausführungsgänge sind Ductus parotideus (Gl. parotidea), Ductus sublingualis (Gl. sublingualis), Ductus submandibularis (Gl. submandibularis)

kleine Mundspeicheldrüsen: Gll. labial___, Gll. palatin___, Gll. lingual___usw.

Ü 141   Nerven   Übersetzen Sie
Der N. maxillaris entsendet die Nn. alveolares superiores zum Oberkiefer (für Molaren, bukkale Gingiva u.a.), die Rr. dentales superiores, die Rr. labiales superiores …

N. infraorbitalis, N. buccalis, N. mentalis, Plexus dentalis inferior

Nn. communicantes cum nervo faciali (communicans – Verbindungs-, cum mit Ablativ – mit)

Ü 142   Aussprache und Betonung   Lesen Sie laut
Alveoli dentales, Cavitas oris propria, Fascia cervicalis, V. profunda faciei,
Nodi lymphatici mastoidei, Spatium retropharyngeum, Tonsilla tubaria, Vestibulum oris

3

Klinik

📖 Vokabeln

Klinik	Deutsch	Englisch
vital	lebend	*vital*
devital	abgestorben	*devitalized*
Okklusion	Zahnkontakt (Ober- zu Unterkiefer)	*occlusion*
das Diastema	Zwischenraum, Lücke	*diastema*
Bruxismus	Zähneknirschen	*bruxism*
Karies	Zahnfäule, Caries dentium	*tooth decay*

Richtungsangaben bei den Zahnflächen

mesial	der Mitte des Zahnbogens zugewandt, nach vorne	*mesial*
distal	der Mitte des Zahnbogens abgewandt, nach hinten	*distal*
approximal	zum Nachbarzahn gerichtet	*approximal*
okklusal	zur Kaufläche gerichtet	*occlusal*
apikal	an der Wurzelspitze	*apical*
zervikal	am Zahnhals	*cervical*
vestibulär	bei Ober-, Unterkiefer zum Vestibulum: Vorderseite	*vestibular*
labial	beim Unterkiefer in Richtung Lippen: Außenseite	*labial*
bukkal	bei Ober- und Unterkiefer zur Wange: Außenseite	*buccal*
palatinal	beim Oberkiefer in Richtung Gaumen: Innenseite	*palatine*
lingual	beim Unterkiefer in Richtung Zunge: Innenseite	*lingual*

Etymologie: vita – Leben; de-, a- – Verneinung; proximus – der Nächste; occludere – schließen

✏️ Übungen

Ü 143   Zahnheilkunde   Übersetzen Sie
konservierende Zahnheilkunde, Stomatologie, Endodontologie, Parodontologie

Implantologie, Kieferorthopädie, Oralchirurgie

Ü 144   Zähne   Übersetzen Sie
Sensibilitätsprüfung zur Ermittlung vitaler bzw. a- oder devitaler Zähne

Caries dentium, Kavität, Pulpitis coronalis acuta, Pulpitis purulenta

Apikotomie = Resektion des Apex dentis

Tractio (Zahnziehen), Inzisivusextraktion, Dolor post extractionem

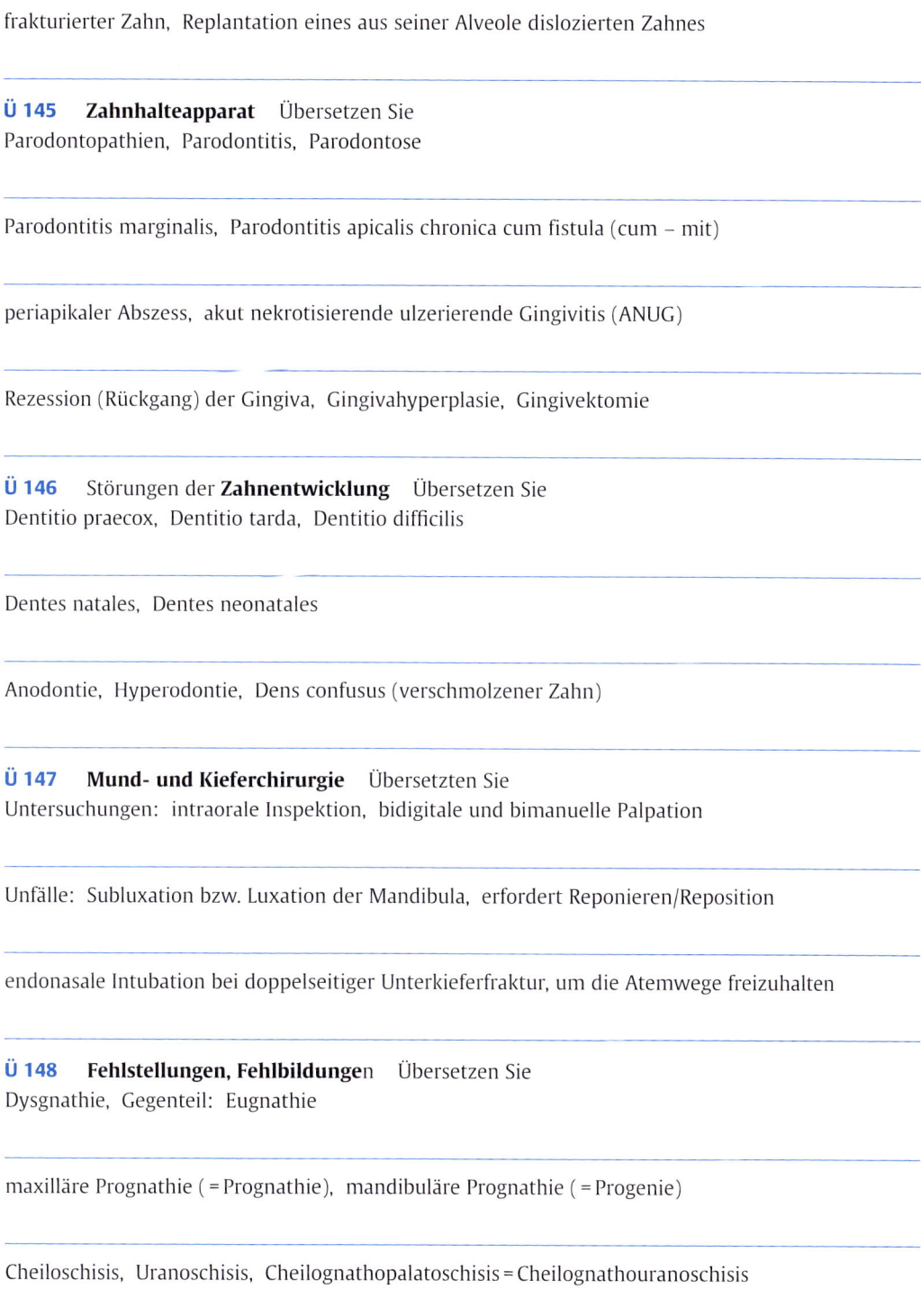

frakturierter Zahn, Replantation eines aus seiner Alveole dislozierten Zahnes

Ü 145   Zahnhalteapparat   Übersetzen Sie
Parodontopathien, Parodontitis, Parodontose

Parodontitis marginalis, Parodontitis apicalis chronica cum fistula (cum – mit)

periapikaler Abszess, akut nekrotisierende ulzerierende Gingivitis (ANUG)

Rezession (Rückgang) der Gingiva, Gingivahyperplasie, Gingivektomie

Ü 146   Störungen der Zahnentwicklung   Übersetzen Sie
Dentitio praecox, Dentitio tarda, Dentitio difficilis

Dentes natales, Dentes neonatales

Anodontie, Hyperodontie, Dens confusus (verschmolzener Zahn)

Ü 147   Mund- und Kieferchirurgie   Übersetzten Sie
Untersuchungen: intraorale Inspektion, bidigitale und bimanuelle Palpation

Unfälle: Subluxation bzw. Luxation der Mandibula, erfordert Reponieren/Reposition

endonasale Intubation bei doppelseitiger Unterkieferfraktur, um die Atemwege freizuhalten

Ü 148   Fehlstellungen, Fehlbildungen   Übersetzen Sie
Dysgnathie, Gegenteil: Eugnathie

maxilläre Prognathie (= Prognathie), mandibuläre Prognathie (= Progenie)

Cheiloschisis, Uranoschisis, Cheilognathopalatoschisis = Cheilognathouranoschisis

Ü 149   **Kraniometrische Messpunkte** (Auswahl)   Betrachten Sie mit einem Spiegel die Lage
Endungen der Termini: -on und -ale/-are, z. B. Trich<u>ion</u>, Subnas<u>ale</u>
Geschlecht: Neutrum, <u>das</u> Trichion, <u>das</u> Subnasale
Betrachten Sie Ihr Gesicht im Spiegel:
Nasion (Nasenwurzel am Os frontale), Orbitale inferius (Punkt am Unterrand der Orbita)
Alare (Punkt an der seitlichen Ala nasi), Subnasale, Gnathion (Mitte der Mandibula unten)

Ü 150   **Munderkrankungen**   Bestimmen Sie die unterstrichenen Teile, übersetzen Sie
0 = betroffenes Organ, **E** = Erreger, **Z** = Zustand, **v** = verbunden mit

<u>Cheil</u>itis (__), <u>Xero</u>stomie (__), <u>Gloss</u>odynie (__), Gingivitis <u>ulcerosa</u> (__)

Herpes <u>labialis</u> (__), <u>Stomatomyk</u>ose (__) (__), <u>Pulp</u>itis dentium (__)

Ü 151   **Ausbreitung odontogener (dentogener) Infektionen**   Übersetzen Sie
Ausbreitung durch die Fossa infratemporalis, die Fossa pterygopalatina ... zur Cavitas nasi, Cavitas oris, zur Orbita und zu den Fossae craniales, ferner zum Ohr

---

Ausbreitung durch das Spatium sublinguale zur Cavitas oris und zu den Mm. linguae

---

Ü 152   **Instrumente**   Erklären Sie die Bedeutungen anhand der Angaben in Klammern
Exkavator (Excavatio), Elevatorium (elevare – aufrichten, vgl. M. levator)

Planator (planus – eben), Raspatorium (raspare – schaben)

Retraktionsfäden (retrahere – zurückhalten)

3.6 Verdauungssystem, Bauchsitus, Gastroenterologie, Hepatologie

Vokabeln

Anatomie	Klinik	Deutsch	Englisch
Speiseröhre, Magen			
Oesophagus		Speiseröhre	*(o)esophagus*
Gaster veraltet **Ventriculus**	**Gastr-**	Magen	*stomach, gastr-*
Cardia		Magenmund	*cardia*
Pylōrus		Pförtner	*pylorus*

Adjektive: oesophagēus; gastricus; cardiacus 1. Magenmund-, 2. Herz- S. 70; pyloricus

Dünndarm, Dickdarm, After, Bauchhöhle			
Intestīnum	**Enter-**		*bowel, enter-*
Intestīnum tenue		Dünndarm	*small bowel, small intestine*
Duodēnum		Zwölffingerdarm	*duodenum*
Jejūnum		Jejūnum, Leerdarm	*jejunum, empty intestine*
Ileum		Ileum, Krummdarm	*ileum*
Intestīnum crassum		Dickdarm	*large intestine, large bowel*
Caecum	**Typhl-**	Blinddarm	*blind int., cecum, typhl-*
die **Appendix vermiformis**		Wurmfortsatz (nicht Blinddarm!)	*vermiform appendage, caecal appendix*
das **Colon**, coli		Colon, Grimmdarm	*colon*
Rektum	**Prokt-**	Rektum, Mastdarm	*rectum, straight intestine*
Anus	**Prokt-**	After	*anus, proct-*

Adjektive: intestinalis; duodenalis; jejunalis; caecalis; appendicularis; colicus; rectalis; analis

Verdauungsdrüsen und benachbarte Organe			
das **Hepar**, hepatis	**Hepat-**	Leber	*liver, hepat-*
Vesica fellea	**Cholezyst-**	Gallenblase	*gallbladder*
Vesica biliaris	**Cholezyst-**	Gallenblase	*gallbladder*
Ductus choledochus		Hauptgallengang	*choledochus*
das **Pancreas**, pancreatis		Bauchspeicheldrüse	*pancreas*
der **Liēn**, liēnis	**Splen-**	Milz	*spleen, lien*
der **Rēn**, rēnis	**Nephr-**	Niere	*kidney, nephros*

Adjektive: hepaticus; cysticus (zu Vesica fellea/biliaris); pancreaticus; lienalis; renalis

Bauch, Bauchfell			
Abdomen, -inis	**Lapar-**	Bauch, Bauchhöhle	*belly, abdomen*
Periton(a)eum		Bauchfell	*peritoneum, abdominal membrane*
das **Meso-**		Meso, Bauchfellduplikatur, Gekröse	*meso-*
Omentum	**Epiplo-**	Netz	*omentum*

Adjektive: abdominalis; peritonealis; omentalis und epiploicus (zu Omentum)

weitere Vokabeln (Substantive und Adjektive)			
Haustrum		Ausbuchtung	*haustrum*
Taenia		Gewebestreifen	*t(a)enia*
Villus		Zotte	*villus*
sigmoideus		s-förmig	*sigmoid*
nudus		nackt (ohne Bauchfell)	*bare*
liber, -era -erum		frei (ohne Bauchfell)	*free*

3

Anatomie

 ## Übungen

Ü 153 **Oesophagus** Übersetzen Sie
Abschnitte: Pars cervicalis oesophagi, Pars thoracica, Pars abdominalis

Ü 154 **Magen** Setzen Sie den Artikel und bei der Abbildung die Zahlen ein

___ Oesophagus[1] mündet in ___ Cardia[2].
Es schließt sich ____ Pars cardiaca[3] an,
neben der sich nach rechts ____ Fundus
gastricus[4] erhebt. Zwischen Fundus und
Oesophagus schneidet ____ Incisura
cardiaca[5] ein. Es folgt der Hauptteil des
Magens, Corpus gastricum[6], ___ Curvatura
major[7] et minor[8]. Dieser Teil mündet in
Pars pylorica[9], hier liegen ____ Antrum
pyloricum[10] und ____ Canalis polyricus[11].
Danach geht der Magen in ____ Bulbus
duodeni[12] über.

Übersetzen Sie:
Pars cardiaca und Incisura cardiaca (Lage bei …), Pars pylorica (enthält …), Canalis pyloricus

Ü 155 **Magen- und Darmschichten** von innen, Lumen, nach außen Übersetzen Sie
1. Tunica mucosa mit 2 Schichten: Lamina propria mucosae, Lamina muscularis mucosae

im Magen: Plicae gastricae, Foveolae gastricae, im Darm: Plicae circulares, Villi intestinales

2. Tela submucosa, **3.** Tunica muscularis, **4.** Tela subserosa, **5.** Tunica serosa = Peritoneum

Ü 156 **Caecum, Colon, Rectum, Anus** Übersetzen Sie
Caecum, Appendix vermiformis, Colon ascendens, Colon transversum, Colon descendens

Rectum, Flexura sacralis recti (sacralis = Lage an …), Flexura perinealis

Ampulla recti, Canalis analis, M. sphincter ani externus et internus

Ü 157 Duodenum, Gallengänge Geben Sie den Termini die Zahlen bei den Abbildungen
Duodenum: Flexura duodeni superior (__), Flexura duodeni inferior (__),
Flexura duodenojejunalis (__), Pars ascendens (__), Pars descendens (__),
Pars horizontalis (__), Pars superior (__)
extrahepatische Gallengänge: Ductus choledochus (__), Ductus cysticus (__), Ductus
hepaticus communis (__), Ductus hepaticus dexter (__), Ductus hepaticus sinister (__)

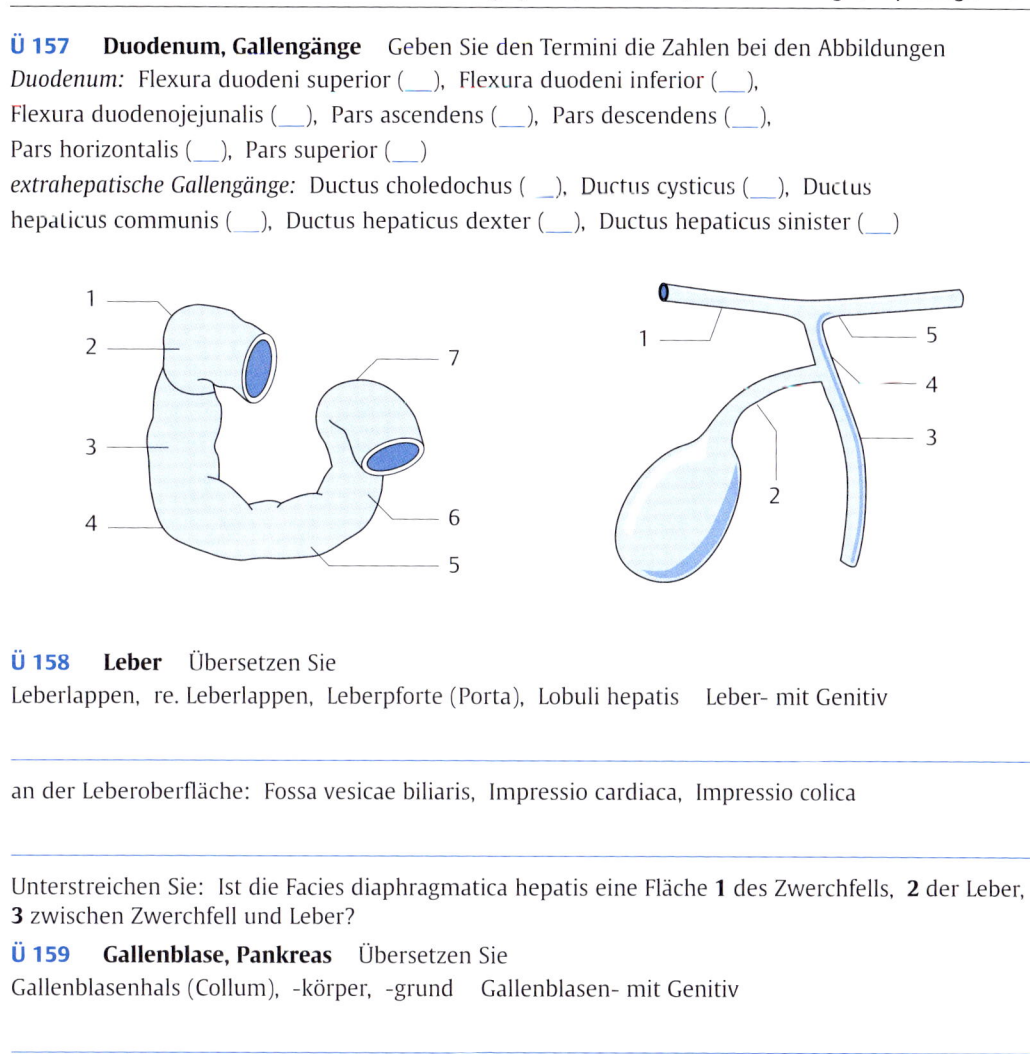

3

Ü 158 Leber Übersetzen Sie
Leberlappen, re. Leberlappen, Leberpforte (Porta), Lobuli hepatis   Leber- mit Genitiv

an der Leberoberfläche: Fossa vesicae biliaris, Impressio cardiaca, Impressio colica

Unterstreichen Sie: Ist die Facies diaphragmatica hepatis eine Fläche **1** des Zwerchfells, **2** der Leber, **3** zwischen Zwerchfell und Leber?

Ü 159 Gallenblase, Pankreas Übersetzen Sie
Gallenblasenhals (Collum), -körper, -grund   Gallenblasen- mit Genitiv

Caput/Corpus/Cauda pancreatis, Ductus pancreaticus, M. sphincter ductūs pancreatici

Ü 160 Bauchfell Übersetzen Sie
Peritoneum parietale (Bauchwand), Peritoneum viscerale, retroperitoneal

Omentum majus, Bursa omentalis, Lig. gastrolienale, Lig. phrenicocolicum, Lig. falciforme hepatis

Recc. subhepatici, Rec. retrocaecalis, Plica umbilicalis mediana

Ü 161   **Mesos** (Bauchfellduplikaturen)   Prägen Sie sich ein, übersetzen Sie

Die Mesos von Darmabschnitten und Organen heißen: Mes- + Terminus des Abschnitts/Organs

Darmabschnitte, Organe	ihre Mesos	Deutsch	Englisch
-enter- = Intestinum tenue	Mesenterium	Meso des Dünndarms	mesentery
Colon transversum	Mesocolon transversum	Meso des Querkolons	mesocolon
Nephr-	Mesonephros	Meso der Niere	mesonephros

Radix mesenterii, Mesocolon ascendens, Mesoappendix, A. mesenterica superior

Klinik

 ## Vokabeln

Klinik	Deutsch	Englisch
Reflux	Rückfluss (aus Magen)	reflux
Nausea	Übelkeit	nausea, sickness
Emesis, Emet-, Vomitus	Erbrechen	emesis, -emet-, vomiting
Digestion, -peps-	Verdauung	digestion, -peps-
Aliment-, Nutrition	Ernährung	alimentary, nutrition
Defäkation	Stuhlgang	f(a)eces, bowel movement
Kopr-, Faeces, Fäk-, fäkal	Stuhlgang, Kot	copr-, feces, fec-, fecal, stool
Obstipation	Verstopfung	constipation
die Diarrhö (-oe)	Durchfall	diarrh(o)ea, dysentery
Meteorismus, Flatus	Blähungen, Darmwinde (Abgang)	meteorism, flatus, wind
Ileus	Darmverschluss	ileus
der Diabetes	Diabetes, Zuckerkrankheit	diabetes
Ik(c)terus	Gelbsucht	icterus, jaundice
-orexie	Appetit	-orexia, appetite
-dipsie	Durst	-dipsy, thirst
-phagie	essen, schlucken, knabbern	-phagia

Übungen

Ü 162   **Ösophagus**   Übersetzen Sie

Refluxösophagitis, retrosternales Brennen und Dysphagie bei Ösophagus-Karzinom

Ü 163   **Magen**   Übersetzen Sie

Gastroskopie, Gastroduodenoskopie, Gastritis, hyperazide bzw. anazide Gastritis

Magenresektion oder Gastrektomie bei Magenkrebs, welcher Unterschied?

Magenresektion nach Billroth I, II, III (= B I, B II, B III). Bei Resektion B II Wiederherstellung der gastrointestinalen Passage mit einer Gastrojejunostomie = gastrojejunale Anastomose

Ü 164 **OP-Bericht** (stark gekürzt) Erklären Sie dem Patienten den Bericht

Diagnose:

Präpylorisches Ulcus ventriculi, Zustand nach Perforation vor 6 h

Therapie:

Resectio B I

Operation:

Linksseitiger Oberbauchparamedianschnitt. Eröffnen des Peritoneum. Serös-gallige Sekretansammlung im Bereich des subhepatischen Raumes, Bauchraumtoilette. Lokalisation eines präpylorisch, im Bereich der Minorseite gelegenen Ulcus ventriculi. Resectio B I …

Ü 165 **Dünn- und Dickdarm** Übersetzen Sie

enterale Infektion, Diarrhö, Obstipation, Gastroduodenalulzera, Polyposis intestinalis

---

Morbus Crohn = Enteritis regionalis, Colitis ulcerosa, okkultes Blut, Hämokkulttest

---

kolorektales Karzinom, Diagnostik: digitale rektale Untersuchung, Rektosigmoideoskopie

---

nach Kolektomie wegen Kolonkarzinom: ileorektale Anastomose oder Anus praeter = das Stoma (praeter = praeternaturalis – künstlich)

Ü 166 **OP-Bericht** Erklären Sie der Patientin den Bericht als ihr Hausarzt

Sehr geehrter Herr Kollege, wir berichten Ihnen über die Patientin …, geb. …, wohnhaft …

Diagnose:

Gedeckt perforierte Appendicitis

Therapie:

Laparoskopische Appendektomie am …

Die Aufnahme der Patn. erfolgte nach seit 2 Tagen bestehenden rechtsseitigen Unterbauchbeschwerden zum Ausschluss einer akuten Appendizitis. Anamnestisch gab die Patientin an, schon seit 3 Jahren rezidivierend gleichartige Beschwerden gehabt zu haben.

Bei der Aufnahme wurde ein lediglich geringer Druckschmerz im re. Unterbauch festgestellt. …. Am Folgetag entschloss man sich zur Durchführung einer Laparoskopie. Intraoperativ zeigte sich überraschend der Befund einer hoch phlegmonös veränderten Appendix mit gedeckter Perforation und lokaler Peritonitis, so dass der Eingriff als Appendektomie beendet wurde.

perforierte Appendizitis, laparoskopische Appendektomie, rezidivierend, intraoperativ, Peritonitis

---

Ü 167 **Titel und Summary** eines Zeitschriftenaufsatzes Lesen Sie

Title: Colorectal Carcinoma: Endoscopic Diagnosis and Therapy of Polyps and Carcinomas

Summary: Colonoscopy is the standard method of detecting colorectal carcinomas. As over 90 per cent of carcinomas arise from neoplastic polyps, polypectomy will lead to a reduction in the incidence of colorectal cancers. People who have had an adenoma are at a higher risk …

Ü 168   **Proktologische Erkrankungen**   Übersetzen Sie

Proktitis = Rektitis, Analabszess, -prolaps, Vesikoanalfistel, Stuhlinkontinenz

Ü 169   **Leber**   Übersetzen Sie

Hepatitis A, B usw., fulminante Hepatitis, Hepatomegalie

bei Lebererkrankungen: Ikterus, Coma hepaticum, Foetor hepaticus, Steatosis hepatis

Ü 170   **Gallenblase**   Zerlegen Sie die Termini beim Übersetzen

Cholelithiasis, Ikterus mit prähepatischer, intrahepatischer, posthepatischer Ursache

transhepatische Cholangiographie, Cholezystektomie

Ü 171   **Akute Pankreatitis**   Lesen und übersetzen Sie

Beginn mit stärksten Oberbauchschmerzen, Meteorismus, Nausea, Erbrechen.

DD (= Differenzialdiagnostik, Ausschluss von Krankheiten mit ähnlichen Symptomen): akute Gallenkolik, Ileus, Ulcus duodeni/ventriculi, Peritonitis, akute Appendizitis, Myokardinfarkt …

Und auf Englisch: Pancreatitis symptoms are characterized by severe pain in the middle of the abdomen. People often describe the pain as a deep pain that radiates to the back. Pancreatitis symptoms include nausea and vomiting. People can develop fever, jaundice, breathing difficulties, and diabetes. Gallstones and excessive alcohol usage are the most common causes for injury to the pancreas.

Übersetzen Sie: Meteorismus, Nausea, Ileus, Ulcus ventriculi, Peritonitis, jaundice, gallstones

Ü 172   **Akutes Abdomen**   Übersetzen Sie (akutes Abdomen bleibt unübersetzt)

Bei akutem Abdomen ist sofortige Laparotomie indiziert, z. B. mediane Oberbauchlaparotomie

Ursachen für das akute Abdomen: Zystikusverschluss, Cholelithiasis, Duodenalulkus u. a.

Ü 173   **Verdauung, Stoffwechsel**   Übersetzen Sie

Maldigestion, Dyspepsie, Adipositas, Anorexia nervosa, Hypoglykämie

Ü 174   **Richtiger Gebrauch**   Setzen Sie ein und übersetzen Sie, benennen Sie richtig

Colitis ul_erosa grav_s, _sophagitis pepti_a, Collum vesi_ae fell__

„Blinddarmentzündung, Blinddarm-OP" in der Patientensprache heißen klinisch korrekt:

3.7 Urogenitalsystem, Urologie, Gynäkologie, Andrologie

3.7.1 Harnorgane, Urologie

Vokabeln

Anatomie	Klinik	Deutsch	Englisch
der **Rēn**, rēnis	Nephr-	Niere	kidney, nephr-
die **Pyramis**, pyrạmidis		Pyramide	pyramid
Tụbulus		Röhrchen	tubule
das **Nephron**, -oni		Funktionseinheit der Niere	nephron
der **Glomẹrulus**, das **-um**		kleines Knäuel	glomerulus, -um
die **Pelvis renalis**	Pyel-	Nierenbecken	renal pelvis
der **Calyx, Calix**, -icis		Kelch	calyx, calix
der **Urēter**, uretēris		Harnleiter	ureter
Vesĭca urinaria, vesĭcae urinạriae	Zyst-	Harnblase	bladder, cyst-
Urēthra		Harnröhre	urethra

Adjektive: renalis; pelvĩnus; uretẹricus; vesicalis (zu Vesica urinaria); urethralis

Anatomie

 Übungen

Ü 175   Niere   Übersetzen Sie, achten Sie auf den Plural bei einigen Termini
Capsula adiposa/fibrosa (darin die Niere), Extremitas superior/inferior renis

---

Teile: Cortex renalis, Medulla renalis, Lobi/Pyramides/Papillae/Columnae renales

---

das Nephron, Plural die Nephrone, mit Corpuscula renalia Malpighi und Tubuli renales

---

das Corpusculum renale mit Glomerulus und Bowman-Kapsel = Capsula glomeruli

---

Gefäß zum/vom Glomerulus: Arteriola afferens/efferens = Vas afferens/efferens

---

Gefäße, Nerven: Aa./Vv. renales, Aa./Vv. interlobares, Plexus renalis, Ganglia renalia

---

Ü 176   Kidneys   Lesen Sie eine englische Beschreibung

The kidneys are bean-shaped (bohnenförmige) organs that are located in the back part of the abdomen, approximately between the twelfth thoracic and third lumbar vertebrae. The kidneys have a concave side, where an opening, called the hilus, admits the renal artery, the renal vein, nerves, and the ureter. The outer portion of the kidney is called the renal cortex. Deep to the cortex lays the renal medulla, which is divided into 10–20 renal pyramids. The tip of each pyramid (called a papilla) empties (mündet) into a calyx, and the calices empty into the renal pelvis. The pelvis transmits urine to the urinary bladder via the ureter.

Ü 177   Pelvis renalis, Ureter   Übersetzen Sie

Pelvis renalis (Beginn des Harnleiters) mit den Calices renales, die den Urin sammeln

Ureter: Pars abdominalis, Pars pelvica, in der Blase Ostium ureteris re./li., Plica interureterica

Ü 178   Vesica urinaria   Übersetzen Sie ins Lateinische bzw. Deutsche

Harnblasenspitze, -körper, -hals (Cervix), -grund (Fundus), -harnblasen = Genitiv

M. pubovesicalis (Os pubis), M. rectovesicalis, M. detrusor vesicae (Harnaustreiber)

Klinik

 ## Vokabeln

Physiologie, Klinik	Deutsch	Englisch
Miktion	Harnlassen	*miction, micturition, urination*
Ur-, -ur-, -urin-	Harn	*ur-, urin-*
Diurese	Harnausscheidung	*diuresis*
Ischurie	Harnverhaltung, Harnsperre	*ischuria*
mobilis	beweglich, Wander-	*mobilis, floating*

Übungen

Ü 179   Diagnostik   Übersetzen Sie

Perkussion, Urogramm (Röntgen der Harnwege), retrograde Pyelographie, Zystoskopie

Ü 180   Niereninsuffizienz   Übersetzen Sie die unterstrichenen Termini

Die akute <u>Niereninsuffizienz</u> hat oft <u>prärenale Ursachen</u> (z.B. <u>kardiale Erkrankungen</u> wie <u>Myokard-infarkt</u>, <u>Hypertonie</u>), seltener <u>renale Ursachen</u> (<u>Sepsis</u>, <u>hepatorenales Syndrom</u>, akute oder <u>progre-diente Nephrosklerose</u>) und <u>postrenale Ursachen</u> (z.B. <u>Obstruktionen</u> der Harnwege)

Ü 181   Nieren, Nierenbecken, Harnleiter   Übersetzen Sie

Nephritis, Nephritiden, obstruktive Pyelonephritis, Pyureter

Folgen von Ureterstenose(n): Nephrektasie = Nierendilatation, Pyelektasie

hereditäre Nephropathie: Nierenaplasie, ektope Niere. Nephropexie bei Ren mobilis

Nephrolith, Nephrolithiasis, Therapie: Stoßwellenlithotripsie (-zertümmerung)

Ü 182   **Nephr- in 7 Termini**   Ordnen Sie die Zahlen den deutschen Bedeutungen zu

1 Hydronephrose   **2** Nephrorrhagie   **3** Nephrostomie   **4** Nephrotomie
5 Nephrektomie   **6** Nephroptose   **7** Pyonephrose

Nierenblutung (__), -entfernung (__), -eröffnung (__), -vereiterung (__),
-senkung (__), Stauungsniere (__), operativ angelegte Nierenfistel (__)

Ü 183   **Harnblase, Harnröhre**   Übersetzen Sie
Zystitis, Endozystitis, Zystopyelitis bei aszendierender Infektion

Urethrozystoskopie (zerlegen!), Blasenpunktion, iatrogene Blasenläsion

bei Blasenkrebs: transurethrale Blasenresektion oder Zystektomie

nach Zystektomie Schaffung einer Ileumneoblase (Ileum-ne-o-blase), mit welchem Darmteil?

Ü 184   **Fisteln**   Übersetzen Sie mit „Fistel von ... nach ..."
ureteroduodenale Fistel, anovesikale Fistel, kolovesikale Fistel mit z. B. Fäkalurie als Folge

Ü 185   **Diurese**   Zerlegen Sie beim Übersetzen in die Bestandteile
Anurie, Oligourie, Uropenie, Pollakisurie, Nykturie, Enuresis nocturna (En- – Ein-)

Algurie, Hämaturie, Proteinurie, Urämie (Ur- hier – Harnstoff), eine der
möglichen Folgen: urämisches Koma

Retentio urinae = Ischurie, Abhilfen: suprapubische Blasenpunktion, Nephrostomie

Ü 186   **Urinary incontinence**   Lesen Sie
Urinary incontinence (UI) is the involuntary release of urine, which may be caused by physiologic, pharmacologic, pathologic, or psychological factors. Frequency in the US: UI affects 10 million Americans of which 85 % are women. UI affects 15–30 % of the general geriatric population and 50–84 % of the elderly persons in long-term care facilities.

3.7.2 Weibliches Genitale, Gynäkologie, Geburtshilfe

📖 Vokabeln

Anatomie	Klinik	Deutsch	Englisch
Ovarium	Oophor-	Eierstock	*ovary, ovarium, oophor-*
Epoophoron	Epoophor-	Nebeneierstock	*epoophoron*
Tuba uterina, -salpinx	Salping- -salpinx	Eileiter Eileiter	*oviduct, uterine tube, fallopian tube, salping-*
Ovarium und Tuba uterina	die **Adnexe** Pl.	Anhänge, Eierstock und Eileiter	*adnexa*
Infundibulum		Trichter	*infundibulum*
Fimbria		Franse	*fimbria*
Uterus, -metr-	Metr-, Hyster-	Gebärmutter	*womb, metr-, hyster-*
Endometrium		Gebärmutterinnenhaut	*endometrium*
Myometrium		Gebärmuttermuskelschicht	*myometrium*
Mesometrium		Meso der Gebärmutter	*Mesometrium*
die **Clitoris**		Kitzler	*clitoris, clit*
Vagina	Kolp-	Scheide	*sheath, -colp*
Pudendum femininum, Vulva		äußere weibliche Scham	*female pudendum, vulva, cunnus*
Perineum	Episi-	Damm	*perineum*
Mamma	Mast-	Brustdrüse	*mamma, breast, mast-*
Mamilla	Thel-	Brustwarze	*mammilla, nipple, thel-*
Areola mammae		Warzenhof	*areola of nipple*

Adjektive: ovaricus; <u>tubarius</u> (Tuba uterina); uterinus; vaginalis; pudendalis; perinealis

Anatomie

Übungen

Ü 187 Uterus, Tuba uterina, Ovarium, Vagina Übersetzen Sie
Ostium uteri (Muttermund), Cervix uteri mit Canalis cervicis uteri, Corpus uteri

---

Flächen und Teile mit Lage in Richtung ..., Lage in ..., Vokabel: Portio = Pars
Facies intestinalis/vesicalis uteri, Portio vaginalis/supravaginalis cervicis uteri = die Portio

---

Ampulla tubae uterinae, Isthmus tubae uterinae, Infundibulum tubae uterinae

---

Lage in ...: Ostium uterinum tubae uterinae, Ostium abdominale tubae uterinae

---

Hilum ovarii, Cortex ovarii, Lage in Richtung: Extremitas tubaria ovarii, Extremitas uterina ovarii

---

Fornix vaginae, Vestibulum vaginae, Labium majus pudendi, Labium minus pudendi

---

Ü 188 **Lage** Tragen Sie die Zahlen bei den Abbildungen ein, benutzen Sie die kleinen Pfeile
1a Extremitas tubaria ovarii, **1b** Extremitas uterina ovarii, **2** Lig. proprium ovarii
3a Infundibulum tubae uterinae, **3b** Fimbriae tubae, **3c** Fimbria ovarica (auffällig)
4a Facies intestinalis und **4b** Facies vesicalis uteri, **5a-c** Endo-, Myo-, Mesometrium

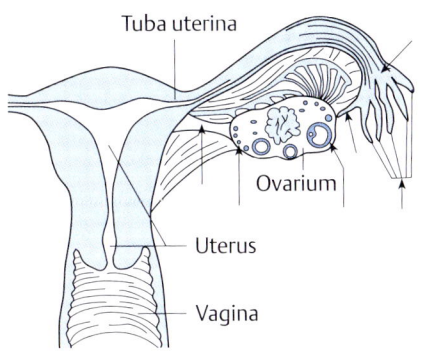

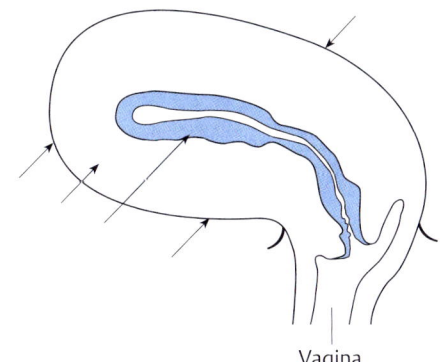

Ü 189 **Arteries, veins ...** Wie lauten die nicht anglisierten anatomischen Termini?
Muster: vesical artery → A. vesicalis, mit Änderungen bei Wortstellung und Endungen

ovarian artery, renals arteries, right ovarian vein, round ligament, uterine artery

uterine veins, vaginal venous plexus, proper ligament of ovary (of ovary – latein. Genitiv)

Ü 190 **Periton(a)eum** Beantworten Sie einige Fragen, nennen Sie den Artikel
Wo setzen die 3 Mesos an?: ___Mesometrium, ___Mesosalpinx, ___Mesovarium

Das Ovar hat einen Margo mesovaricus und einen Margo liber, was bedeutet das?

Liegen die Bauchfellausbuchtungen bei der Frau (**F**) oder beim Mann (**M**)?: Excavatio rectovesicalis (__), Excavatio rectouterina (Douglas) (__), Excavatio vesicouterina (__)
Übersetzen Sie: Lig. latum uteri, Lig. suspensorium ovarii

Klinik, Physiologie

 ## Vokabeln

Physiologie, Klinik	Deutsch	Englisch
Gynäk-	Frau	*gynec-, female*
Men-, Menses	Menstruation	*menses, menstrual*
Fertilität, fertil Adj.	Fruchtbarkeit, fruchtbar	*fertility, fertile*
Gravidität, Gestation	Schwangerschaft	*pregnancy, gravidity, gestation*
die Gravida, Gravide	Schwangere	*gravida, pregnant women*
der Embryo, -yōnis	Ungeborenes bis zur 8. Schwanger-schaftswoche	*embryo*
der Fet, Fetus, Fötus	Ungeborenes von der 9. Schwanger-schaftswoche bis zur Geburt	*fetus*
-tok-	Wehen	*labo(u)r, pains, -toc-*
-nat-	geboren, Geburt bezüglich Kind	*-nat-*
Partus, -par(t)-	Entbindung, Geburt bezügl. Mutter	*delivery, childbirth, birth*
die Puerpera	Frau, die gerade geboren hat,	*puerpera*
puerperalis	nach der Entbindung	*puerperal, childbed*
Nulli-, Primipara	Frau, die nicht, zum ersten Mal,	*nullipara, primiparous woman*
Pluri-, Multipara	Frau, die mehrmals, oft geboren hat	*pluripara, multipara*
matern, maternal	mütterlich	*maternal*
Abort	Fehlgeburt	*abortion*
Abruptio, Interruptio	Schwangerschaftsabbruch	*induced abortion*
Stuprum	Vergewaltigung	*rape, stupration*

 ## Übungen

Ü 191   Gynäkologische Untersuchungen   Übersetzen Sie
Uterus: bimanuelle Untersuchung, Kolposkopie, Hysterosalpingographie, Kürettage

Mamma: Inspektion und Palpation, Mammographie, Mammabiopsie

Ü 192   Vulva, Vagina   Übersetzen Sie
Vulvovaginitis, Pruritus vulvae, Vaginismus (-krampf), Colpitis senilis

Ü 193   Uterus   Übersetzen Sie
Zervizitis, Endometritis, Pyometra, Metrorrhagie, Uterusprolaps

Wertheim-Meigs-Operation mit abdominaler Hysterektomie bei Zervixkarzinom

Ü 194   Hysterectomy   Lesen Sie, übersetzen Sie die unterstrichenen Termini ins Deutsche
A hysterectomy may involve removal of the uterus only or additional removal of the <u>fallopian tubes</u> (<u>salpingectomy</u>), and <u>ovaries</u> (<u>oophorectomy</u>).
OP-Wege: It may be performed through a conventional abdominal incision or through the vagina.

Indikationen: It is performed in cases of <u>malignant tumors</u>, <u>prolapsed uterus</u> ...

Ü 195   Ovar, Tuben   Übersetzen Sie, zerlegen Sie die Termini mit kleinen Strichen
Oophoritis, Ovarialinsuffizienz, Tuboovarialabszesse, Salpingitis

Ovarialkarzinom, Adnek(ek)tomie, Salpingotomie

Ü 196   Wurde richtig übersetzt? Notieren Sie in Klammern **r**ichtig/**f**alsch, verbessern Sie
1 Pyelitis – Vereiterung (   ), **2** Pyosalpinx – Eileitervereiterung (   ), **3** Pyelonephritis –
Nierenbeckenentzündung (   ), **4** Polyposis uteri – Gebärmuttermehrfacherkrankung (   )

Ü 197   Mamma   Übersetzen Sie
Mastopathie, Thelitis, Mastalgie = Mastodynie (zerlegen), Mastoptose

Mamma-Carcinom, Ablatio mammae, axilläre Lymphonodektomie (zerlegen!), Mammaplastik

Ü 198   Menstruationszyklus   Übersetzen Sie
physiologisch: Menorrhoe (-rrhö), Thelarchē, Pubarchē (Schamhaare), Menarchē, Menopause

pathologisch: Amenorrhö, Dysmenorrhö, Hypermenorrhö, Postmenopausenblutung

Ü 199   Schwangerschaft   Übersetzen Sie
Gestose (Erkrankung in Gestation), Emesis/Hyperemesis gravidarum, Icterus gravidarum

Formen der Extrauteringravidität: Ovarialgravidität, Tubargravidität, Graviditas abdominalis

pränatale Diagnostik, Präimplantationsdiagnostik, bei Kinderwunsch: In-vitro-Fertilisation

Ü 200   Geburt, Entbindung   Übersetzen und lesen Sie
Abortus imminens, Tokolyse (bei vorzeitigen Wehen), Hysterotomie = Sectio Caesarea, Sectio

A **cesarean section** or c-section, is a form of childbirth in which a surgical incision is made through a mother's abdomen (laparotomy) and uterus (hysterotomy) to deliver one or more babies. It is usually performed when a vaginal delivery would lead to medical complications, although it is increasingly common for otherwise normal births as well.

Überwachung des Kindes: Kardiotokogramm, Eingriff bei der Mutter: Episiotomie

Schäden beim Kind: intrauterine Asphyxie, Hydrozephalus, Klavikulafraktur

3.7.3 Männliches Genitale, Andrologie

📖 Vokabeln

Anatomie	Klinik	Deutsch	Englisch
der **Testis**, testis	Orch(id)-, Testikul-	Hoden	testicle, orchi-
die **Epididymis**, epididymidis		Nebenhoden	epididymis
Ductus deferens		Samenleiter	deferent duct
Funiculus spermaticus		Samenstrang	spermatic cord
Prostata		Vorsteherdrüse	prostate
Scrotum	Osch-	Hodensack	scrotum
Penis, penis	Phall-	Penis	penis, phall-
Praeputium	Posth-	Vorhaut	prepuce
die **Glans**, glandis	Balan-	Eichel	glans
Tunica adventitia		äußere Bindegewebsschicht	adventitia

Adjektive: testicularis; deferentialis; prostaticus; scrotalis; praeputialis

seminifer, -era, -erum	samenführend	seminiferous
spermaticus	Samen-	spermatic
suspensorius	Aufhänge-	suspensory
spongiosus	schwammartig	spongy
cavernosus	mit Hohlräumen (Cavernae)	cavernous
contortus	gedreht	convoluted

Anatomie

✏️ Übungen

Ü 201 **Testis** Lesen Sie, nennen, übersetzen Sie
Testis: Extremitas superior/inferior, Facies lateralis/medialis, Margo anterior/posterior
Diminutive, nennen Sie die unverkleinerten Ausgangswörter im Nom. Sing., übersetzen Sie:
Septula testis, Lobuli testis, Tubuli seminiferi recti et contorti, A. testicularis

Ü 202 **Prostata** Setzen Sie ein, übersetzen Sie

____ Basis prostatae, ___ Apex prostatae, Isthmus, Lobus dexter/sinister/medi__

Ü 203 **Penis** Setzen Sie ein, übersetzen Sie

____ Radix penis, ___ Corpus penis, ___ Crus penis, ___ Glans penis

Corpus cavernosum, Corpus spongiosum, Lig. suspensorium penis

Ü 204 **Urethra masculina** Übersetzen Sie
Ostium urethrae internum/externum, Pars prostatica, Pars spongiosa (im Corpus spongiosum)

Ü 205 **Synonyme** Geben Sie den gleichbedeutenden Vokabeln gleiche Zahlen
Muster: Clavicula (1), Om- (2), Scapula (2), Cleid- (1)

Glans (__), Hyster- (__), Metr- (__), Nephr- (__), Orch- (__)

Pelvis (__), Pyel- (__), Ren (__), Testis (__), Uterus (__), Balan- (__)

Klinik

📖 Vokabeln

Klinik	Deutsch	Englisch
Phimose	Verengung (vor allem am Präputium)	*phimosis*
-spadie	Fehlbildung der Mündung der Urethra am Penis	*-spadias*

✏️ Übungen

Ü 206 **Hoden, Nebenhoden, Penis** Übersetzen Sie
Maldescensus testium = Kryptorchismus, Orchitis, Epididymitis, Balanoposthitis

bei Hodentumor: Hodenexstirpation = Orchidektomie = Ablatio testis

Infertilität: Aspermie, Fehlbildungen: penile Agenesie, Mikrophallus

Ü 207   **Benign prostatic hyperplasia**   Lesen und übersetzen Sie

In older men, the prostate often enlarges to the point where urination becomes difficult. This is known as benign prostatic hyperplasia and can be treated with medication or with surgery. The surgery most often used in these cases is called transurethral resection of the prostate (TURP). In TURP, a cystoscope is inserted through the urethra to remove prostate tissue that is pressing against the upper part of the urethra and restricting the flow of urine. Outcomes are excellent for a high percentage of these patients (80–90%).

Zugangswege zur Prostata: perineal, sub- und retropubisch, transurethral

weitere Eingriffe: Prostatabiopsie, radikale Prostatovesikulektomie

erektile Dysfunktion (früher: Impotenz) nach Prostatektomie

3.8   Nervensystem, Neurologie, Psychiatrie

Vokabeln

Anatomie	Deutsch	Englisch
Hirn- und Rückenmarkshäute		
die **Meninx**, meningis	Hirn- und Rückenmarkshaut	*meninx*
die **Dura mater**	harte Hirn- und Rückenmarkshaut	*dura mater*
Pachymeninx	harte Hirnhaut = Dura mater encephali	*dura mater*
Pia mater	weiche Hirn- und Rückenmarkshaut	*pia mater*
Arachnoidea mater	Spinnwebenhaut	*arachnoid*
Leptomeninx	weiche Hirnhaut (Arachnoidea, Pia mater)	*leptomeninx*
Tela choroidea	Dura mater im 3. und 4. Hirnventrikel	*tela choroidea*

Adjektive: meningēus; duralis; arachnoidalis

Etymologie: mater – Mutter, pius – fromm, nicht wörtlich zu nehmen für „Hirnhaut" und „weich"

Rückenmark			
Medulla spinalis	**-spin-**	Rückenmark	*spinal medulla*
Medulla oblongata = Myelencephalon, Bulbus		verlängertes Rückenmark	*medulla oblongata, myelencephalon*

Adjektive: spin-, spinalis (zu Medulla spinalis); bulb- (zu Bulbus)

Gehirn			
Encephalon, encephali	**Enzephal-**	Gehirn	*brain*
Truncus encephali		Hirnstamm	*brain stem*
Rhombencephalon		Rautenhirn	*rhombencephalon*
die **Pyramis**, -idis		Pyramide	*pyramid*
der **Obex**		Riegel	*obex*
Oliva		Olive	*oliva*

Anatomie	Klinik	Deutsch	Englisch
Metencephalon		Nachhirn	*metencephalon*
der **Pons**, pontis		Brücke	*pons, bridge*
Cerebellum		Kleinhirn	*cerebellum*
der **Vermis**		Wurm	*vermis*
Mesencephalon		Mittelhirn	*mesencephalon*
Tegmentum, Tegmen		Haube, Decke	*tegmentum*
Tectum		Dach	*tectum*
Prosencephalon		Vorderhirn	*Prosencephalon*
Diencephalon		Zwischenhirn	*Diencephalon*
Thalamus		Sehhügel	*thalamus*
Habenula		Zügel	*habenula*
das **Chiasma opticum**		Sehnervenkreuzung	*optic chiasma*
Infundibulum		Trichter	*infundibular stalk*
das **Pulvinar**		Kissen	*pulvinar*
Corpus pineale		Epiphyse, Zirbeldrüse	*pineal gland*
die **Hypophysis**, -is	**-pituit-**	Hirnanhangsdrüse, Hypophyse	*pituitary gland, hypophysis*
Telencephalon		Endhirn	*telencephalon*
Cerebrum		Großhirn	*cerebrum*
Hemisphaerium		Halbkugel	*hemisphere*
der **Cortex**, -icis		Rinde	*cortex*
Gyrus		Windung	*gyrus*
Pallium		Mantel, Hirnmantel	*pallium*
Insula		Insel	*insular lobe*
Corpus amygdaloideum		Mandelkörper	*amygdala*
Cingulum		Gürtel	*cingulum*
Operculum		Deckel	*operculum*
Splenium		Wulst	*splenium*
Rostrum		Schnabel	*rostrum*
Hippocampus		längliche Vorwölbung	*hippocampus*
Corpus callōsum		Balken	*corpus callosum*
Limbisches System		limbisches System	*limbic system*
Liquor cerebrospinalis		Hirn-, Rückenmarksflüssigkeit	*cerebrospinal fluid*

Adjektive: encephalicus; cerebellaris; cerebralis; hypophysialis; corticalis; insularis

Etymologie: Thalamus – Brautgemach; callōsus – schwielig; Hippocampus – Seepferdchen

Präfixe in Termini für Gehirnabschnitte

Met(a)-	Hinter-	Metencephalon	*met-, after-*
Mes-	Mittel-	Mesencephalon	*mes-, mid-*
Di(a)-	Zwischen-	Diencephalon	*di-, between-*
Pros-	Vorder-	Prosencephalon	*pros-, fore-*
Tel-	End-	Telencephalon	*tel-, end-*
Archae-, Archi-	Alt- (ältester Teil)	Archaeocerebellum	*arch-, old*
Palae-	Alt- (etwas jünger)	Palaeocortex	*pale-, old*
Ne-	Neu-	Neocortex	*ne-, new*

Weitere Vokabeln für Teile des Gehirns

Aquaeductus, -ūs	Wasserleitung	*aqueductus*
Cisterna	Zisterne, Behälter	*cistern*
Colliculus	Hügel (klein)	*colliculus*
die **Falx**, falcis	Sichel	*falx*
Intumescentia	Anschwellung	*intumescence*
Pedunculus	Stiel	*peduncle*

Anatomie	Deutsch	Englisch
Tentorium	Zelt	*tentorium*
Substantia, Formatio	Substanz, Bildung	*substance, formation*

Kerne, Stränge, Bündel usw.

Nucleus	Kern	*nucleus*
Tractus	Bahn, Strang	*tract*
Fasciculus; Funiculus	Bündel; Strang	*fascicle, bundle; funicle*
Fibra	Faser	*fiber, fibra*
Commissūra	Verbindung	*commissure*
das **Chiasma, Decussatio**	Kreuzung	*chiasma, decussation*
Lemniscus	Schleife	*lemniscus*
Ansa	Schlinge	*ansa, loop*
communicans, -ntis	Verbindungs-	*communicans, communicating*
cum (mit Ablativ, 5. Fall)	mit, zu	*with*
ad (mit Akkusativ, 4. Fall)	zu	*to*

Peripheres Nervensystem

Nn. craniales	Hirnnerven	*cranial nerves*
Nn. spinales	Rückenmarksnerven	*spinal nerves*
Systema autonomicum	vegetatives Nervensystem	*autonomic nervous system*
Pars sympathetica	sympathischer Anteil	*sympathetic nervous system*
Pars parasympathetica	parasympathischer Anteil	*parasympathetic nervous system*

Anatomie

 ## Übungen

Ü 208   Hirn- und Rückenmarkshäute   Lesen Sie

Die Hirn- und Rückenmarkshäute werden durch encephali und spinalis unterschieden:

Hirnhäute: Dura mater encephali, Pia mater encephali, Arachnoidea mater encephali

Rückenmarkshäute: Dura mater spinalis, Pia mater spinalis, Arachnoidea mater spinalis

Ü 209   Rückenmark   Übersetzen Sie

Das Rückenmark besitzt 4 Abschnitte. In ihnen liegen die Rückenmarkssegmente, die nach den Wirbeln, bei denen die Spinalnerven (Rückenmarksnerven) austreten, benannt werden:

Pars cervicalis (Segmenta cervicalia 1–8), Pars thoracica (Segmenta thoracica 1–12),
Pars lumbalis (Segmenta lumbaria 1–5), Pars sacralis (Segmenta sacralia 1–5)

Bei Schnitten durch das Rückenmark werden sichtbar:

Fissura mediana anterior, Sulcus posterolateralis, Canalis centralis, Cornu anterius

Substantia alba/grisea, Formatio reticularis, Columnae griseae, Commissura alba anterior

Ü 210   Gehirnabschnitte   Übersetzen Sie

Truncus encephali, Rhombencephalon, Medulla oblongata = Bulbus = Myelencephalon

Cerebellum, Mesencephalon, Telencephalon, Cerebrum, Rhinencephalon

Gehirnabschnitte unter dem Gesichtspunkt der stammesgeschichtlichen Entwicklung:
Archicerebellum, Palaeocerebellum, Palaeocortex, Neocortex

Ü 211   Teile des Gehirns (kleine Auswahl)   Notieren Sie den Artikel, übersetzen Sie

Fossa rhomboidea, ___ Pons, ___ Vermis cerebelli, Tegmentum mesencephali

Hemisphaerium cerebri, Fissura longitudinalis, Falx cerebri, ___ Corpus callosum

___ Chiasma opticum, ___ Cortex cerebralis = Pallium, Gyri cerebrales

Lobi des Großhirns mit Lage bei Schädelregionen und -knochen: Lobus frontalis, Lobus parietalis
(rechts, links), Lobus occipitalis, Lobus temporalis (rechts, links)

Ü 212   Ventriculi cerebri   Die Ventrikeln sind mit Liquor cerebrospinalis gefüllte Hohlräume des
Gehirns. Übersetzen Sie

Ventriculus lateralis (re., li.)/tertius, Foramen interventriculare, Tegmen ventriculi quarti

Ü 213   Stränge, Bündel, Fasern   Übersetzen Sie, die Adjektive bedeuten „von ... zu ..."

Muster: Tractus oliv|o|spinalis – Strang von der Olive zum Rückenmark

Tractus olivocerebellaris, Fibrae corticopontinae

Übersetzen Sie mithilfe der Termini in Klammern:

Tractus spinocerebellaris (Medulla spinalis), Fibrae corticoreticulares (Formatio reticularis)

Fasciculus parietooccipito|pontinus (vom Lobus parietalis und Lobus occipitalis zu ...)

Ü 214   Nuclei   Übersetzen Sie

Nucleus olivaris, Nucleus tegmenti, Nucleus n. facialis, Nucleus lentiformis, Nucleus ruber

Kern des ...mit Lage in ...: Nucleus mesencephalicus n. trigemini

Ü 215   Die **12 Nn. craniales** (Hirnnerven, wörtl. Schädelnerven) mit ihren römischen Zahlen

Nn. olfactorii I	siehe Nase und Geruchssinn, S. 111
N. opticus II	siehe Auge, S. 118
N. oculomotorius III	siehe Auge, S. 118
N. trochlearis IV	Auge
N. trigeminus V	(trigeminus – dreigeteilt – wird nicht übersetzt)
N. abducens VI	siehe Auge, S. 118
N. facialis VII	
N. vestibulocochlearis VIII	siehe Ohr, S. 115
N. glossopharyngeus IX	
N. vagus X	(vagus – herumschweifend – wird nicht übersetzt)
N. accessorius XI	
N. hypoglossus XII	

Übersetzen Sie: N. facialis, N. glossopharyngeus, N. hypoglossus

Ü 216   **Nervi craniales**, deutsch Hirnnerven   Lesen Sie zwei Texte

Die paarigen Hirnnerven entspringen dem Gehirn, die anderen Nerven des Körpers, die Spinalnerven, entspringen dem Rückenmark. Als Hirnnerven gelten auch der N. accessorius, der mit einer seiner beiden Wurzeln vom Rückenmark kommt, und die Geruchsnerven und der Sehnerv, obwohl sie Teile des Gehirns sind.

The cranial nerves except for the olfactory and optic nerves belong to the peripheral nervous system. The olfactory and optic nerves in fact are named as such (as nerves), but technically they are not nerves but continuations of the central nervous system.

The 12 pairs of cranial nerves are traditionally abbreviated by Roman numerals. They are numbered according to where their nuclei (origins) lie in the brain stem, i. e. Cranial Nerve III leaves the brain stem at a higher position than Cranial nerve XII whose origin is located more caudally.

Ü 217   **Spinalnerven**   Übersetzen Sie

Nn. cervicales (C 1–8), Nn. thoracici (Th 1–12), Nn. lumbales (L 1–5), Nn. sacralis (S 1–5)

Jeder Spinalnerv geht aus dem Rückenmark mit 2 Wurzeln, der Radix ventralis und Radix dorsalis, hervor. Die Radix dorsalis schwillt im Foramen intervertebrale zum Ganglion spinale an.

Ü 218   **Peripheres und autonomes Nervensystem**   Ordnen Sie zu und übersetzen Sie

R – Rumpf, **E** – Extremitäten, **K** – Kopf, Hals, **A** – Atmungssystem,
V – Verdauungssystem, **U** – Urogenitalsystem

N. cutaneus antebrachii lateralis (   ), N. buccalis (   ), N. coccygeus (   )

Nn. digitales palmares (   ), Rr. gastrici posteriores (   ), N. laryngeus superior (   )

Plexus testicularis (   ), Rr. tracheales (   ), Plexus uterovaginalis (   ),

Verbindungsäste: R. communicans cum nervo ulnari, Rr. communicantes cum nervo hypoglosso

Physiologie, Klinik

 ## Vokabeln

Physiologie, Klinik	Deutsch	Englisch
Wachsein, Schlaf, Bewusstseinsstörungen		
Vigilanz (physiologisch)	Wachheit	*vigilance*
Somn-, Hypn-	Schlaf	*somn-, sleep*
Somnolenz	leichte Benommenheit, weckbar	*somnolence*
der **Sopor, Topor**	starke Benommenheit, weckbar	*sopor, semicoma*
das **Koma, Coma**	Bewusstlosigkeit, nicht weckbar	*coma*
Schlaganfall, Demenz, Epilepsie		
Apoplexie	Schlaganfall	*stroke*
Demenz	Verfall von Gedächtnis und geistigen Leistungen	*dementia*
Epilepsie	Epilepsie, Anfälle	*epilepsy*
paroxysmal	anfallsartig, mit Anfällen	*paroxysmal*
Konvulsion	Zuckung, Krampf	*convulsion*
Klonus	rhythmischer Krampf	*clonus*
die **Absence** franz.	kurze geistige Abwesenheit	*absence*
Grand/Petit Mal franz.	großer, kleiner epileptischer Anfall	*grand mal, petit mal*
tonisch	mit Muskelverkrampfung	*tonic*
atonisch	schlaff, ohne Muskeltonus	*atonic*
-stas-, -stat-	Stehen, Stehvermögen	*-stat-*
Aura	Wahrnehmungen vor Anfall	*aura*

Etymologie: plessein, pleg- – schlagen; de-ment-ia – Zustand nach Verlust (De-) des Geistes (mens, mentis); epilepsis – Anfall, Übergriff; aura – Lufthauch

Intelligenzminderung		
Debilität	leichte Intelligenzminderung	*debility, moderate mental retardation*
Imbezillität	mittlere Intelligenzminderung	*imbecility, severe mental retardation*
Wahrnehmung, Schmerz		
-ästh-, Sensation	Wahrnehmung, Empfindung	*-esth-, sensation, perception*
Parästhesie	Missempfinden, Fehlempfinden, Kribbeln	*paresthesia*
-alg-, -odyn-, Dolor	Schmerz	*-alg-, dolor, pain*
Erkennen, Gedächtnis, Sprachtätigkeiten, Handeln, Bewegung		
-gnosie	Erkennen, Verstehen	*-gnos-, perception*
-mnes-	Gedächtnis, Erinnerung	*-mnes-, memory*
-ment-, -no-, phren-	Verstand	*-ment-, mental, -no-, -phren-*
-phas-, -log-	Sprach-, Sprech-	*-phas-, -log-, speech*
-lal-	Lautbildung	*-lal-, speech*
-leg-, -lex-	Lesen	*-lex-, reading*
-graph-	Schreiben	*-graph-, write*
-arthr-	Sprachgliederung	*-arthr-*
-prax-	Handeln, Bewegung	*-prax-*
-kin-	Bewegung	*-kin-*
-tax-, -takt-	Bewegungskoordinierung	*-tax-, -tact-, coordination*
-mim-	Mimik	*-mim-*

3

Physiologie, Klinik	Deutsch	*Englisch*
Seelische Zustände, Stimmungen, Phobien, Manien		
Depression	niedergedrückte Stimmung	*depression, melancholy*
-path-	Anteilnahme, Empfinden	*-path-*
-phor-, -thym-	Stimmung	*-phor-, -thym-*
-bul-	Wille, Antrieb	*-bul-, -boul-*
Bulimie	Ess-, Fresssucht	*bulimia*
-anxi-	Angst	*-anx-, fear*
-phobie	(krankhafte) Angst	*-phobia, fear*
-philie	(krankhafte) Neigung	*-philia*
-manie	Sucht, Zwang, Stimmungsveränderungen	*mania*
Abusus	Missbrauch	*abuse, misuse*
Anankasmus	Zwang(sneurose)	*anancasm*
aut(o)-, sui-	selbst, sich selbst	*sui-, self*

Etymologie zu Bulimie: bu-lim-ie – Hunger (-lim-) wie ein Ochse (bus, bu-)

Lähmungen

-parese	leichte, unvollständige Lähmung	*paresis*
-plegie	vollständige Lähmung	*plegia, paralysis, palsy*

Klinik

 Übungen

Ü 219   Infektiöse und entzündliche Erkrankungen   Übersetzen Sie
Enzephalitis, Meningitis purulenta, Meniongoencephalitis herpetica

subdurales Empyem und epiduraler Abszess

Ü 220   Schädel-Hirn-Trauma, spinales Trauma   Übersetzen Sie
Commotio cerebri (leichter), Contusio cerebri (schwerer), postkommotioneller Zustand

intrazerebrale Blutung, posttraumatische intrakranielle Hämatome

Commotio spinalis, Contusio spinalis, Myelomalazie, Hämatomyelie

Ü 221   Schlaganfall   Übersetzen Sie, lesen Sie einen Text
apoplektischer Insult = Apoplexie, transitorische ischämische Attacke

Diagnose in einem Arztbrief: Apoplex im Versorgungsgebiet der A. cerebri media links

Weitere Diagnose: Cerebrovaskulärer Insult mit Hemiparese rechts und Aphasie

---

Lesen Sie:

A stroke is an interruption of the blood supply to any part of the brain. It can happen when:

- a blood vessel carrying blood to the brain is blocked by a blood clot (ischemic stroke)
- a blood vessel breaks open, causing blood to leak into the brain (hemorrhagic stroke)

Symptoms of stroke develop suddenly. In cases of severe brain damage there may be deep coma, paralysis of one side of the body, and loss of speech, followed by death or permanent neurological disturbances after recovery.

Ü 222   Demenz   Übersetzen Sie (Demenz bleibt unübersetzt)

Multiinfarktdemenz, vaskuläre Demenz, kortikale Demenz, präsenile Demenz, senile Demenz

---

Lesen Sie nur: Alzheimer-Demenz, Morbus Wilson, Morbus Parkinson, englisch: Parkinson's disease, Alzheimer's disease, Huntington's disease

Ü 223   Bewusstseinsstörungen   Übersetzen Sie, lesen Sie die Texte

somnolenter oder soporöser oder komatöser Patient

A coma is a profound state of unconsciousness. A comatose patient cannot be awakened, fails to respond normally to pain or light, does not have sleep-wake cycles, and does not take voluntary actions. Coma may result from a variety of conditions, including intoxication, metabolic abnormalities, central nervous system diseases, acute neurological injuries such as stroke, and hypoxia.

Übersetzen Sie: unconsciousness, pain, metabolic abnormalities, hypoxia

---

Apallisches Syndrom, sog. Wachkoma: Durch Trauma, durch Einklemmung des Hirnstamms, Gehirnblutung, Enzephalitis, Intoxikation, Ischämie verursachte funktionelle Trennung von Großhirnrinde (Hirnmantel, Pallium) und Hirnstamm. Die vegetativen Funktionen von Zwischenhirn, Hirnstamm und Rückenmark einschließlich Schlaf-/Wachrhythmus bleiben erhalten, aber Bewusstsein, Befähigung zur Kommunikation, zum bewussten Handeln fehlen.

Nennen Sie die anatom. Termini zu Großhirnrinde, Hirnstamm, Zwischenhirn, Rückenmark

---

Ü 224   Epilepsie   Übersetzen Sie

fokale Anfälle, konvulsive Anfälle, atonischer Anfall

Zum Merken: Status epilepticus – ununterbrochenes Auftreten epileptischer Anfälle

Ü 225   Schmerz, Wahrnehmung äußerer Reize, Erkennen, Gedächtnis   Übersetzen Sie

Arthralgie, Myalgie, Kephalalgie, Nasopharyngeusneuralgie, Koxalgie, Mastalgie

---

Parästhesie, Brachialgia paraesthetica nocturna, Akroparästhesie

---

Agnosie, optische/akustische Agnosie, Amnesie, retrograde Amnesie, Paramnesie

für Diagnose und Therapie: Anästhesie, Spinalanästhesie, Analgesie

Ü 226   Lähmungen   Übersetzen Sie
Körper: Hemiplegie, Diplegie, Muskeln: Polyplegie, Gliedmaßen: Tetraplegie

Nerven: Fazialisparese, Phrenicuslähmung, Organe: Glossoplegie, Gastroatonie

Ü 227   Psychische Störungen   Ordnen Sie zu bzw. lesen Sie nur
Ordnen Sie die Termini den deutschen Bedeutungen zu
1 Abulie, **2** Apathie, **3** Bulimie, **4** Dysthymie, **5** Euphorie, **6** Suizid, **7** Insommnie
Hochstimmung (   ), Selbstmord (   ), Heißhunger (   ), Schlaflosigkeit
Teilnahmslosigkeit (   ), Verstimmung (   ), Willenlosigkeit (   )
Lesen Sie nur:
Agoraphobie (Angst vor öffentlichem Platz, Öffentlichkeit), Klaustrophobie (vor Eingeschlossensein), Erythrophobie (vor dem Erröten), Arachnophobie (vor Spinnen), Anankasmus (Zwang)
Schizophrenie – Spaltungsirresein, Paranoia – Wahnvorstellungen (para-noi- – „neben dem Verstand"). Hebephrenie = hebephrene Schizophrenie (Hebe- – im Jugendalter)
akustische, visuelle Halluzination, imperative Halluzination (Stimme erteilt Befehle)
Ich-Störungen: Depersonalisierung, Derealisation (das Ich, der eigene Körper, die Umwelt erscheinen unwirklich oder fremd)
Delir: Delirium tremens (mit Zittern u. a.), Delirium alcoholicum

Ü 228   Sprechen, Schreiben   Übersetzen Sie, lesen Sie einen Text
Dyslalie, Dysarthrie, Legasthenie, Alexie, Megalographie

Aphasia is a communication disorder caused by damage to one or more regions of the brain that control language skills. These areas like Broca's area are almost located in the left hemisphere. Aphasia usually occurs suddenly, often as the result of a stroke or head injury, but it may also develop slowly, as in the case of a brain tumor. The disorder impairs both the expression and understanding of language as well as reading and writing.

Ü 229   Bewegungs- und Handlungsstörungen   Übersetzen Sie
Bradykinesie, Akinesie, Apraxie, Ataxie, Amimie (-mim- – Mimik)

Ü 230   Psychische Störungen, Temperamente   Nennen Sie
Die folgenden Termini beruhen auf überholten Vorstellungen zu organischen und stofflichen Krankheitsursachen. Unterstreichen und übersetzen Sie die Vokabeln für die Organe und Stoffe
Choleriker, Hypochonder, Hysterie, Melancholie, Sanguiniker

3.9 Nase, Hals, Ohren, Otorhinolaryngologie

3.9.1 Nase, Mund, Rachen, Kehlkopf, Rhinolaryngologie

📖 Vokabeln

Anatomie	Klinik	Deutsch	Englisch
Nase, Mund, Rachen			
der **Nasus**	**Rhin-**	Nase	*nose, rhin-*
die **Naris**		Nasenloch	*nostril*
Conchae nasales Pl.		Nasenmuscheln	*nasal conchae*
Choanae Pl.		hintere Nasenöffnungen	*choanae*
respiratorius		Atmungs-, für Atmung	*respiratory*
olfactorius		Riech-, Geruchssinn	*olfactory*
das **Ōs**, ōris	**Stomat-**	Mund	*mouth, stomat-*
Labium	**Cheil-**	Lippe	*lip, cheil-*
Lingua	**Gloss-**	Zunge	*tongue, gloss-*
Palātum	**Uran-**	Gaumen	*palate*
Velum palatịnum		Gaumensegel	*palatine velum*
Ụvula	**Staphyl-**	Zäpfchen	*uvula*
Tuba auditịva	**Salping-**	Ohrtrompete, Eustachische Röhre	*auditory tube, tuba auditive*
faucium Gen. Pl.		Rachen	*fauces*
der **Pharynx**, -ngis		Schlund	*pharynx*

Adjektive: nasalis; oralis; lingualis, <u>glossus</u> (zu Lingua); <u>tubarius</u> (zu Tuba auditiva); palatinus; faucialis; pharyngeus

Zungenbein, Kehlkopf, Schilddrüse			
Os hyoideum, ossis hyoidei		Zungenbein	*hyoid bone*
der **Larynx**, laryngis		Kehlkopf	*larynx, voice box*
Epiglottis, epiglọttidis		Kehldeckel	*epiglottis*
Lig. vocale		Stimmband	*vocal ligament, cord*
Glottis, glọttidis		Stimmapparat	*glottis*
Cartilago epiglottica		Kehldeckelknorpel	*epiglottic cartilage*
Cartilago thyr(e)oidea		Schildknorpel	*thyroid cartilage*
Cartilago cricoidea		Ringknorpel	*cricoid cartilage*
Cartilago arytenoidea		Stell-, Aryknorpel	*arytenoid cartilage*
Glandula thyroidea		Schilddrüse	*thyroid gland*
-phon-		Stimme	*-phonia*

Adjektive: hyoideus (zu Os hyoideum); laryngēus; glọtticus; crico- (zu Cartilago cricoidea); thyr(e)oideus bedeutet 1. Schildknorpel-, 2. Schilddrüsen-

Etymologie: hy – griech. Buchstabe υ, S. 8; thyreos – Schild; krikos – Kreis, Ring; arytaina – Gießbecken

Anatomie

✎   Übungen

Ü 231   Nase   Setzen Sie ein, übersetzen Sie

____ Apex nasi,   ____ Dorsum nasi,   ____ Radix nasi,   ____ Ala nasi

Cavum nasi, Vestibulum nasi, Septum nasi,   ____ Pars mobilis septi nasi

Meatus nasi superior/medi____/inferior (medialis, medius?)

Tunica mucosa nasi mit den Anteilen Regio respiratoria und Regio olfactoria

Ü 232   Sinūs paranasales   Übersetzen Sie
Sinus paranasales, Sinus frontalis, Sinus maxillaris, Sinus sphenoidalis, Sinūs ethmoidales mit den Cellulae ethmoidales

Ü 233   Mundhöhle, Gaumen   Übersetzen oder erklären Sie, setzen Sie ein
Die Cavitas oris umfasst das Vestibulum oris und die Cavitas oris propria

Labium superi__, Labium inferi__, Frenulum labii superi____

Die großen Mundspeicheldrüsen: Gl. parotidea, Gl. sublingualis, Gl. submandibularis

kleine Mundspeicheldrüsen: Gll. labial__, Gll. palatin__, Gll. lingual__ usw.

Tonsillen, bestimmen Sie anhand der Adjektive die Lage an …, bei …:
Tonsilla palatina, Tonsilla lingualis, Tonsilla pharyngea, Tonsilla tubaria (bei der Tuba auditiva)

Palatum durum (knöchern), Palatum molle = Velum palatinum

M. levator vel__ palatin__, M. tensor vel__ palatin__, M. uvulae, M. palatoglossus

Ü 234   Rachen   Lesen Sie, übersetzen Sie
Throat, pharynx: part of the gastrointestinal and respiratory tracts which lies between the mouth and the esophagus. At its upper end, it is continuous with the mouth and nasal passages, and connects with the ears via the Eustachian tubes. The lower end is continuous with the esophagus. It is also connected

to the larynx by an opening that is covered by the epiglottis during swallowing (schlucken), thus preventing food from entering the trachea.

Übersetzen Sie:

Pars nasalis pharyngis = Nasopharynx, Pars oralis = Oropharynx, Pars laryngea = Hypopharynx (unübersetzt: Naso-, Oro-, Hypopharynx)

M. constrictor pharyngis superior/medius/inferior

Ü 235   Kehlkopf   Übersetzen Sie
Drei Etagen: Vestibulum laryngis, Ventriculus laryngis, Cavitas (Cavum) infraglottica

Glottis: Pars intercartilaginea glottidis, Rima glottidis, Lig. vocale

Denken Sie bei den folgenden drei Termini an die Kehlkopfknorpel und das Zungenbein:
Art. cricothyroidea, Lig. thyrohyoideum, M. cricoarytenoideus posterior

Ü 236   Blutgefäße, Nerven   Übersetzen Sie
A. facialis, V. labialis inferior, R. suprahyoideus, A. pharyngea ascendens

venöse Rr. parotidei, die A. thyroidea versorgt die Gl. thyroidea, nicht die Cartilago thyroidea

N. buccalis, N. musculi tensoris veli palatini, N. hypoglossus (N. cranialis XII)

Rr. communicantes cum nervo faciali, N. laryngeus, N. laryngeus recurrens

Klinik

 ## Übungen

Ü 237   HNO   Vergleichen Sie
Otorhinolaryngologe = HNO-Arzt, was ist beim HNO-Arzt anders?

Ü 238   Nase, obere Atemwege u. a.   Übersetzen Sie
Untersuchung: anteriore/posteriore Rhinoskopie, Olfaktometrie, Punktion des Sinus frontalis

Virusinfekte des Respirationstraktes: Rhinitis, Pharyngitis, Tonsillitis, Laryngitis

akute Rhinitis (Schnupfen), Rhinitis purulenta, Epistaxis (Nasenbluten)

bei Schädelfrakturen: Rhinorrhö, Otorrhagie, Liquorrhö

Lesen Sie: Nasal congestion is the blockage of the nasal passages usually due to membranes lining the nose becoming swollen from inflamed blood vessels. Nasal congestion can interfere with the ears, hearing, with sleep (snoring), and can be associated with sleep apnea. In children, nasal congestion from enlarged adenoids usually resolves after surgery to remove the adenoids and tonsils.
Übersetzen Sie einige Begriffe:

nasal congestion, inflamed blood vessels, ears, sleep apnea, enlarged adenoids

Ü 239 **Septumdeviation** in der Nase   Aus einem OP-Bericht, übersetzen Sie

Diagnose: Septumdeviation, Muschelhyperplasie, polypöse Pansinusitis bds.
Operation: Septumplastik, endonasale Siebbeinausräumung bds.

Ü 240 **Nasennebenhöhlen, Mandeln, Speicheldrüsen**   Übersetzen Sie
Sinusitis frontalis, dentogene Sinusitis maxillaris, Pansinusitis

Angina tonsillaris = Tonsillitis, Rachenmandelhyperplasie, Therapie: Tonsillektomie

Wie heißt die Parotitis epidemica umgangssprachlich und volkstümlich?

Ü 241 **Kehlkopf**   Übersetzen Sie
Laryngitis, Epiglotti(di)tis, Rekurrensparese, welcher Nerv?

Karzinom: supraglottisches, glottisches oder subglottisches Kehlkopfkarzinom

Therapie: Laryngektomie, neuer Ein- und Ausgang für die Trachea durch ein Tracheostoma

Ü 242 **Stimmstörungen**   Übersetzen Sie
Dysphonie (z. B. bei Lehrern …), Aphonie, Diplophonie (im Stimmbruch)

das zugehörige medizinische Fach: Phoniatrie, englisch phoniatrics

3.9.2   Ohr, Otologie

📖   Vokabeln

Anatomie	Klinik	Deutsch	Englisch
Ohr			
die **Auris**, auris	Ot-	Ohr	*auris, ear*
acusticus, auditivus		Hör-, Gehör-, Ohr-	*acoustic, auditory*
Äußeres Ohr			
Auricula		Ohrmuschel	*auricle*
die **Helix**, helicis		äußere Ohrmuschelwindung	*helix*
Tragus		Erhebung am Gehörgang	*tragus*
Cerumen		Ohrenschmalz, Zerumen	*cerumen, earwax*

Adjektive: auricularis; helicīnus; tragicus

Mittelohr			
Cavitas tympani		Paukenhöhle	*tympanic cavity*
Membrana tympani	Myring-	Trommelfell	*eardrum, tympanic membrane, myrinx*
Tuba auditiva	Salping-	Ohrtrompete, Eustach. Röhre	*eustachian tube*
Malleus		Hammer	*malleus, hammer*
die **Incus**, incūdis		Ambos	*incus, anvil*
der **Stapes**, stapedis		Steigbügel	*stapes, stirrup*
Fenestra		Fenster	*window, fenestra*
flaccidus, tensus		schlaff, gespannt	*flaccid, tense*

Adjektive: tympanicus (Cavitas/Membrana tympani); tub̲arius, salping- (Tuba auditiva)

Innenohr			
der **Labyrinthus**	Labyrinth		*labyrinth*
Vestibulum	Vorraum		*vestibule*
Endo-, Perilympha	Flüssigkeit im/um das häutige Labyrinth		*endo-, perilymph*
für Gleichgewichtsorgan			
Sacculus, Utriculus	Säckchen		*saccule, utricle*
Macula	Sinnesfeld (für Gleichgewichtssinn), Fleck		*macula*
Statoconia Pl.	Kalkkonkremente (für Gleichgewichtssinn)		*otoliths, statoconia*
für das Hörorgan			
Cochlea	Schnecke		*cochlea*
Scala	Treppe		*scala*
Modiolus	Schneckenspindel		*modiolus*
das **Helicotrēma**	Schneckenloch		*helicotrema*

Adjektive: labyrinthicus; -lymphaticus; vestibularis; cochlearis

Anatomie

✏️   Übungen

Ü 243   **Auris externa**   Übersetzen Sie, setzen Sie ein
Auricula, Lobulus auriculae (z. B. für Ohrringe), ____Helix, ____ Cartilago auriculae

Meatus acusticus externus, ein Teil ist der Meatus acusticus externus cartilagineus

Membrana tympani und ihre Teile: ____ Pars flaccida, Pars tensa

Ü 244   **Auris media, Auris interna**   Übersetzen Sie, setzen Sie ein

____ Auris media und Auris interna liegen in der Pars petrosa ossis temporalis

Ü 245   **Auris media, Cavitas tympani**   Übersetzen Sie, setzen Sie ein
Die drei Etagen der Cavitas tympani, nur lesen und verstehen: Epi-, Meso-, Hypotympanon
die 2 Fenster zum Innenohr: Fenestra vestibuli („zum ..."), Fenestra cochleae („zur ...")

2 der 4 Wände zum Innenohr, ____ Paries labyrinthicus („zum ..."), Paries mastoideus

____ Caput stapedis, ____ Crus long___/brev___ incudis, Art. incudomallearis

Tuba auditiva mit ihren beiden Mündungen in ...: Ostium tympanicum, Ostium pharyngeum

Proc. mastoideus mit dem Antrum mastoideum und Aditus ad antrum

Ü 246   **Auris interna**   Übersetzen Sie, lesen Sie nur
Labyrinthus osseus, darin der Labyrinthus membranaceus

a) Gleichgewichtsorgan, lesen und verstehen Sie die Termini ohne zu übersetzen:
Utriculus und Sacculus, darin jeweils die Macula utriculi und Macula sacculi (Sinnesfelder)
die 3 Ductūs semicirculares (ant., post., lat.), Membrana basalis ductus semicircularis
am Beginn der Bogengänge je 1 Ampulla membranacea, Cristae ampullares in den Ampullen
2 Gänge: Ductus utriculosaccularis (zwischen ...), Ductus endolymphaticus (enthält ...)
b) Hörorgan, lesen und verstehen Sie die Termini ohne zu übersetzen:
Canalis spiralis cochleae (knöchern), darin die Scala vestibuli und Scala tympani (sie gehen vom Vestibulum bzw. Cavum tympani aus), Helicotrema (Loch an der Spitze der Schnecke)
Ductus cochlearis (endolymph. Gang in der Schnecke), darin das Organum spirale = Corti-Organ
Aquaeductus cochleae (Verbindungsweg für die Endolymphe in Richtung Gehirn)
c) Gefäße, Nerven, übersetzen Sie jetzt wieder
A. auricularis posterior, R. cochlearis, Rr. mastoidei
N. vestibulocochlearis (früher: N. acusticus), er teilt sich auf in N. cochlearis und N. vestibularis

Klinik

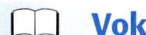 **Vokabeln**

Physiologie, Klinik	Deutsch	Englisch
Akus-, Audi-	Hör-, Gehör-	*acoustic, acus-, audi-*
Tinnitus	Ohrgeräusche	*tinnitus, ringing in the ear*
die Vertigo	Schwindel, Gleichgewichtsstörung	*vertigo, dizziness*

 Übungen

Ü 247 Untersuchungen Übersetzen Sie
Inspektion, Palpation, Otoskopie, Audiometrie

Tubenfunktionsprüfung, Fazialisdiagnostik, Tuben-, Fazialis-: wie heißt das in der Anatomie?

Ü 248 Auris externa Übersetzen Sie
Otitis externa, Otomykose, Zeruminalpfropf (im Gehörgang)

Othämatom bei Verletzung, Otopexie bei abstehenden Ohren

Ü 249 Auris media Übersetzen Sie
akute Otitis media, Otitis media purulenta, Trommelfellperforation und Otorrhö

Myringotomie, Tympanoplastik, Stapedektomie und -plastik

Ü 250 Auris interna, Hörstörungen Übersetzen Sie
Labyrinthitis, Vestibularisausfall, Akustikusneurinom

Dys-, Hyper-, Parakusis, Anakusis, Cochlearimplantat bei Innenohrschwerhörigkeit

Ü 251 Sudden hearing loss Lesen Sie den englischen Text
Sudden hearing loss (Hörsturz) is hearing loss that occurs abruptly or over a period of several days. It is usually unilateral (only one ear), and is accompanied by a ringing in the ear (tinnitus) or dizziness (vertigo). Although the cause can't always be determined, known causes of sudden hearing loss include viral infection of the inner ear, disruption of blood flow to the cochlea, such as due to a head injury, noncancerous tumor (acoustic neurinoma) of the acoustic nerve.

Ü 252 Otogene Komplikationen Übersetzen Sie
otogene Petrositis (Pars petrosa), otogene Meningitis, Vertigo auralis

3.10   Auge, Ophthalmologie

📖   **Vokabeln**

Anatomie	Klinik	Deutsch	Englisch
Auge, Augapfel			
Oculus	**Ophthalm-**	Auge	*eye, ophthalm-*
Bulbus oculi		Augapfel	*eyeball, bulb of eye*
Cornea	**Kerat-**	Hornhaut	*cornea*
Sclera		Lederhaut	*sclera*
Tunica vasculosa = Uvea	**Uve-**	mittlere Augenhaut	*vascular coat, uvea*
Chor(i)oidea		Aderhaut	*chor(i)oidea*
die **Iris**, iridis		Iris, Regenbogenhaut	*iris*
Pupilla	**-kor-**	Pupille	*pupil, pupilla, -cor-*
Corpus ciliare	**-zykl-**	Ziliar-, Strahlenkörper	*ciliary body*
Angulus iridocornealis	**Goni-**	Kammerwinkel	*iridocorneal angle, angle of chamber*
die **Lens**, lentis	**-phak-**	Linse	*lens, -phak-*
Retina		Netzhaut	*retina*
Corpus vitreum	**-hyal-**	Glaskörper	*vitreous, hyaloid body*

Adjektive: ophthalmicus (zu Oculus); cornealis, kerat- (Cornea); scleralis; iridicus; ciliaris (1. Corpus ciliare, 2. Wimpern-)

Etymologie: keras, cornu – Horn; coniungere – verbinden; rete – Netz, retinus Adj. – netzförmig; vitrum – Glas; kore, pupa – Mädchen, pupilla – Püppchen, gespiegelt von der Pupille; phakos, lens – Linse

Die 3 Hüllen des Bulbus oculi:
1. Tunica fibrosa (äußere Hülle) mit Cornea und Sklera
2. Tunica vasculosa (mittlere Hülle) = Uvea mit Choroidea, Corpus ciliare, Iris und Pupilla
3. Tunica interna (innere Hülle), sie besteht aus der Retina

Organa accessoria oculi, Hilfsorgane des Auges			
Tunica conjunctiva		Bindehaut	*conjunctiva*
Palpebra	**Blephar-**	Augenlid	*eyelid, blephar-*
Cilium		Wimper	*eyelash, cilium*
Supercilium		Augenbraue	*eyebrow, supercilium*
Tarsus		Lidplatte	*tarsal plate*
Gl. lacrimalis	**Dakryaden-**	Tränendrüse	*lacrimal gland*

Adjektive: palpebralis; ciliaris; superciliaris; tarsalis, tarseus

Weitere Vokabeln			
Saccus, sacci		Sack	*sac*
der **Lacus**, lacūs		See	*lake*
Punctum		Punkt	*point*
der **Humor**		Flüssigkeit	*humor*
vitreus		Glas-	*vitreus, glasslike*
opticus		Seh-	*optic*
oculomotorius		das Auge bewegend	*oculomotor*
abducens		das Auge bewegend, abduzierend	*abducent*
lacrimalis	**Dakry-**	Tränen-	*lacrimal, dacry-*

Anatomie

 ## Übungen

Ü 253   **Bulbus oculi**   Übersetzen Sie
Bulbus oculi mit Polus ant./post., Aequator, Meridiani (wie geograph. Begriffe bei der Erde)

Kammern des Bulbus: Camera anterior/posterior bulbi, Camera vitrea mit Corpus vitreum

M. rectus lateralis, M. obliquus inferior usw., M. orbicularis oculi, M. sphincter/dilatator pupillae

Ü 254   **Iris, Corpus ciliare**   Übersetzen Sie
Iris: Margo pupillaris, Margo ciliaris, Angulus iridocornealis

Corpus ciliare: Corona ciliaris mit den Processus ciliares, Orbiculus ciliaris, M. ciliaris

Ü 255   **Retina**   Übersetzen Sie
Pars ciliaris, Pars iridica (2 x „Lage an…, bei …")

Pars optica retinae = Fundus oculi, Discus n. optici = Papille, Fovea centralis, Macula lutea

Ü 256   **Tunica conjunctiva**   Übersetzen Sie
Anteile mit „Lage an …": Tunica conjunctiva palpebralis, Tunica conjunctiva bulbaris (oculi)

Ü 257   **Palpebrae**   Übersetzen Sie
Palpebra superior/inferior, Rima palpebrarum, Angulus oculi medialis/lateralis

Tarsus superior in der Palpebra superior, M. levator palpebrae superioris

Ü 258   **Apparatus lacrimalis**   Übersetzen Sie
Gl. lacrimalis, Pars orbitalis, Saccus lacrimalis, Ductus nasolacrimalis

Ü 259   **Nerven, Gefäße**   Übersetzen Sie
N. opticus mit den Abschnitten Pars intracranialis, Pars orbitalis, Pars intraocularis

3

N. oculomotorius, N. lacrimalis, A. ophthalmica, A. centralis retinae

Aa. ciliares posteriores longae, Circulus arteriosus iridis

Klinik

📖 Vokabeln

Physiologie, Klinik	Deutsch	Englisch
der **Visus, -op(t)-, -bleps-**	Sehen	*vision*
Strabismus	Schielen	*strabismus*
Myopie	Kurzsichtigkeit	*myopia*
Nystagmus	rhythm. Augapfelbewegung (physiologisch und krankhaft)	*nystagmus*
die **Katarakt**	grauer Star	*cataract*
das **Glaukom**	grüner Star	*glaucoma*
ambly-	schwach	*ambly-, weak*
die **Amaurose**	Blindheit	*blindness, amaurosis, ablepsia*

Etymologie: strabos – verdreht; myein – blinzeln; nystazein – nicken; glauk- – blau; katarrhaktes – Wasserfall; im Deutschen: (grauer, grüner) Star – starrer Blick

Vokabeln für Erkrankungen des Augenlides

die **Ptosis**	Herabhängen	*ptosis*
Epikanthus	zusätzliche Lidfalte	*epicanthus, mongolian fold*
En-, Ektropium	Einwärts-, Auswärtskehrung	*en-, ectropium*
Hordeolum, Chalazion	Gerstenkorn, Hagelkorn	*hordeolum, chalazion*

✏️ Übungen

Ü 260   Bulbus oculi   Übersetzen Sie
Ophthalmorrhexis = Bulbusruptur (bei Prellung), Panophthalmitis, Endophthalmitis

Fehlbildung: Anophthalmie, nur lesen: Exophthalmus = Protrusio bulbi (Hervortreten des Auges)

Ü 261   Cornea   Übersetzen Sie
Keratitis, Erosio corneae, Keratomykose, Iridokeratitis, Keratokonjunktivitis

Ü 262   Iris, Corpus ciliare, Choroidea   Übersetzen Sie
Iridozyklitis, Iridoptose = Prolapsus iridis,   Iridopathia diabetica

Zykloplegie durch Lähmung des Ziliarmuskels, Ablatio choroideae

Ü 263   Linse   Übersetzen Sie
Aphakie, aphakes Auge, Akorie, Anisokorie

___ Katarakt, Cataracta traumatica, Cataracta senilis

Ü 264   Cataract   Lesen Sie
Congenital cataracts may be inherited (autosomal dominant inheritance). They can also be caused by infections affecting the mother during pregnancy, such as rubella.
Adult cataracts are associated with aging. They develop slowly and painlessly. They are classified as immature, mature, and hypermature. A lens that has some remaining clear areas is referred to as an immature cataract. A mature cataract is completely opaque …
Advanced cataracts are usually treated by surgical removal of the lens and implantation of an artificial lens.

Ü 265   Retina, Glaukom   Übersetzen Sie
Ablatio retinae, diabetogene Retinopathie, Makuladegeneration, Glaucoma simplex

Glaukomuntersuchung: Tonometrie (Innendruck), Perimetrie (Gesichtsfeld), Augenhintergrunduntersuchung, Untersuchung der Papille, Gonioskopie
nennen Sie die anatomischen Termini zu: Augenhintergrund, Papilla, Goni-

Ü 266   Bindehaut, Hornhaut, Augenlider, Tränendrüse   Übersetzen Sie
Conjunctivitis simplex, Keratoconjunctivitis epidemica, Xerophthalmie

Blepharoplegie, Dakryoadenitis, Dakryorrhö = Epiphora (ständiges Tränen)

Ü 267   Sehen, Sehstörungen   Übersetzen Sie
Lesen Sie: Visusprüfung (Sehschärfeprüfung), Skotom (Gesichtsfeldausfall, Skot- – Dunkelheit)
Myopie, Hyperopie, Presbyopie, Amblyopie, Ametropie (Fehlsichtigkeit)

Strabismus, vestibulärer Nystagmus (Vestibulum siehe Ohr S. 115)

Amaurose, Amaurosis fugax, Amaurosis centralis = Amaurosis cerebralis

Ausfälle beim Farbensehen: Rot, Prot-, 1. Farbe, Grün, Deut-, 2. Farbe, 3. Gelb, 4. Blau
Muster: Protanopie = Prot-an-opie, Rotblindheit, die 1. Farbe Rot wird nicht gesehen
Lesen Sie: Protanopie, Deuteranopie, Tritanopie usw., Achromatopsie
Hemeralopie = Nachtblindheit (hemer- – Tag, Hemeralopie ist wörtlich „nur Tagsichtigkeit")

3.11   Haut, Dermatologie

📖 Vokabeln

Anatomie	Klinik	Deutsch	Englisch
die **Kutis**, **Cutis**, cutis	Derm(at)-	Haut (Epidermis und Dermis)	*skin, cutis, derm(at)-*
die **Epidermis**		Oberhaut	*epidermis*
die **Dermis**, **Korium**		Lederhaut	*skin, dermis, corium*
Stratum corneum	Kerat-	Hornhaut der Epidermis	*horny layer*
die **Subcutis**		Unterhautfettgewebe	*subcutis, hypoderm*
die **Adnexe** Pl.		Anhangsgebilde (Nägel, Haare …)	*adnexa*
der **Unguis**, unguis	Onych-	Finger- und Zehennagel	*nail, unguis, onych-*
die **Pili** Pl.	Trich-	Haare	*hairs, pili*
die **Capilli** Pl.		Kopfhaare	*capilli*
Barba		Barthaare	*barba, beard*

Weitere Hautschichten siehe S. 141 ff. (Histologie), weitere Haararten in Anatomielehrbüchern

Körpereigene Stoffe mit Bezügen zur Haut

Hidr-, **sudorifer** Adj.	Schweiß	*sweat, hidr-*
Seb-, **sebaceus**, **Stea(t)-**	Talg	*fat, seb-, stea(t)-*

Klinik

📖 Vokabeln

Klinik	Deutsch	Englisch
Effloreszenzen, Primäreffloreszenzen		
Effloreszenz	sichtbare pathologische Hautveränderung	*efflorescence*
Macula	Fleck	*spot, macula*
Urtica	Quaddel (flache Erhebung, rot, juckend)	*hive, urtica*
Vesicula, **Bulla**	Bläschen, Blase	*vesicle*
die **Pustel** (-ula)	Eiterbläschen	*blister, bulla*
die **Papel** (-ula)	Knötchen	*papule*
Nodulus	Knötchen	*nodule*

Etymologie: flos, floris – Blüte, efflorescere – aufblühen; urere – brennen, urtica – Brennnessel

Sekundäreffloreszenzen und weitere Hautveränderungen

Erosion	Hautabschürfung	*erosion*
das **Ulkus, ulceris**	Geschwür	*ulcer*
die **Rhagade**	Schrunde, Hautreinriss	*rhagade*
Squama	Schuppe	*squama*
Desquamation	Abschuppung, Abschilferung	*desquamation*
Crusta	Kruste, Schorf	*crust*
Erythema	Hautrötung, meist entzündlich	*erythema*
die **Cicatrix**	Narbe	*scar, cicatrix*
Keloid	hyperthrophes Narbengewebe	*keloid*

Etymologie: rodere – nagen; rhag- – reißen; erythros – rot; kele – Bruch, Geschwulst

Klinik	Deutsch	Englisch

Ekzemerkrankungen, Immunerkrankungen

das **Ekzem**	juckende Hautentzündung	*eczema*
das **Exanthem**	Hautausschlag	*exanthem, skin rash*
Urtikaria	Nesselfieber	*urticaria, nettle rash*
Pemphigus	Blasenausschlag	*pemphigus*

Etymologie: ekzeein – aufkochen; anthos – Blume; urtica – Brennnessel; prurire – jucken

Bakterielle Erkrankungen der Haut

Pyodermien	Eiterausschläge	*pyoderma, pyodermia*
die **Impetigo**	eitriger Ausschlag	*impetigo*
Follikulitis	kleine Eiterherde bei Haarbälgen	*folliculitis*
Furunkel	tiefgehende eitrige Haarbalgentzündung	*furuncle*
Karbunkel	Vereinigung mehrerer Furunkeln	*carbuncle*
das **Erysipel**	Wundrose, flammende Rötung	*erysipelas*
Phlegmone	eitrige Gewebezerstörung	*phlegmon*
Panaritium	eitrige Finger- oder Zehenentzündung	*panaris*

Etymologie: Py- – Pilz; impetigo – Räude; folliculus – kleiner Schlauch, Beutel, Sack; fur mit Verkleinerungsform furunculus – Dieb; carbo – Kohle, Verkleinerungsform carbunculus – glühende Kohle, Edelstein, Geschwür; phlegein – brennen, verbrennen; panaritium entstanden aus paronychium

Viruserkrankungen der Haut

Verruca	Warze	*verruca, wart*
Herpes	Hautausschlag mit Grieben und Bläschen	*herpes*
Herpes zoster	Gürtelrose	*herpes zoster*

Etymologie: herpein – schleichen, herpes – schleichender Schaden; zoster – Gürtel

Pilzerkrankungen der Haut

Dermatomykose	Hautpilzerkrankung	*dermatomycosis*
Tinea	Pilz, Fuß-, Hand-, Kopfpilz usw.	*tinea*
Candidose	Pilzerkrankung durch Candida albicans	*candidosis, candidiasis*

Hauterkrankungen durch tierische Parasiten

Epizoonose	Krankheit durch Hautschmarotzer	*epizoonosis*
Scabies	Krätze	*scabies, itch*
Pediculosis	Läusebefall	*pediculosis*

Etymologie: zoon – Tier; scabere – schaben, kratzen; pes – Fuß, Verkleinerungsform pediculus – Laus

Krankheiten mit verschiedenen Ursachen oder mit ungeklärter Genese

die **Akne**	Talgdrüsenerkrankung mit Pustelbildung	*acne*
Komedonen Pl.	Mitesser	*comedones, blackheads*
die **Intertrigo**	Wundsein in Hautfalten	*intertrigo*
der **Lichen**	Flechte	*lichen*
die **Psoriasis**	Schuppenflechte	*psoriasis*
Alopezie	Haarausfall	*alopecia*
Nävus	Mal, Muttermal, angeboren oder erworben	*nevus*
Pruritus, die **Prurigo**	Hautjucken	*pruritus, prurigo*

Etymologie: edere – essen; com-ed-ones – Mitesser; terere, trit-, trig- – reiben; lichen – Flechte; psora – Räude, Krätze; alopex – Fuchs, alopecia – Fuchsräude

Pigmentstörungen

die **Vitiligo**	Weißfleckenkrankheit, Scheckhaut	*vitiligo*
Chloasma	bräunliche Hautflecken, Hypermelanose	*chloasma*
Albinismus	Pigmentmangel in Haut, Haaren, Augen	*albinism*
Epheliden Pl.	Sommersprossen	*ephelides, freckles*

Etymologie: chlo(r)- – eigentlich grün; albus – weiß; helios – Sonne

3

Klinik	Deutsch	Englisch

gefäßbedingte Hautkrankheit, Hauterkrankungen mit mechanischen Ursachen

| **Purpura** | Hautrötung durch Blutung in der Haut | *purpura* |
| **Decubitus** | Wundliegen | *decubitus* |

Etymologie: decumbere – krank liegen; prurire – jucken

Adjektive

a-, dys-, ektop	an untypischer Stelle, fern vom Ursprung	*atopic, ectopic*
retikulär, anulär	netzförmig (Rete), ringförmig (Anulus)	*reticular, anular*
nodosus, bullosus	mit mehreren Knoten, Blasen	*nodose, bullous*

Klinik

 ### Übungen

Ü 268   **Organe, Stoffe, Farbe …**   Bestimmen und übersetzen Sie die unterstrichenen Teile
O = betroffenes Organ, **S** = Stoff, **E** = Erreger, **F** = Farbe, **U** = Ursache
Anhidrosis (   ), Lichen ruber (   ), Onychomykosen (;   ), Cheilitis (   )

Melanom (   ), Photodermatosen (;   ), Seborrhö (   )

Übersetzen Sie die unterstrichenen Terminusteile für betroffene Teile des Körpers:
Pediculosis capitis, Dermatitis perioralis, Herpes labialis, Hyperhidrosis manuum

Interdigitalmykosen, Tinea pedis, Keratosis palmoplantaris

Ü 269   **Hautkrankheiten mit Blasen, Knötchen …**   Übersetzen Sie nur die Adjektive
Erysipelas vesiculosum, Erythema nodosum, Epidermolysis bullosa, Psoriasis pustulosa

Ü 270   **Acne**   Lesen Sie den englischen Text:
Acne is a common inflammatory disease of sebaceous glands and of the hair follicles, characterized by blackheads (comedones), pustules, nodules … The most common type is acne vulgaris, a form prevalent among adolescents. Although its exact cause is not known, it is undoubtedly related to genetic predisposition and to the increased hormonal activity that occurs at puberty, which causes an overproduction of sebum, secretion of the sebaceous glands.

Ü 271   **Infektionen, Epizoonosen**   Übersetzen Sie
Herpes labialis (Herpes unübersetzt), Herpes zoster, Verruca vulgaris, Varizellen

Hidradenitis suppurativa axillarum (sup-pur-ativus – eitrig), Trichomykose

Scabies, Pediculosis vestimentorum (vestimentum – Kleidung)

Ü 272   **Zu viel …**   Übersetzen Sie
Hyperkeratose, Dyskeratose, Hypotrichose, Xeroderma

3.12 Blut, Hämatologie

📖 Vokabeln

Anatomie	Deutsch	Englisch
Blut, Blutkörperchen (Histologie, Klinik)		
Häm(at), Hae(mat)-	Blut	*blood, h(a)em-*
Erythrozyten, -globul-	rote Blutkörperchen	*erythrocytes, red cells*
Hämoglobin	Blutfarbstoff in den Erythrozyten	*hemoglobin*
Hämatokrit	Anteil der Erythrozyten am Blutvolumen	*hematocrit*
das **Häm**	Farbstoffanteil des Hämoglobins	*heme*
-sider-	Eisen	*sider-*
Leukozyten	weiße Blutkörperchen	*leucocytes, white cells*
Granulum	Partikel, Körnchen	*granule, grain*
Thrombozyten	Blutplättchen	*thrombocytes*
Koagulation	Blutgerinnung	*coagulation*
Volumen, Vol-	Volumen, zirkulierende Blutmenge	*volume, vol-*
Blutbildende Organe (Anatomie, Klinik)		
Lien, Splen	Milz	*spleen*
Medulla rubra, Myel-	rotes Knochenmark	*bone marrow, myel-*
Krankhafte Vermehrung und Verminderung von Blutkörperchen (Klinik)		
-ose, -ie	krankhafter Anstieg der Zahl der Blutzellen z.B. Erythrozytose, Neutrophilie	*-osis, -ia*
An-, -penie	krankhafte Verminderung, Mangel	*an-, -penia*
Plethora	Blutüberfülle, Erhöhung des Blutvolumens	*plethora*
Eigenschaften (Klinik)		
-iso-	gleich, bei Blutkörperchen: gleich groß	*-iso-*
-poikil-	verschieden geformt	*- poikil-*
-sphär-	Kugel-, kugelförmig	*- sphere-*
-chrom-	Farbe, Hämoglobin bei den Erythrozyten	*-chrom-*

Anatomie, Histologie, Klinik

✏️ Übungen

Ü 273 Hämatopoese Übersetzen Sie

Hämatopoēse, Erythropoese, Leukopoese, Thrombopoese, Myelopoese

---

Ü 274 Hauptetappen der Erythropoese Lesen Sie

hämatopoetische Stammzelle (Ausgangspunkt für alle Blutkörperchen) → myeloische Stammzelle (die roten Blutkörperchen werden vom roten Knochenmark gebildet) → Erythroblast → Retikulozyt (unübersetzt, mit netzförmigem Restgehalt an Polyribosomen) → Erythrozyt (reif)

Ü 275 Anämien Übersetzen Sie

Hinweis: Anämien (wörtlich „Blutarmut") betreffen die roten Blutkörperchen und das Hämoglobin. Verwenden Sie im folgenden Anämie, ohne diesen Begriff zu übersetzen.

Anämien mit Störungen bei den Erythrozyten (Größe, Zahl, Form) und beim Hämoglobin:

Erythropathie, mikrozytäre, makrozytäre und normozytäre Anämie

Erythrozytose, Retikulopenie, Formanomalien: Sphärozyt, Anisopoikilozytose

hypochrome, hyperchrome und normochrome Anämie

weitere Anämien: perniziöse Anämie, alimentäre Anämie, sideropenische Anämie

Ü 276   Iron Deficiency Anemia   Lesen Sie den Text zur sideropenischen Anämie

Iron Deficiency Anemia (IDA) is the most common type of anemia. IDA is usually due to a diet insufficient in iron or from blood loss. Blood loss can be acute as in hemorrhage or trauma or long term as in heavy menstruation. Most at risk are young children whose growth demands are great, the elderly whose diets are many times lacking and women who are pregnant or of childbearing age. Complaints: Fatigue is the most common complaint, along with vague feeling of physical discomfort or uneasiness, sensitivity to cold, shortness of breath, dizziness …

Ü 277   Leukozyten   Die drei Hauptarten und einige Untergruppen, lesen Sie

a) Granulozyten (mit zahlreichen Granula im Zytoplasma, Bildung im Knochenmark, -meyl-), neutrophile/eosinophile/basophile Granulozyten = Neutrophile, Eosinophile, Basophile

b) Lymphozyten, zwei Unterarten: B-Lymphozyten (<u>B</u>- wegen ihrer Reifung im <u>b</u>one marrow, Knochenmark), T-Lymphozyten (<u>T</u>- wegen ihrer Reifung im <u>T</u>hymus)

c) Monozyten (mit 1 Zellkern), sie differenzieren sich zu Makrophagen

Ü 278   Leukämien   Lesen Sie

Leukämien (unübersetzt) beruhen auf malignen Entartungen oder Reifestörungen von Leukozyten, dazu kommen oft weitere Blutbildungsstörungen wie Anämie, Granulozytopenie, Thrombozytopenie

Einige Formen der Leukämie:

akute/chronische myeloische Leukämien mit entarteten Vorläuferzellen der Granulozyten: myeloblastäre, promyelozytäre, myelomonozytäre, monozytäre Leukämie, akute Eosinophilen-/Basophilenleukämie, Megakaryozyten-/Megakaryoblastenleukämie

akute/chronische lymphatische Leukämie mit entarteten Vorläuferzellen der Lymphozyten, so z. B. akute lymphoblastische Leukämie

Ü 279   Gerinnungsstörungen   Übersetzen Sie

Koagulopathien, Thrombozytopenie, Hämophilie, Hämorrhagie, hämorrhagische Diathese

zum Merken: Hämostase – 1. Blutstillstand (Symptom), 2. Blutstillung (therapeutisch)

Ü 280   Blutmenge   Übersetzen Sie

Normovolämie, Hypovolämie, Hypervolämie, hypovolämischer Durst

3.13 Exokrine und endokrine Drüsen, Endokrinologie, Stoffwechsel

Anatomie	Klinik	Deutsch	Englisch
Glandula	Aden-	Drüse	*gland*
	-krin-, Sekret-, sezernierend	absondernd, ausscheidend	*secretion, -crin*
	-chyl-	1. Drüsensekret, 2. Lymphflüssigkeit	*-chyl-*
exokrine Drüsen			
Gl. lacrimalis	Dakryaden-	Tränendrüse	*lacrimal gland, dakry-*
Gll. salivariae	Sial-, Ptyal-	Speicheldrüsen	*salivary glands, sial-*
Gll. sebaceae	Seb-, Steat-	Talgdrüsen	*sebaceous glands, steat-*
Gll. sudoriferae	Hidraden-	Schweißdrüsen	*sweat glands, hidr-*
Gl. mucosa	Muk-, Myx-	Schleimdrüse	*mucous gland*
Gl. serosa	serös	seröse Drüse	*serous gland*
Gl. mammaria		Drüsengewebe der weiblichen Brust	*mammary gland*
	Galakt-, Lakt-	Milch	*galact-, lact-, milk*
endokrine Drüsen und Gewebe (Auswahl)			
Hypophyse	-pituita-	Hirnanhangsdrüse	*hypophysis*
Corpus pineale		Hirnanhangs-, Zirbeldrüse, Epiphyse	*pineal body, pineal gland, epiphysis*
Gl. thyroidea	-thyre(oid)-	Schilddrüse	*thyroid gland*
	Struma	vergrößerte Schilddrüse, Kropf	*goiter, goitre*
Gll. parathyroideae	-parathyr(oid)-	Beischilddrüsen	*parathyroid glands*
Insulae pancreaticae	Insul-	Langerhans-Inseln	*pancreatic islets, islets of Langerhans*
Gl. suprarenalis = Gl. adrenalis	Epinephr-	Nebenniere	*suprarenal gland, adrenal gland, adren-*
Cortex gl. adrenalis	-c(k)ort(iz)-	Nebennierenrinde	*adrenal cortex, -cort-*

Etymologie: -krin- – absondernd, sekretorisch; phyo, -phys- – entstehen, wachsen, Hypo-physe „das unter (dem Gehirn) Gewachsene"; pituita – Schleim, Gl. pituitaria „Schleimdrüse" ehemals für die Hypophyse; pinus – Pinie, pinealis wie ein Pinien-(Kiefern-)zapfen; ad- – an, bei

Anatomie

 ## Übungen

Ü 281   Drüsen allgemein   Übersetzen Sie
exokrine Drüsen, muköse Drüse, seromuköse Drüse, endokrine Drüsen

Ü 282   Gl. thyroidea   Übersetzen Sie
Lobus dexter/sinister, Isthmus glandulae thyroideae

Ü 283   Gll. parathyroideae   Übersetzen Sie
Gl. parathyroidea superior, Gl. parathyroidea inferior, Gll. parathyroideae accessoriae

Ü 284   Gl. suprarenalis   Übersetzen Sie

Facies anterior/posterior/renalis, Cortex gl. suprarenalis, Medulla gl. suprarenalis

Ü 285   Gl. mammaria   Übersetzen Sie

Lobi/Lobuli glandulae mammariae, Ductūs lactiferi, Sinūs lactiferi, Laktation

Klinik

 Übungen

Ü 286   Drüsen mit äußerer Sekretion   Übersetzen Sie

Dakryoadenitis, Dakryolithiasis, Sialadenitis, Hyperhidrose, Seborrhö

Ü 287   Schilddrüse   Übersetzen Sie, lesen Sie den Text

Thyroiditis (Strumitis), Schilddrüsenadenom (benigne), blande Struma, Struma nodosa

gemäß Schilddrüsenfunktion: euthyreote Struma, hyperthyreote/hypothyreote Struma

Hyperthyroidism (Hyperthyreose), lesen Sie den englischen Text:

Hyperthyroidism (or "overactive thyroid gland") is the clinical syndrome caused by an excess of circulating free thyroxine or free triiodothyronine (2 Schilddrüsenhormone). Major clinical features are weight loss (often accompanied by a ravenous appetite [Heißhunger]), intolerance to heat, fatigue, weakness, hyperactivity, irritability, polyuria, and sweating. Additionally, patients may present with a variety of symptoms such as arrhythmias, shortness of breath (dyspnea), loss of libido, nausea, vomiting, and diarrhea.

Übersetzen Sie: weight loss, fatigue, weakness, polyuria, dyspnea, nausea, vomiting, diarrhea

Chirurgische Eingriffe:

Strumaresektion, subtotale oder totale Thyroidektomie, Enukleation von Knoten

Ü 288   Überlange Termini   Unterstreichen Sie die betroffenen Drüsen, übersetzen Sie

Hypophyseninsuffizienz = Hypopituitarismus, Hypoparathyreoidismus

Parathyreoideaadenom, hypophysäre Hypothyreose

Ü 289   **Symptome und Auswirkungen endokriner Erkrankungen**   Übersetzen Sie

Bei Erkrankungen der Hypophyse:

Akromegalie, Hypogonadismus, Laktionsstörungen, Diabetes insipidus
(insipidus bleibt unübersetzt, in-sipidus – nicht [süß] schmeckend, auf den Urin bezogen)

Berichtigen Sie: hypophysärer Gigantismus – Riesenwuchs der Hypophyse

Bei Hypothyreose: Bradykardie, Hypotension, Apathie, Obstipation

Nebenschilddrüse: lebensbedrohlicher Zustand bei hyperkalzämischer Krise durch akuten Hyperparathyreoidismus mit Polyurie, Polydipsie, Exsikkose, Erbrechen, Schock …

Langernhans-Inseln: Diabetes mellitus, Coma diabeticum, diabetische Retinopathie

Nebennieren: Hyper- und Hypokortizismus, adrenale Androgenüberproduktion

Weitere Erkrankungen in Zusammenhängen mit Endokrinologie und Stoffwechsel:

Adipositas, Anorexia nervosa = Magersucht, Pubertas praecox

A-, Dysmenorrhö, Virilisierung bei der Frau (virilis – männlich), Gynäkomastie beim Mann

Ü 290   **Hormone**   Ordnen Sie die Hormone anhand von Teilen ihrer Namen den endokrinen Drüsen zu, unterstreichen Sie die Namensteile

Adrenalin (   ), anterior pituitary gonadotrophin (engl.) (   ), Cortisol (   )

Glucocorticoid (   ), Insulin (   ), Isopropylnoradrenalin (   ), Triiodthyronin (   )

1 Hypophyse, **2** Langerhans-Inseln, **3** Nebennierenrinde, **4** Schilddrüse

3.14   Tumoren, Onkologie

📖 Vokabeln

Klinik	Deutsch	Englisch
Onk-	Geschwulst-	onc-
der **Tumor**	1. Geschwulst, 2. Schwellung	tumor
das **-om, -oma(t)-**	gutartige Geschwulst, außer Karzinom und Sarkom	-oma
das **(C)Karzinom(a), Ca.**	Krebs, der vom Epithel ausgeht	carcinoma
das **Carcinoma in situ**	noch intraepithelial liegendes Karzinom	carcinoma in situ
das **Sarkom**	Krebs, der von mesodermalem (mesenchymalem) Gewebe ausgeht	sarcoma
-kanzer-, -karzin-	-krebs-	cancer-, carcin-
Neoplasie, das **Neoplasma**	Neubildung	neoplasia, neoplasm
terminal	im Endstadium	terminal

Etymologie: onkos – Masse, Haufen; cancer, karkinos – Krebs

✏️ Übungen

Ü 291   Geschwülste allgemein, Metastasen   Übersetzen Sie

benigne, semimaligne und maligne Neoplasien, Malignome

Präkanzerosen, karzinogen = kanzerogen, onkogene Viren

Lesen Sie: Hämatogene und lymphogene Metastasen: -gen bedeutet hier nicht „Entstehung aus, durch das Blut usw.", sondern hämatogen: Verbreitung <u>mit</u> dem Blut in Blutgefäßen (V. portae, V. cava sup. et inf. u. a.), lymphogen: Ausbreitung <u>entlang</u> von Lymphbahnen und -knoten

Ü 292   Cancer   Lesen Sie

Cancer is a class of diseases or disorders characterized by uncontrolled division of cells and the ability of these cells to invade other tissues, either by direct growth into adjacent tissue through invasion or by implantation into distant sites by metastasis. Severity of symptoms depends on the site and character of the malignancy and whether there is metastasis. A definitive diagnosis usually requires the histologic examination of tissue. Most cancers can be treated and some cured, depending on the specific type, location, and stage. Once diagnosed, cancer is usually treated with a combination of surgery, chemotherapy and radiotherapy.

Ü 293   Befallene Organe   Übersetzen Sie nur die Terminusteile für die Organe

Muster: <u>Hepat</u>om → Leber

Cholangiom, Epiglottiskarzinom, gastrointestinale Malignome

---

kolorektales Karzinom, Larynxkarzinom, Ösophaguskarzinom

Ovarialkarzinom, Pankreasadenom, Zervixkarzinom (gynäkologisch)

Übersetzen Sie die Terminusteile für Organe in englischen Termini:
adrenal tumor, bladder carcinoma, breast cancer, carcinoma of kidney

hypernephroid carcinoma, testicular cancer, thyroid carcinoma

Ü 294 **Metastasen** Übersetzen Sie
postmenopausales, ossär metastasierendes Mammakarzinom

malignes Cholangiom mit extrahepatischen Metastasen

Ü 295 **TNM-Klassifikation** beim **Magenkrebs** (Auszug) Übersetzen Sie
Vokabeln: infiltrieren – befallen, penetrieren – eindringen
TNM: T = Tumorausdehnung, N = Nodi lymphatici, Lymphknotenbefall, M = Metastasen
TiS Carcinoma in situ, der Tumor ist auf die Lamina epithelialis mucosae beschränkt
T1 Tumor infiltriert die Lamina propria mucosae bis zur Submukosa
T2 Tumor infiltriert die Muscularis propria
T3 Tumor penetriert die Serosa, also das viszerale Peritoneum

Ü 296 **Brustkrebs** Übersetzen Sie
Ältere Operation: radikale Mastektomie oder Ablatio mammae mit Entfernung des M. pectoralis major
und Ausräumung der interpektoralen, infraklavikulären und axillären Lymphknoten

Ü 297 **Mastectomy** Lesen Sie
Mastectomy: surgical removal of breast tissue, usually done as treatment for breast cancer. The radical
mastectomies of the past (which removed not only the breast, but underlying chest muscle and lymph
nodes) have largely been replaced by less drastic, but equally effective procedures. Mammograms and
self-conducted breast exams have done much to reduce the need for radical procedures because they
have increased early detection of the cancer, allowing it to be treated before it has spread.

Ü 298 **Palliativmedizin** Lesen und übersetzen Sie
Bei terminalen Patienten mit weit entwickelter progredienter Erkrankung und infauster Prognose, bei
denen eine kurative Therapie nicht mehr möglich ist, ist die Palliativmedizin, engl. palliative care,
anzuwenden. Sie besteht in einer ganzheitlichen Zuwendung zum Patienten, palliativer Pflege, konse-
quenter Analgesie, psychosozialer und seelsorgerlicher Betreuung und Sterbebegleitung.
Übersetzen Sie: terminal, progredient, infaust, kurativ, palliativ, Analgesie

Ein früher Grundsatz der Palliativmedizin in Frankreich, 16. Jahrh., lautet:
Guerir – quelquefois, soulager – souvant, consoler – toujours (Heilen – manchmal, lindern – oft, trösten
– immer)

3.15   Infektionskrankheiten

📖 Vokabeln

Klinik	Deutsch	Englisch
Infektion		
Infektion, Infekt	Infektionskrankheit, Ansteckung	*infection*
Inkubation	Zeit zwischen Infektion und Krankheitsausbruch	*incubation*
kontagiös	ansteckend	*contagious*
nosokomial	im Krankenhaus erworben (Infektion)	*nosocomial, hospital-acquired infections*
Sepsis, septisch	Blutvergiftung	*sepsis*
Immunität	Unempfindlichkeit	*immunity*
Vakzination	Impfung	*vaccination*
Krankheitserreger		
–––	Krankheitserreger, Keim	*germ, disease agent*
Virulenz	Wirksamkeit, Schädlichkeit des Erregers	*virulence*
Bakterium	Bakterie	*bacterium*
das **Virus**	Virus	*virus*
Myk-, Fung-	Pilz	*myc-, fungus*
Protozoen Pl.	tierische Einzeller	*protozoa* Pl.
Parasit	Schmarotzer	*parasite*
Vektor	Krankheitsüberträger	*vector*
Fieber		
die **Febris, Pyr-**	Fieber	*fever, pyr-*
Pyrexie	Fieberzustand	*fever, pyrexia, pyrexy*
febril	fiebrig	*febrile*

Etymologie: cubare – liegen, ruhen; komein – pflegen, nosokomeion – Krankenhaus;
contingere, tangere – berühren; sepein – faulen; bakterion – Stäbchen; virus – Schleim; zoon – Tier, Protozoon – erstes Lebewesen;
sitos – Speise, para-situs – neben jemandem essen; vehere – bringen, tragen; pyr- – Feuer

klinische und umgangsprachliche Bezeichungen für einige Infektionskrankheiten

Klinik	umgangssprachlich	Englisch
Morbilli	Masern	*measles*
Varizellen	Windpocken	*chickenpox*
(Herpes) Zoster	Gürtelrose	*zoster*
Parotitis epidemica	Mumps, Ziegenpeter	*mumps*

Klinik

Übungen

Ü 299   **Infectious diseases**   Lesen Sie

An infectious disease is a clinically evident disease that damages or injures the host (Wirt), and results from the presence and activity of one or more pathogenic microbial agents (Erreger), including viruses, bacteria, fungi, protozoa, multicellular parasites, and aberrant proteins known as prions. A contagious disease (also called a communicable disease) is an infectious disease that is capable of being transmitted from one person or species to another. Transmission of an infectious disease may occur through several pathways, including through contact with infected individuals, by water, food, airborne inhalation, or through vector-borne spread.

Ü 300   Übertragungswege   Übersetzen Sie
oral, fäkal-oral, enteral, aerogen (aer- – Luft), perkutan, permukös (Tunica mucosa)

sexuell, diaplazentar (dia-plazentar, dia- – durch, Übertragung von Mutter auf Embryo)

Ü 301   Influenza, Grippe   Übersetzen Sie die einschlägigen Termini
Erreger, Epidemiologie und Pathogenese
Erreger: Influenza-Virus, weltweites Vorkommen
alle 1–3 Jahre epidemisches Auftreten, in großen Abständen pandemisch
Übertragung durch Aerosole (Tröpfcheninfektion)
Inkubationszeit: 1–4 Tage

Symptomatik
a) akutes Auftreten: plötzliches hohes Fieber, Schüttelfrost, Pharyngitis, Rhinorrhö, Myalgien, Arthralgien, gastrointestinale Beschwerden

b) Komplikationen:
Tracheobronchitis, Pneumonie, Myokarditis, Perikarditis, Meningitis, Enzephalitis

Ü 302   Fieber, Fiebermessung   Übersetzen Sie die unterstrichenen Termini
Temperaturen über 38° C bilden Fieber, Temperaturen bis 38° C gelten als subfebril.
Fiebermessung: rektal ist günstig, axillär liegt um 0,5° C niedriger, oral ist ungünstig.

Ü 303   Fieber, Ursachen, Verläufe   Übersetzen Sie die unterstrichenen Termini
Fieber sind infektiös (viral, bakteriell, mykotisch, durch Protozoen), immunologisch (z. B. rheumatisches Fieber), endogen (aseptisches Fieber u. a.), exogen-toxisch (z. B. durch Arzneimittel), endokrin (z. B. prämenstruell oder durch Hyperthyreose), traumatisch bedingt.

Verlaufsformen von Fieber: Kontinua (kontinuierliches Fieber), intermittierendes Fieber, biphasisches undulierendes und rekurrierendes Fieber (unda – Welle)

3.16 Neugeborene, Neonatologie, Kinder, Pädiatrie

Vokabeln

Physiologie	Deutsch	Englisch
Partus, -us	Geburt (von der Mutter aus)	*deliver*
Neonatus	Neugeborenes	*newborn, neonat-*
neonatal, Neonatalperiode	ab Geburt bis 7. Lebenstag	*neonatal*
perinatal, Perinatalperiode	ab 29. Schwangerschaftswoche bis 7. Lebenstag	*perinatal*
Päd-	Kind	*ped-, child*
Infans, infantis	Kind	*infant, child*
infantilis Adj.	im Kindesalter	*infantile*
Adoleszenz, Heb-	Jugendalter	*adolescence, heb-*
juvenilis	jugendlich, Jugend-	*juvenile*

Hinweis: Neonatus und Infans werden als Attribute im Genitiv Plural gebraucht, z. B. Anaemia neonatorum – Neugeborenenanämie, Mors subita infantum – plötzlicher Kindstod

Präpositionen für Zeitangaben

ante mit Akk., 4. Fall	vor	*before*
post mit Akk., 4. Fall	nach	*backward, after*
in mit Abl., 5. Fall	in	*in*
sub mit Abl., 5. Fall	unter (während)	*sub*

Einige Infektionskrankheiten (u. a. Kinderkrankheiten) siehe S. 132

Klinik

Übungen

Ü 304   Zeitliche Begriffe   Übersetzen Sie
antenatal = pränatal, postnatal, perinatal

in utero, ante partum, sub partu, post partum

Ü 305   Entwicklungszustand des Neugeborenen   Übersetzen Sie
hypotrophes, eutrophes, hypertrophes Neugeborenes (Ernährungszustand)

Ü 306   Fehlbildungen des Neugeborenen (Auswahl)   Übersetzen Sie
Neuralrohr und Gehirn: Anenzephalie, Hydrozephalus, Spina bifida (gespalten)

Organe: Duodenalatresie, Omphalozele, Nierenaplasie

Herz: Atriumseptumdefekt, persistierender Ductus arteriosus, Trikuspidalatresie

Alkoholembryopathie ist eine pränatale Erkrankung des Feten mit intrauteriner und postnataler Retardierung (tardus – spät), kraniofazialer Dysmorphie, Genitalanomalien ..., verursacht durch Alkoholkonsum und -abusus der Mutter während der Schwangerschaft

3

Ü 307 Geburtstraumatische Schäden Übersetzen Sie
Kephalhämatom, Hirnkontusion, Klavikulafraktur, Milzruptur

Ü 308 Neonatologische Krankheiten und Symptome Übersetzen Sie
Ikterus neonatorum, neonatale Anämie, Struma neonatorum

Dakryozystitis neonatorum, Neugeborenenkonjunktivitis

Ü 309 Krankheiten und Symptome bei Kindern und Jugendlichen Übersetzen Sie
Polyarthritis chronica infantilis, Osteochondrosis deformans juvenilis

infantiler Diabetes, Glaucoma infantum, Acne juvenilis

Ü 310 Mors subita infantum Plötzlicher Kindstod Lesen Sie
Sudden infant death syndrome (SIDS) or crib death is the sudden, unexpected, and unexplained death of an apparently healthy infant under one year of age (usually between two weeks and eight months old). SIDS accounts for 10% of infant deaths. The risk is higher in males, in low-birth-weight infants, in lower socioeconomic levels, during cold months, and for babies who sleep face down. The inexplicability of SIDS often leaves the parents with a deep sense of guilt in addition to their grief. Vokabel: crib – Krippe, Kinderbett

3.17 Geriatrie

Vokabeln

Physiologie, Klinik	Deutsch	Englisch
Senium, senilis, Presby-	Alten-, Alters-	old age, senium, senility, presby-, senile
Senilität	Alterung, vorzeitige Alterung	senility
Ger-, Geront-	Alten-, Alters-	ger-, gerat-, geront-
Involution	Rückbildung	involution
Demenz	geistiger Verfall	dementia
Geriatrie	Altersheilkunde	geriatrics
Gerontologie	Altersforschung	gerontology

Übungen

Ü 311   Krankheiten und Symptome   Übersetzen Sie
senile Involution, Involutionsdepression, Dementia senilis

Presbykardie, Presbyösophagus, Altersulkus des Magens, Colpitis senilis = Alterskolpitis

Auge: Cataracta senilis, Presbyopie, Ohr: Presbyakusie

Haut: Geroderma, Verucca senilis, Lentigines seniles Pl. (Altersflecke)

Ü 312   Altern   Lesen Sie
Senilität und Präsenilität ist Altern und vorzeitiges Altern, dagegen bezeichnet Progerie = Senilitas praecox die sehr frühe Vergreisung z. B. im Kindesalter (hereditäre Entwicklungsstörung)

Ü 313   Multimorbide 75-jährige Patientin   Übersetzen Sie die Termini im Text
Es besteht die Indikation für eine Kombinationstherapie bei Z. n. (Zustand nach) subtotaler Strumektomie, Koxarthrose, Varikosis, primärer Hypertonie, Z. n. Mammaamputation

Ü 314   Dementia Lesen Sie

Dementia is the progressive decline in cognitive functions due to damage or disease in the brain beyond what might be expected from normal aging. Particularly affected areas may be memory, attention, language and problem solving. In the later stages of the condition, affected persons may be disoriented in time (not knowing what day of the week, day of the month, what month or even what year it is), place (not knowing where they are) and person (not knowing who they are). Symptoms of dementia can be classified as either reversible or irreversible depending upon the etiology of the disease. Less than 10% of all dementias are reversible.

4   Zytologie und Histologie mit Klinik

Hinweis: Die Zytologie und Histologie besitzen eine weit verbreitete ältere Terminologie mit eingedeutschten lateinisch–griechischen und hybriden lateinisch-griechisch–deutschen Termini:

- Myozyt, chondrale Ossifikation, einfaches hochprismatisches Epithel

sowie eine relativ neue, weniger genutzte Nomenklatur auf lateinisch–griechischer Grundlage:

- Myocytus, Ossificatio chondralis, Epithelium simplex columnare

Die ältere Nomenklatur wird durchgehend, die neuere mit mehreren Proben berücksichtigt.

4.1   Zelle, Zytologie

4

📖   Vokabeln

Hinweis: Einige Termini können nicht sinnvoll ins Deutsche übersetzt werden. Sie werden bei den
deutschen Bedeutungen wiederholt und erhalten zum Teil den Vermerk „unübersetzt".

Zytologie	Deutsch	Englisch
Zelle		
Z(C)yt-, der **-zyt(us)**	Zelle	*cell, cyt-*
Cellula	Zelle	*cell*
-plasma	Plasma, unübersetzt	*-plasm*
Membran(a), das **-lemm(a)**	Membran, Hülle (um die Zelle und um verschiedene Zellorganellen)	*membrane, -lemma*
Kompartiment	Funktionsraum (innerhalb und außerhalb von Zellen und Organellen)	*compartment*
Kary-, Nuk(c)leus	Zellkern	*kary-, nucleus*
Nucleolus	Zellkörperchen (im Zellkern)	*nucleolus*
die **Matrix**	Grundsubstanz, Bildungsschicht	*matrix*
das **Chromatin, Euchromatin, Heterochromatin**	unübersetzt, verschieden färbbare Teile der Erbinformation im Kern	*chromatin, euchromatin, heterochromatin*
das **Chromosom**	Chromosom, Teil des Chromatins, färbbarer Träger der genetischen Information	*chromosome*
Zytoskelett	Zellskelett, Stütz- und Bewegungsapparat der Zelle	*cytoskeleton*
das **Zytosol**	flüssiger Teil des Zellplasmas	*cytosol*
Paraplasma, Inclusio	Paraplasma, Einschlusskörperchen in der Zelle	*paraplasm*
kein latein.-griech. Terminus	Stammzellen	*stem cells*
der **-blast, -blastocytus**	Vorstufe, -bildner einer Zelle	*-blast, early stage of a cell*
der **-klast, - clastozytus**	Fresszelle, Zerstörer von Zellen	*-clast, destroyes cells*
Zellorganellen und weitere Bestandteile im Zellplasma (Auswahl)		
Golgi-Apparat	Golgi-Apparat	*Golgi complex*
Retik(c)ulum	Retikulum (kleines Netz), raues / glattes endoplasmatisches Retikulum	*reticulum, small network rough /smooth endoplasmic reticulum*
Mitochondrien Pl.	Mitochondrien, unübersetzt	*mitochondria*
das **-som**	Körperchen, Körper	*-some*
das **-iol**	1. Körperchen, 2. chemischer Stoff	*-iole, very small body*

Zytologie	Deutsch	Englisch
das **-mer**	Teil, Teilchen	*-mer, part, particle*
die **Vesikel**	Bläschen	*vesicle, small blister*
Vakuole, Zisterne, Lakune	Hohlraum, Höhle	*vacuole, cistern, cavity*
Granulum	Körnchen	*granule, grain*

Bestandteile des Zytoskeletts und der Zellmembran

das **Filament(um)**	Faser	*filament*
Tubulus	Hohlzylinder, Röhrchen	*tubule, small tube*
-villi Pl.	Ausstülpungen der Zellmembran	*villi, tiny projections*
-zilien Pl.	haarähnliche Zellfortsätze	*cilia*
Fibrille, Fibrilla	kleine Faser	*fibril, fibre*
die **Glykokalyx**	Kohlenhydratschicht außen auf der Zellmembran	*glykokalyx*
Rezeptor	Bindungsort für Moleküle	*receptor*

Bewegung, Transport durch Membranen, weitere Tätigkeiten

Permeabilität, permeabel	Durchlässigkeit von Membranen	*permeability, permeable*
Diffusion, Osmose	Molekülwanderung durch Membran bei Konzentrationsgefälle	*diffusion, osmosis*
Carrier, Ionenkanäle, Ionen-pumpen u. a.	Systeme für den Transmembrantransport	*carrier, ion channel, ion pump*
Pin-, Pinozytose	Aufnahme in die Zelle (flüssige Teile)	*pin-, pinocytosis*
Phag-, Phagozytose	Aufnahme in die Zelle (feste Teile)	*phag-, phagocytosis*
Lys-	abbauend, auflösend	*lys-, destruction*
Kin(et)-	Bewegungs-	*kin(et)-, movement*

Zellverbindungen, Zellkontakt

Adhäsionskontakte	Haft-, Verankerungskontakte	
Desm-	Verbindungs-	*desm-*
Zonula	gürtelförmiger Bezirk	*zonula*
adhaerens	zusammenhängend	*adherens, adherent*
Zonula adhaerens	Haftzone	*zonula adherens*
Macula	Fleck	*macula*
Barrierekontakte	Verschlusskontakte mit Verschluss des Interzellularspalts	
occludens	abschließend	*occludens*
Zonula occludens	Verschlusskontakt	*tight junction*
Kommunikationskontakte (Nexus)	Zellkontakte zur metabolischen oder elektrischen Kommunikation	*gap junction*
Synapse	Nervenverbindung, Kontaktstelle	*synapsis*

Immunität, Immunsystem

Immunität	Abwehr, Erkennen und Bekämpfen von Krankheitserregern	*immunity*
Antigen	schädliche körperfremde Substanz, die vom Immunsystem bekämpft wird	*antigen*
Antikörper	Antikörper (unübersetzt), bekämpft ein Antigen	*antibody*

Zellteilung, Zellvermehrung, Zelltod

Proliferation	Zellvermehrung	*cell division*
Mitose	unübersetzt, Zellteilung der somatischen Zellen (Zellen im Körper außer den Keimzellen)	*mitosis*
Meiose	unübersetzt, 1. und 2. Reifeteilung der männl. und weibl. Keimzellen	*meiosis*
Zentriol	Zentralkörperchen, tritt auf bei Zellteilung	*centriole*

4

Zytologie	Deutsch	Englisch
Transkription, Translation	Überschreiben, Übersetzen u. a. (bei der DNA- und der Proteinsynthese)	*transcription, translation*
Replikation	Verdopplung der DNA bei der Zellteilung	*replication*
Apoptōse	physiolog. Zelltod durch Zellprogramm	*apoptosis*

Etymologie: mitos – Faden, mitose wörtl. etwa „Fadenbildung"; meion – weniger, Reduktion

Einige spezielle Komponenten in zytologischen und histologischen Termini

-phil	anziehend, Affinität für …, gut färbbar mit …	*-phil*
-phob	abstoßend, abweisend	*-phob*
amphi-	beides	*amphi-, bi-*
hapl(oid), hemi-, semi-	halb	*half*
bi-, di-, diplo(id)	doppelt	*twice*
hol-	ganz	*entire, whole*
hom(oi)-	gleich, einheitlich	*same, equal*
heter-	anders, verschieden	*different*
-astr-	sternförmig (sternförmige Fortsätze)	*-astr-*
-dendr-	baumförmig verzweigt (Fortsätze)	*-dendr-*
acinosus	trauben-, beerenförmig	*acinous*
caliciformis	becherförmig, vgl. Becherzelle	*beaker*
hyal-	durchscheinend	*transparent, glass-like*
spongiosus	schwammförmig	*spongiform*
compactus	kompakt	*compact*
basalis	Basal-, an der Basis liegend	*basal*

 ## Übungen

Ü 315 Prokaryonten, Eukaryonten Lesen Sie

Prokaryo(n)ten: Zellen ohne Zellkern, Bakterien …, in der Evolution vor (Pro-) den Eukaryonten

Eukaryo(n)ten: Zellen mit Zellkern Etymologie: mit richtigem (Eu-) Zellkern (-kary-)

Ü 316 Zelle, Zellbestandteile Übersetzen Sie

Zelle: sie besteht aus Zytoplasma, Nucleus und Zytoplasmamembran.

Zytoplasma: es enthält die Zellorganellen, das Zytoskelett, zeitweilig Paraplasma.

Zellmamembranen: die Membran um die ganze Zelle ist die Zytoplasmamembran = Plasmalemm, daneben gibt es mehrere Zellorganellen mit jeweils eigener Membran.

Zellorganellen, lesen Sie nur: endoplasmatisches Retikulum (ER), Mitochondrien, Golgi–Apparat, Ribosomen (unübersetzt, mit Ribonukleinsäuren …), Polyribosomen = Polysomen

Mitochondrien besitzen eine äußere und eine innere Membran. Die innere Membran kann unterschiedlich geformt sein. Je nach ihrer Ausbildung unterscheidet man Mitochondrien vom Tubulus-, Crista- und Sacculus-Typ. Mitochondrien enthalten auch Granula mitochondralia.

Karyoplasma, Nucleolemma, perinukleärer Raum

Ü 317   Zellbestandteile (neue Nomenklatur)   Setzen Sie den Artikel ein, übersetzen Sie

___ Cytoplasma, ___ Membrana cellularis, ___ Plasmalemma

Organellae cytoplasmaticae, Inclusiones cytoplasmaticae, Reticulum endoplasmicum

Ü 318   Cell membrane   Lesen und übersetzen Sie

The cell membrane, a phospholipid bilayer, serves to separate and protect a cell from its surrounding environment. Embedded within this membrane is a variety of protein molecules that act as channels and pumps that move different molecules into and out of the cell. The membrane is said to be 'semi–permeable', in that it can either let a substance (molecule or ion) pass through freely, pass through to a limited extent or not pass through at all.

Übersetzen Sie die Termini: Stofftransporte durch die Zellmembran erfolgen mit Diffusion, Endozytose (Arten: Pinozytose, Phagozytose) und Exozytose. Der Stofftransport verläuft transmembranös, intrazellulär oder parazellulär. Stoffe werden teilweise in Vesikeln transportiert.

An der Außenseite der Zellmembran gibt es u. a. Mikrovilli, Kinozilien, Kinetosomen (Bewegungszentrum der Kinozilien), Stereozilien (stere- = steif, wenig beweglich), Rezeptoren

Ü 319   Cytoskeleton   Lesen Sie

The cytoskeleton is a complex mixture of cell structural proteins which are essential for the integrity of the cell shape, motion, and internal movement or transport of particles and organelles within the cytoplasm. These structural proteins are composed of three main types: the actin filaments, which are the contractile elements of the cell, intermediate filaments which are responsible for maintaining the cell shape and giving strength and rigidity to it, finally microtubules which are responsible for transport of organelles and products around the cell, movement of chromosomes during cell division and for the components of cilia and flagella.

Ü 320   Präfixe   Unterstreichen Sie die Präfixe, übersetzen Sie

intrazellulär, transzellulär, parazellulär, perinukleär, endonukleär, extrachromosomal

semipermeabel, amphiphil, hydrophil, chromophob, achromatisch

Ü 321   Zellzyklus, Mitose   Lesen Sie

Phasen der Mitose

Interphase:	Phase zwischen 2 Mitosen, Vorbereitung der Mitose, inter- – zwischen
Prophase:	Vorphase mit ersten Chromosomenveränderungen, pro- – zeitlich vor
Metaphase:	u. a. Chromosomenwanderung zur Mittelebene, meta- – in der Mitte
Anaphase:	Trennung der Schwesterchromatiden, Wanderung zu beiden Zellpolen
Telophase:	Abschlussphase, beginnende Zellteilung, tel- – Ende
Zytokinese:	vollständige Trennung, Auseinanderbewegung (-kinese) der 2 Tochterzellen

4.2   Gewebe, Histologie

📖   **Vokabeln**

Histologie	Anatomie	Deutsch	Englisch
Zellarten, Gewebearten			
Hist(i)-, -hist(i)-, Textus		Gewebe	*hist-, tissue*
das **Epithel**		Epithelgewebe, Gewebe auf den Körperober- und -innenflächen	*epithelium*
Chondr-	**Cartilago**	Knorpel, Knorpelgewebe	*cartilage, gristle*
Textus connectivus		Bindegewebe	*connective tissue*
Ost(e)-	**Os, ossis**	Knochen, Knochengewebe	*bone, bone tissue*
My-, Sark-	**Musculus**	Muskel, Muskelgewebe	*muscle, muscle tissue*
Lip-, Adip-	**adiposus**	Fett, Fettgewebe	*fat, adipose tissue*
Neur-	**Nervus**	Nerven, Nervengewebe	*nerve, nerve tissue*
Myel-	**Medulla**	Mark	*marrow*
(H)aem(at)-		Blut	*blood*
das **-tom**		Teilstück, Segment, Anlage	*-tome*
das **Parenchym**		Gesamtheit der Funktionszellen eines Organs	*parenchyma, working cells of an organ*
das **Stroma**		Binde- und Stützgewebe eines Organs	*stroma, supporting tissue in an organ*

Histologie	Deutsch	Englisch
Epithel		
Epithel	Epithelgewebe, Gewebe auf Oberflächen	*epithelium*
Endothel	Epithel im Innern von Gefäßen und serösen Höhlen	*endothelium*
simplex	einfach, einschichtig	*simple*
stratificatus	geschichtet, mehrschichtig	*stratified*
squamosus	Platten- (planus), wörtl. schuppenförmig	*squamous, flattened*
cuboideus	kubisch, würfelförmig	*cuboid*
columnaris	säulenförmig, Zylinder-	*columnar*
cornificatus	verhornt	*horny*
lucidus	glänzend, Glanz-	*translucent*
densus	dicht, undurchsichtig	*densus*
Drüsenepithel		
Glandula, Aden-	Drüse	*gland, aden-*
Muk-, mukös	Schleim-, zähflüssiges, muzinreiches Sekret	*mucous, slim*
serös	serös, dünnflüssiges, proteinreiches Sekret	*serous*
-krin, -crinus	Sekret ausschüttend, sezernierend, Sekretions-	*-crine*
merokrin, apokrin, holokrin	Zelle verwandelt sich teilweise (mero-, apokrin) oder völlig (holokrin) in das Sekretionsprodukt	*merocrine, apocrine, holocrine*
Bindegewebe		
Textus connectivus	Bindegewebe	*connective tissue*
Fibr-, Fibra	Faser	*fibre*
Fibrille	kleine Faser	*fibril*
kollagen	kollagen, wörtl. leimbildend	*collagenous*
retikulär	retikulär, netzförmig	*reticular*

4

Histologie	Deutsch	Englisch
Knochen, Knochengewebe		
Os, ossis, Oste-	Knochen	*bone*
Ossifikation	Knochenbildung	*ossification*
Trabec(k)ula	Bälkchen	*small beam*
das **Osteoid**	Osteoid, Interzellularsubstanz bei Knochen	*osteoid*
das **Osteon**	Osteon, Havers-System, Baueinheit des Knochens	*osteon*
Periost	(äußere) Knochenhaut (peri- – um … herum)	*bone skin, periosteum*
Endost	innere Knochenhaut, Auskleidung der Markhöhle (endo- – innen)	*endosteum*
nutricius	ernährend	*nutritional, nutritive*
Muskeln, von innen (Muskelfaser) nach außen (Faszie)		
Lei-	glattes Muskelgewebe	*smooth muscle*
Rhabd-	quer gestreiftes Muskelgewebe	*striated muscle*
Endomysium	Bindegewebe im (endo-) Muskel um die Muskelfaser (Muskelzelle)	*endomysium*
Perimysium internum	Bindegewebe um (peri-) ein Primärbündel mit 10–50 Muskelfasern	*perimysium, exomysium*
Perimysium externum	Bindegewebe um (peri-) mehrere Primärbündel	*perimysium, epimysium*
Epimysium	Bindegewebe auf und um (epi-) ein größeres Muskelbündel oder einen kleinen Muskel	*epimysium*
Nerven, Nervengewebe		
Neuron = Neurozyt	Nervenzelle	*neuron*
Perikaryon = Soma	Zellleib mit Zellkern und Organzellen	*perikaryn*
Axon, Neurit	Nervenzylinder (Zellfortsatz, je 1 pro Zelle)	*axon, nerve fibre*
Dendrit	Nervenzellverästelung (zu den Synapsen)	*dendrite, branched process*
Neuroglia, Glia	Stütz- und Isoliergewebe im Zentralnervensystem	*glia*
Synapse	Nervenverbindung	*synapsis, connection*
Blut		
(H)aem(at)-	Blut	*blood*
Erythrozyten	rote Blutkörperchen (Blutzellen)	*erythrocytes*
Leukozyten	weiße Blutkörperchen (Blutzellen)	*leucocytes*
Thrombozyten	Blutplättchen	*thrombocytes, platelets*
Koagulation	Gerinnung	*coagulation*
Haut		
Schichten der Epidermis (von apikal = außen nach basal = innen)		
Stratum corneum	Hornschicht	*horny layer*
Stratum lucidum	Glanzschicht	*translucent layer*
Stratum granulosum	Körnerzellschicht	*granular layer*
Stratum spinosum, Akanth-	Stachelzellschicht	*prickle cell layer*
Stratum basale	Basalzellschicht	*basal layer*
Stratum germinativum	Regenerationsschicht, umfasst Stratum basale und Stratum spinosum	*regenerative layer*
Schichten der Dermis, des Coriums		
Stratum papillare	Papillarschicht	*papillary layer*
Stratum reticulare	Geflechtschicht	*reticular layer*

Histologie

 Übungen

Ü 322   Zellarten, kleine Auswahl   Übersetzen Sie ins Deutsche bzw. umgekehrt
Myozyten, Knochenfresser, Chondroblasten, Lipozyten, Fresszellen

---

Erythrozyten, weiße Blutzellen(-körperchen), Neurozyten = Neurone

---

Ü 323   Gewebearten   Übersetzen Sie
Textus epithelialis/connectivus/cartilagineus/osseus/muscularis/adiposus/nervosus

---

4

Ü 324   Epithelien   Ordnen Sie zu
Geben Sie den deutschen Bezeichnungen der traditionellen Terminologie die Zahlen der rein latei-nisch–griechischen Termini aus der neueren Nomenklatur
Oberflächenepithel (   ), Drüsenepithel (   ), einschichtiges Epithel (   )
einreihiges (scheinbar mehrschichtiges) Epithel (   ), mehrschichtiges Epithel (   )
einschichtiges Säulenepithel (   ), einreihiges bewimpertes Säulenepithel (   )
mehrschichtiges nichtverhorntes Plattenepithel (   )

1 Epithelium glandulare, **2** Epithelium pseudostratificatum, **3** Epithelium pseudostratificatum co-lumnare ciliatum, **4** Epithelium simplex, **5** Epithelium simplex columnare, **6** Epithelium stratificatum, **7** Epithelium stratificatum squamosum noncornificatum, **8** Epithelium superficiale

Ü 325   Schichten von Epithelien   Übersetzen Sie
Membrana basalis mit Lamina lucida und Lamina densa

Stratum basale, Stratum intermedium, Stratum superficiale

Ü 326   Drüsenzellen   Erklären Sie
Was sezernieren muköse, seröse und mukoseröse Drüsen? Welche Drüsen sind homokrin?

Wie sehen tubuläre, azinöse, tubuloazinöse Endstücke aus?

Ü 327   Epithelium glandulare (neuere Nomenklatur)   Übersetzen Sie
Glandula exocrina mit Exocrinocytus und Ductus excretorius, Glandula endocrina

---

Glandula unicellularis, Gl. multicellularis, Exocrinocytus caliciformis

---

Ü 328   Bindegewebe   Lesen bzw. übersetzen Sie

Bindegewebsarten, lesen Sie: kollagenes, elastisches, straffes, lockeres … Bindegewebe

Zellen des Bindegewebes und im Bindegewebe, übersetzen Sie:

ortsfeste Zellen: Fibroblasten und Fibrozyten, Chondroblasten und -zyten, Osteoblasten, Osteozyten, Lipozyten, Perizyten (um Kapillaren)

freie (mobile) Zellen: Osteoklasten, Chondroklasten, aus dem Blut eingewanderte Zellen: Granulozyten, Makrophagen …

Fasertypen in der Interzellularsubstanz des Bindegewebes, lesen Sie: Kollagenfasern, kollagene Fibrillen, retikuläre Fasern, elastische Fasern

Ü 329   Fettgewebe   Übersetzen Sie

Adipozyten = Lipozyten, weißes Fettgewebe mit univakuolären Fettzellen, braunes Fettgewebe mit plurivakuolären Lipozyten

Ü 330   Knochen, Knochengewebe   Übersetzen bzw. lesen Sie

Osteoblasten, Osteozyten, Osteoklasten. – Periost, Endost

Die Knochenbildung erfolgt aus vorangehenden Geweben als desmale und chondrale Ossifikation

Die meisten Knochen des Erwachsenen sind Lamellenknochen mit 2 Anteilen: Substantia compacta und Substantia spongiosa

Die Knochenernährung erfolgt durch Arteriae nutriciae in den Foramina nutricia der Knochen

Lesen Sie: Osteone = Havers–Systeme: zentraler Havers–Kanal, darum ringförmig angeordnete Lamellen, zwischen den Lamellen in Lakunen die Osteozyten, zu den Lamellen querverlaufend und sie durchbrechend die Volkmann–Kanäle = Canales perforantes

Ü 331   Muskelzellen und -gewebe   Übersetzen bzw. lesen Sie

Myozyt, Myoblast, aber: Sark- ersetzt My- bei Sarkoplasma, Sarkolemm, sarkoplasmatisches Reticulum, Sarkosom = Mitochondrium in der Muskelzelle

Lesen Sie: kontraktile (zusammenziehende) Elemente: Myofibrillen, Myofilamente, Sarkotubuli

Zu Endomysium, Perimysium, Epimysium siehe bei den Vokabeln S. 142

Ü 332   Textus muscularis (neuere Nomenklatur)   Übersetzen Sie

Myocytus nonstriatus, Myocytus skeletalis, Myofilamentum, Myofibrilla

Textus muscularis nonstriatus, Textus muscularis striatus skeletalis

Ü 333   Nervenzellen, Nerv   Übersetzen Sie
Teile eines Neurozyten = Neurons: Soma = Perikaryon, Axon mit Axolemm, Dendrit = Neurit

Zytoskelett: Neurotubuli, Neurofilamente, Neurofibrillen

Synapsen (unübersetzt): axosomatische, somatodendritische, axoaxonische Synapse

Teile: Membrana praesynaptica, Membrana postsynaptica, Fissura synaptica

Neuronen nach der Zahl der Dendriten: multipolare, bipolare, pseudounipolare Neuronen

Neuroglia = Glia: Astrozyten, Oligodendrozyten

Lesen Sie: Myelin (Stoff, sog. Nervenmark), bildet die Myelinscheide, die Umhüllung der Axone

Ü 334   Textus nervosus (neuere Nomenklatur)   Übersetzen Sie
Neuronum unipolare / pseudounipolare / bipolare / multipolare

Neuroglia, Gliocytus, Astrocytus, Oligodendrocytus, Investio (Scheide) proc. neuroni

Neurofibrae myelinatae, Neurofibrae nonmyelinatae

Ü 335   Epidermis und **Stratum corneum**   Lesen Sie
The epidermis is the outermost and nonvascular layer of the skin, derived from the embryonic ectoderm. It comprises, from within outward, five layers: (1) basal layer (stratum basale), composed of columnar cells arranged perpendicularly; (2) prickle cell or spinous layer (stratum spinosum), composed of flattened polyhedral cells with short processes or spines; (3) granular layer (stratum granulosum) composed of flattened granular cells; (4) clear layer (stratum lucidum), composed of several layers of clear, transparent cells in which the nuclei are indistinct or absent; and (5) horny layer (stratum corneum).

The stratum corneum is composed mainly of flattened, cornified, non–nucleated cells. As these dead cells slough off, they are continuously replaced by new cells from the stratum germinativum. In the forearm, for example, about 1300 cells/cm^2/hr are shed and commonly accumulate as house dust.

Ü 336   Blutbildung   Übersetzen Sie
Hämatopoese, Erythropoese, Leukopoese, Myelopoese, Angiopoese

Ü 337   Blutkörperchen   Lesen Sie eine kleine Auswahl von Termini

Erythrozyten, ihre Bildung: hämatopoetische Stammzelle (für alle Blutkörperchen) → myeloische Stammzelle (differenziert sich im Knochenmark, -myel-) → Erythroblast → Retikulozyt (unübersetzt, mit netzförmigem Restgehalt an Polyribosomen) → Erythrozyt (reif)

Leukozyten, drei Hauptarten und Untergruppen:

- Granulozyten (mit zahlreichen Granula im Zytoplasma), Untergruppen: neutrophile/eosinophile/basophile Granulozyten
- Lymphozyten, bei den Untergruppen: B–Lymphozyten (Reifung im bone marrow, Knochenmark), T–Lymphozyten (Reifung im Thymus)
- Monozyten (nur 1 Zellkern), im Blut als Monozyten, in Geweben als Makrophagen

Thrombozyten, Vorstufe ist der Megakaryozyt (Zellkern mit bis zu 64 Chromosomensätzen)

Klinik

 Übungen

Ü 338   Krankheiten   Ordnen Sie zu

1 Glasknochenkrankheit (Knochen brechen leicht wie Glas, Erbkrankheit), **2** Glaszähne (Erbkrankheit), **3** Hautkrankheit mit Hautablösung und Blasenbildung, **4** krankhafte Bindegewebsvermehrung, 2 Mal, **5** Speicherkrankheit (krankhafte Stoffablagerungen in Organen und Geweben), 2 Mal, **6** Verhornungsstörung der Haut

Ordnen Sie die voranstehenden Angaben, die keine wörtlichen Übersetzungen sind, den folgenden Termini zu, Vokabel: imperfectus – unvollständig

Dentinogenesis imperfecta hereditaria (   ), Epidermolysis bullosa acquisita (   ),

Fibrosis pancreatica cystica (   ), hereditäre benigne intraepitheliale Dyskeratose (   ),

Hyperlipoproteinämie (   ), Osteodystrophia fibrosa generalisata (   ),

Osteogenesis imperfecta (   ), Siderose (   )

englische Termini: acquired epidermolysis bullosa (   ), congenital dyskeratosis (   ),

dentinal dysplasia (   ), intraepithelial dyskeratosis (   ), iron storage disease (   )

Ü 339   Cystic fibrosis (Mukoviszidose)   Lesen Sie

Cystic fibrosis: inherited disorder of the exocrine glands affecting children and young people; median survival is 25 years in females and 30 years in males. It is caused by a genetic abnormality in the transmembrane conductance regulator gene (CFTR gene) that results in the disruption of chloride transfer across cell membranes. As a consequence, mucus in the exocrine glands becomes thick and sticky and eventually blocks the ducts of these glands (especially in the pancreas, lungs, and liver), forming cysts. Symptoms vary according to the severity of the condition and the glands involved.

Übersetzen Sie die folgenden englischen Termini:

inherited disorder, median survival, genetic abnormality, transfer across cell membranes

Ü 340   Tumoren   Unterstreichen und übersetzen Sie

Unterstreichen Sie die Terminusteile für Gewebe und Organe, übersetzen Sie diese Teile

Muster: Hepatom → Hepatom, Leber (vom Leberparenchym ausgehend)

Adenom, Enchondrom, Hämangiom, Leiomyosarkom, Lipom, Synovialom

Ü 341 **Gene therapy** Lesen Sie

Gene therapy is the insertion of genes into an individual's cells and tissues to treat a disease, and hereditary diseases in particular. In most gene therapy studies, a "normal" gene is inserted into the genome to replace an "abnormal," disease–causing gene. A carrier molecule called a vector must be used to deliver the therapeutic gene to the patient's target cells. Currently, the most common vector is a virus that has been genetically altered to carry normal human DNA. Viruses have evolved a way of encapsulating and delivering their genes to human cells in a pathogenic manner. Scientists have tried to take advantage of this capability and manipulate the virus genome to remove disease–causing genes and insert therapeutic genes.

Chemische Verbindungen

📖 **Vokabeln**

zu Bezeichnungen chemischer Verbindungen mit besonderer Bedeutung in der Zytologie und Histologie

Vokabeln	Deutsch	Terminusbeispiele
Verschiedene Verbindungen (kleine Auswahl, alphabetisch)		
Acet-	Essig	Acetat (Essigsäure)
Acid-	Säure	Acidität (Säuregrad), Acidose
Amyl-	Stärke	Amylase, Amylopektin
Glyc-, Gluc-	Zucker (süß)	Glycane, Glycerin, Glycoprotein
Lact-, Galact-	Milch	Lactat (Milchsäure)
Lip-	Fette	Lipide, Phospholipide, Lipase
Peps-, Pept-	Verdauungs-	Pepsin, Peptide
Sacchar-	Zucker	Monosaccharide, Disaccharid
Enzyme, häufige Endung -ase (Sing.), -asen (Pl.), seltener -in, -ine		
Hydrolys-	Verbindungen hydrolysierend	Hydrolasen
Dehydrogen-	Wasserstoffatome abspaltend	Dehydrogenasen
Trans-, Transfer-	bestimmte Gruppen übertragend	Transferasen, Transaminasen
Kin-	Unterart der Transferasen, Bewegung	Kinasen, Hexokinase
Lys-, Lyt-	bestimmte Bindungen lösend	Lyasen
Isomer-	isomere Verbindungen katalysierend	Isomerasen
Lig-	bestimmte Verbindungen knüpfend	Ligasen
Hormone, häufige Endung -in (Sing.), -ine (Pl.), aber -in, -ine auch bei Enzymen, Proteinen u. a.		
-trop, -agon	stimulierend	Enterotropine, Glukagon
-stat-, -inhib(it)-	hemmend	Somatostatin, Inhibin
-po(i)et-	bildend	Hämopoetin, Erythropoietin
-liber-	freisetzend	Liberine, Thyroliberin
-kin	bewegend, erweiternd	Kinine, Cholezystokinin
-tens-	Druck und Blutdruck beeinflussend	Angiotensine, Neurotensin
-press-	verengend	Vasopressin
-gen	bildend, Vorstufe	Glykogen, Fibrinogen
Pro-, Prä-	Vorstufe	Prohormone, Präproinsulin

Übungen

Ü 342 **Namen chemischer Verbindungen** Unterstreichen und übersetzen Sie

Namen chemischer Stoffe enthalten öfter bekannte Vokabeln. Das Erkennen dieser Vokabeln in den Namen erleichtert etwas das Verstehen. Unterstreichen und übersetzen Sie einige Vokabeln

Muster: Myosin → <u>My</u>osin, Muskel

Bezug zu Zellkomponenten: Fibrillin, Laminin (Basallamina), Nukleinsäuren, Tubuline, Villikinin

Bezug zu Geweben: Chondroitin, Erythropoietin, Keratansulfat, Lipasen, Osteonektin

Organe: Angiotensin, Cholezystokinin, Enterogastron, Insulin, Pancreozymin

Renin, Adrenalin = Epinephrin, Kortikoid, Thyroxin, Gestagene, Testosteron

Ü 343 **Namen chemischer Verbindungen** Unterstreichen Sie und ordnen Sie zu

Unterstreichen Sie die Terminusteile, die zu den deutschen Bedeutungen passen, und ordnen Sie die Zahlen zu. Achtung: 1 Terminusbeispiel bleibt übrig

Corticotropin (   ), Glykogen (   ), lipophil (   ), Neurotensin (   )

Oligopeptid (   ), Polyfructose (   ), Thyroliberin (   )

1 anziehend, **2** bildend, **3** freisetzend, **4** stimulierend, **5** viel, **6** wenig

Ü 344 **Tumoren endokriner Zellen** Lesen Sie

Einige Tumoren endokriner Drüsen und Zellen werden nach den Sekreten benannt, die sie sezernieren. Lesen Sie dazu vier Beispiele.

Gastrinom: Tumor der Zellen für das Hormon Gastrin
Insulinom: Tumor der Langerhans-Inseln, die das Insulin produzieren
Prolaktinom: Tumor der Zellen für das Hormon Prolaktin
VIPom: Tumor der Zellen für das Hormon VIP, Vasoaktives intestinales Polypeptid

5 Embryologie mit Klinik

Vokabeln

Embryologie	Deutsch	Englisch
Zellbiologische und genetische Grundbegriffe (sehr kleine Auswahl)		
– – –	Stammzellen, sie sind zur Differenzierung in verschiedene Zellarten befähigt	*stem cells*
totipotent, omnipotent	Fähigkeit von Embryonalzellen bis 8-Zell-stadium, alle Zellarten hervorzubringen	*totipotent*
pluripotent	Fähigkeit zur Differenzierung in mehrere, aber nicht mehr in alle Zellarten	*pluripotent*
adult	erwachsen, nach der Embryonalphase	*adult, grown-up*
Differenzierung	Spezialisierung von Zellen	*differentiation*
Induktion	Herbeiführung, Auslösung, Einleitung	*induction*
Reproduktion	Fortpflanzung	*reproduction*
Heredität, heredität	Erblichkeit, erblich, Vererbung, Erbgang	*heredity, hereditary inheritance*
Autosomen Pl.	Chromosomen, die keine Geschlechts-chromosomen sind	*autosomes*
autosomale Vererbung	Vererbung über Autosomen	*autosomal inheritance*
Gonosomen Pl.	Geschlechtschromosomen	*gonosomes*
Gen	Erbfaktor, Erbeinheit, DNA–Abschnitt auf Chromosomen	*gene*
dominant	Merkmal, das in Erscheinung tritt	*dominant*
rezessiv	nicht in Erscheinung tretendes Merkmal, das aber besteht und vererbt wird	*recessive*
das **Genom**	Gesamtheit der Gene	*genome*
Apoptose	genetisch programmierter Zelltod	*apoptosis*
Terat-	Fehlbildung	*terat-, abnormality*
Hamart-	Fehlbildung	*hamart-*

Etymologie: totus – ganz; omnis – ganz, alle; plures – mehrere; posse – können, potens – befähigt; heres, heredis – der Erbe

Gonaden, Gameten		
Gonaden Pl.	Keim-, Geschlechtsdrüsen, Testes, Ovarien	*gonads, sex glands*
-gonien Pl.	Urkeimzellen, Aussprache -go-ni-en	*-gonia* Pl., *-gones* Pl.
Gameten Pl.	Keimzellen, reife Keimzellen	*gametes, germ cells*

Etymologie: -gen-, -gon- – Hervorbringung, Entstehung, Entwicklung, in Gonaden, Genese, Gen, Genetik, Genom u. a.; gamos – Hochzeit, Heirat

Oozyt, Follikel		
Oozyt = Ovum, Oo-	reife Eizelle, Ei-	*ovum, oocyte, oo-*
der **Follikel**	Follikel, Bläschen mit Oozyt, Teil des Ovars	*follicle*
Zona/Membrana pellucida = Oolemma	unübersetzt, von den Follikelzellen gebildete Eihülle	*pellucid zone, oolemma*
Corona radiata	unübersetzt, kronenförmige Zellschicht	*radiate crown*
Theca	Hülle, Kappe	*theca*
Primordialfollikel	ursprüngliche, erste Follikel, schon bei der Geburt, danach Primär-, Sekundärfollikel	*primordial follicle*
Ovulation	Eisprung, Ruptur des reifen Follikels, die Eizelle gelangt in Eileiter und Gebärmutter	*ovulation, follicular rupture*

Etymologie: pellucidus = per–luc–idus, durchscheinend, lux, lucis – Licht

Embryologie	Deutsch	Englisch
Spermium		
Spermium	reife Samenzelle	*spermium, sperm cell*
Spermatozoen Pl.	reife Samenzellen	*sperms, spermatozoa*
Sperma, Semen	Samenflüssigkeit	*sperm, sperma*
Akrosom	Kopfkappe des Spermiums	*acrosome, head cap*
das **Axonem(-a)**	Achsenfaden, am Ende des Spermiums	*axoneme*

Etymologie: zoon – Tier, Spermato.zo.en – „Samentierchen"; Akr- – an der Spitze; nema – Faden

Geschlechtsverkehr, Befruchtung, Zygote		
Koitus, -pareunie, Kohabitation	Koitus, Geschlechtsakt	*coitus, cohabitation, -pareunia*
Konzeption, Insemination, Fertilisation	Befruchtung	*conception*
Imprägnation	Eindringen der Samenzelle in die Eizelle	*impregnation*
Syngamie	Verschmelzung der beiden Vorkerne	*syngamie*
die **Zygote**	Zygote, befruchtete Eizelle	*zygote, fertilized egg*

Etymologie: coire, cohabitare – zusammenkommen, -wohnen; eune – Bett, Beischlaf; praegnans – schwanger; concipere – empfangen; in–semin–ation – Besamung; fertilis – fruchtbar; gamos – Hochzeit

Präimplantationsphase bis Implantation		
Blast-	Keim, sich teilende Zygote	*blast-*
das **Blastomer**	Blastomer, Zelle der sich teilenden Zygote	*blastomere*
Morula	Morula, Stadium mit 8 und mehr Zellen	*morula*
Blastozyste	Keimbläschen mit Trophoblast (außen) und Embryoblast (innen)	*cyst*
-troph-	für Ernährung und Wachstum	*-throph-*
Implantation, Nidation	Einnistung der Frucht in die Gebärmutter	*implantation*
Synzytium	Zellverband ohne klare Zellgrenzen	*syncytium*
Aberration	krankhafte Abweichung	*aberration*
Deletion	Verlust	*deletion*

Etymologie: blastos – Keim, Schößling; morula – Maulbeere, wie Brombeere; kystis – Blase; planta – Pflanze, implantare – einpflanzen; nidus – Nest; syn- – zusammen; aberrare – abirren; delere – zerstören

Entwicklung der Keimscheibe, weitere Entwicklungen		
Amnion	Amnion, innere Eihaut	*amnion, amniotic sac*
das **-derm**	Keimblatt, vgl. Ektoderm usw.	*-derm*
das **Zölom**	primäre Leibeshöhle des Embryos	*celoma, coelom*
das **Mesenchym**	embryonales Bindegewebe	*mesenchyma*
das **-tom**	Anlagematerial, vgl. Dermatom u. a.	*-tome*
das **-mer**	Teil, Anteil, Anlage	*-mer*
Somiten Pl.	Ursegmente, Segmente des Körpers beiderseits des Neuralrohrs	*somites*
Chorda dorsalis	Rückensaite, entsteht vor der Wirbelsäule	*Notochorda*
Neuralrohr	Neuralrohr, Beginn des Nervensystems	*neural tube*
R(h)ach-, Spina	Wirbelsäule	*rhach-, spine*
Skler-	Skelett, Knochen	*scler-*
Ossifikation	Knochenbildung	*bone formation*
Pharyngeal-, Branchi-	Schlund-, Kiemen-	*pharyngeal-, branchi-*
Umbilikal-, Omphal-	Nabel-, Nabelschnur	*umbilical-, omphal-*
Ductus omphaloentericus = Ductus vitellinus	embryonaler Gang, der Nabel, Darm und Dottersack verbindet	*omphalomesenteric duct, vitelline duct*
Kloake	Kloake, gemeinsamer Endteil von Darm- und Urogenitalkanal	*cloaca*
die **Allantois**	Allantois, embryonaler Harnsack	*allantois*
Urachus	Urachus, embryonaler Harngang	*urachus*

Etymologie: koila – Höhle, Bauchhöhle; amnion – Schafhaut

Embryologie	Deutsch	Englisch
Plazenta, Eihäute, Gelbkörper		
Plazenta	Nachgeburt, Mutterkuchen	*placenta*
Chorion	Zottenhaut, mittlere Eihaut	*chorion, chorion sac*
Corpus luteum	Gelbkörper	*yellow body*
Schwangerschaft, Embryo, Fetus, Neugeborenes		
Gravidität	Schwangerschaft	*pregnancy*
Gestation	Schwangerschaft, Geburt und Wochenbett	*gestation, pregnancy*
Puerperium	Wochenbett	*childbed, puerperium*
Embryo	Ungeborenes bis 8. Woche post ovulationem oder 10. Woche post menstruationem	*embryo*
Fötus, Fetus, Fet	Ungeborenes von der 9./11. Woche bis Geburt (38./40. Woche)	*fetus*
Neonatus	Neugeborenes	*newborn*
	Frühgeburt	*premature infant*

 # Übungen

Ü 345   Spermato- und Oogenese (Ovogenese)   Übersetzen Sie einige Termini

Spermatogenese, beim Mann:

Spermatogonien → Spermatozyten → Spermatiden (unübersetzt) → Spermien

Oogenese, bei der Frau

Oogonien → Oozyten → Graafscher Follikel (Bläschen mit Oozyte) → Ovum

Ü 346   Befruchtung bis Implantation   Lesen Sie

Blastogenese, Blastomer, Morula, Blastozyste, Implantation = Nidation

Die beiden Anteile der Blastozyste sind

- der Embryoblast (Anlage für die Entwicklung des Embryos selbst)
- der Trophoblast (Anlage für die Entwicklung des Ernährungsapparates des Embryos)

Ü 347   Präimplantationsdiagnostik   Lesen Sie zwei Texte

In der Präimplantationsdiagnostik (PID) wird bei einem durch In–vitro–Fertilisation erzeugten Embryo nach genetischen Defekten u. ä. gesucht, um anschließend über die Implantation des Embryos in die Gebärmutter zu entscheiden. Meist am 3. Tag nach der Befruchtung (4- bis 8-Zell–Stadium) wird durch Blastomerbiopsie eine Zelle des Embryos entnommen (ohne seine weitere normale Entwicklung zu gefährden), danach wird das Genom der Zelle molekulargenetisch untersucht, die Zelle wird dabei zerstört. Die PID auch im Blastozystenstadium (5.–6. Tag) mit Blastozystenbiopsie wird zur Zeit diskutiert.

Preimplantation genetic diagnosis (PGD) is a diagnostic procedure, used in genetic screening (testing for genetic disorders), in which a single cell is removed from an embryo two or three days after it has been conceived through in vitro fertilization. At this age the embryo consists of about eight genetically identical cells. The embryo itself is unaffected and continues to grow while the selected cell's genes are replicated and then studied for genetic defects. The procedure allows an embryo to be tested before it is implanted into the womb.

Ü 348   Chromosomenaberrationen   Lesen Sie

Numerische Aberration bedeutet anomale Chromosomenzahl im diploiden Chromosomensatz mit zusätzlichem 3. Chromosom (Trisomie) oder nur 1 Chromosom (Monosomie). Lesen Sie:

Das Down–Syndrom beruht auf einer Genommutation, bei der das 21. Chromosom oder Teile davon in einer Zelle dreimal vorhanden sind, daher die weitere Bezeichnung Trisomie 21. Die Mutation kommt dadurch zustande, dass die Chromosomen während der Meiose falsch verteilt werden, so dass eine Tochterzelle drei, die andere nur ein Chromosom 21 erhält. Neben als typisch geltenden körperlichen Merkmalen sind in der Regel die kognitiven Fähigkeiten des betroffenen Menschen beeinträchtigt, so dass es zu einer geistigen Behinderung kommen kann.

Down syndrome is a congenital disorder characterized by mild to severe mental retardation, slow physical development, and characteristic physical features. It was first described in 1866 by an English physician, J. Langdon Down. In 1959 a French physician, Jérôme Lejeune, discovered that the syndrome was caused by an extra chromosome. The extra chromosome was subsequently labeled as the 21st, and gives rise to the alternate name trisomy 21.

Ü 349   Pathologische Implantationsorte   Übersetzen Sie

Eine ektope Implantation (Nidation) kann zu einer Extrauteringravidität führen, zur Tubargravidität, Graviditas abdominalis, Ovarialgravidität

Lesen Sie: Placenta praevia ist die Ansiedlung der Plazenta im Bereich des Muttermundes (Ostium uteri), bei Placenta praevia centralis/totalis Lage direkt vor dem Ostium

Ü 350   Weitere Embryonalentwicklung   Übersetzen Sie

extraembryonales Zölom, Entoderm oder Endoderm, Mesoderm, Ektoderm

4 okzipitale, 8 zervikale usw. Somitenpaare, Sklerotom, Dermatom, Myotom

Chorionzotten, Primär-, Sekundärzotten, uteroplazentarer Kreislauf

Ü 351   Knochen, Knorpel   Übersetzen Sie

desmale Ossifikation, chondrale Ossifikation, diese in 2 Schritten: perichondral, enchondral

Fehlbildungen: Osteogenesis imperfecta (Glasknochenkrankheit), Chondrodysplasia

Ü 352   Wirbelsäule, Rückenmark, Thorax   Übersetzen Sie

Fehlbildungen: Spina bifida (gespalten), Rachischisis, Meningomyelozele

Costa cervicalis/Costa lumbalis, Fissura sterni, Pectus carinatum = Kielbrust
Etymologie: carina – Schiffskiel

Ü 353   Schädel, Kopf, Hals   Übersetzen Sie
vorgebildete Teile des späteren Schädels: Chondrocranium, Desmocranium

Aus den Pharyngeal-(Schlund-, Branchial-, Kiemen-)bögen entwickeln sich z. B.:
Mandibula, Malleus, Incus, Stapes, Proc. styloideus ossis temporalis, Lig. stylohyoideum

Cornu minus, Cornu majus und Corpus des Os hyoideum, Cartilago thyroidea, Cartilago cricoidea

M. masseter, M. tensor tympani, M. mylohyoideus, M. glossopharyngeus u. a.

Fehlbildungen: Brachyzephalie, Dysostosis cleidocranialis, Mikrogenie

Cheiloschisis, Uranoschisis, Cheilognathopalatoschisis, Makroglossie

5

branchiogene Halsfisteln, ektopes und akzessorisches Schilddrüsengewebe

Ü 354   Extremitäten   Übersetzen Sie

Fehlbildungen: Amelie, Phokomelie, Brachydaktylie, Syndaktylie, Polydaktylie
Etymologie: phoke – Robbe, bei fehlenden langen Röhrenknochen setzen Hand/Fuß gleich am Rumpf an

Daumenhypoplasie, kongenitale Hüftgelenkdysplasie und -luxation, Talipes (Klumpfuß)

Ü 355   Zähne   Übersetzen Sie
Entwicklung: Odontoblasten, Ameloblasten, Zementoblasten

Anomalien: Amelogenesis imperfecta, Dentinogenesis imperfecta

An-, Hyp-, Hyperodontie, Dens confusus (verschmolzener Zahn)

Ü 356   Herz, Gefäße   Übersetzen Sie
Embryologie: angioblastisches Gewebe, kardiogene Zone, Endokardschlauch, Angiogenese

Septum primum/secundum, Foramen ovale primum, Septum aorticopulmonale

Fehlbildungen, Foramen ovale apertum, Truncus arteriosus persistens, Ventrikelseptumdefekt

Ü 357   Congenital heart defect   Lesen Sie, übersetzen Sie die unterstrichenen Teile

A congenital heart defect (CHD) is a defect in the structure of the heart and great vessels of the newborn. Most heart defects either obstruct blood flow in the heart or vessels near it or cause blood to flow through the heart in an abnormal pattern. ... Heart defects are among the most common birth defects, and are the leading cause of birth defect related deaths.

Congenital heart defects can be broadly categorised into two groups, acyanotic heart defects ('pink' babies) and cyanotic heart defects ('blue' babies). ... Cyanotic heart defects are called such because they result in cyanosis, a bluish–grey discoloration of the skin due to a lack of oxygen in the body. Such defects include persistent truncus arteriosus, total anomalous pulmonary venous connection, tetralogy of Fallot, transposition of the great vessels, and tricuspid atresia.

Ü 358   Verdauungssystem, Bauchwand   Übersetzen Sie Termini für Fehlbildungen
Ösophagotrachealfistel, gastrointestinale Malrotation, Megacolon congenitum

Duodenalatresie, Rektum- und Analatresie, Laparoschisis, Omphalozele

Ü 359   Septum urorectale, Kloake, Urachus   Lesen und übersetzen Sie
Das Septum urorectale teilt die Kloake in Rektum und Sinus urogenitalis, aus dem sich u. a. die Vesica urinaria entwickelt. Von ihr zieht die Allantois zum Bauchnabel, dabei bildet sie sich zum Urachus zurück. Der Urachus wird nach der Geburt zu einem fibrösen Strang, Lig. umbilicale medianum, mit Lage unter der Plica umbilicalis mediana.
Übersetzen Sie: Septum urorectale, Kloake, Urachus, fibröser Strang, Lig. umbilicale medianum

Ü 360   Niere   Lesen und übersetzen Sie
Embryologie: die Niere hat drei Anlagen, von denen sich die ersten beiden zurückbilden.

Die Bedeutungen der griechischen Termini in Spalte 1 sind nicht wörtlich zu nehmen, sondern anhand der embryologischen Bedeutungen in Spalte 2 zu verstehen:

Termini	embryologische Bedeutung	wörtliche Bedeutung
Pronephros	Vorniere, ohne Funktion	Vorniere
Mesonephros	Urniere, zeitweilige Funktion	Mittelniere
Metanephros	definitive, bleibende Niere	Nachniere

Fehlbildungen: Nierenaplasie, Nierendystopie, Ureter duplex

Lesen Sie: Ren arcuatus (Hufeisenniere), Ren informis (Klumpniere)

Ü 361   Genitalien   Übersetzen Sie

Fehlbildungen bei der Frau, lesen Sie, übersetzen Sie die unterstrichenen Termini:

Mayer–Rokitansky–Küster–Hauser–Syndrom: Das MRKH ist eine angeborene Fehlbildung des weiblichen Genitals durch Hemmungsfehlbildung der Müller–Gänge im zweiten Embryonalmonat.

Symptome: Vaginalaplasie, Uterus bicornis (zweigeteilter Uterus), hochstehende Ovarien, primäre Amenorrhö und Sterilität, assoziiert: dystope Einzelniere, Nierenaplasie

Therapie der Vaginalaplasie: Kolpopoese mit operativer Bildung einer Vagina (Neovagina) aus dem Sigmoid, Ileum oder Caecum oder Neuschaffung der nicht angelegten Scheide mit der Wharton–Sheaes–George–Technik

Fehlbildungen beim Mann, übersetzen Sie:

hereditäre Fissura urethrae mit aberranter Mündung im Penis, Formen: Fissura urethrae inferior = Hypospadie (unübersetzt), Fissura urethrae superior = Epispadie (unübersetzt)

Maldescensus testis (testium) = Kryptorchismus, penile Agenesie, Mikrophallus

6 Pharmazie

6.1 Medikation und Applikation

📖 Vokabeln

Pharmazie	Deutsch		Englisch
Allgemeine Begriffe			
Medikament, Pharmakon, Therapeutikum	Arznei, Medikament		*medication, drug, medicine, remedy*
Medikation	Medikamentenverordnung und -verabreichung		*medication*
Prämedikation	vorbereitende Medikation vor Narkose		*premedication*
Applikation, applizieren	Anwendung, anwenden, Verabreichung		*medication, administration*
topische Applikation	örtliche, lokale Anwendung		*topic*
systemische Applikation	Anwendung für ein Organsystem oder den ganzen Körper		*systemic*
Substitution	Ersatz fehlender körpereigener Substanzen		*substitution*
Cave!	Achtung, nicht verwenden bei ..., auf ... achten!		*be careful*
Einige Orte für die Anwendung mit Abkürzungen			
i.v., iv.	intravenös	in die Vene	*intravenous*
i.m., im.	intramuskulär	in den Muskel	*intramuscular*
s.c., sk.	subkutan	unter die Haut	*subcutaneous*
i.c., ic.	intrakardial	ins Herz	*intracardial*
Zeiten, Fristen			
h (hora)	Stunde		*hour*
d (diēs)	Tag		*day*
die, pro die	am Tag, pro Tag		*per day*
initial	anfangs, Anfangs-		*initial*
post	nach		*after*
p.a. (post applicationem)	nach der Anwendung		

Etymologie: tri- drei, -men- Monat, Trimenon also wörtlich „drei Monate"

✐ Übungen

Ü 362   Medikation   Erklären Sie die unterstrichenen Begriffe und Angaben

Das Medikament ... wird im allgemeinen <u>im.</u> appliziert, nur in besonderen Notfällen kommt eine sehr langsame <u>iv.</u> Injektion in Frage.

Bei <u>vitaler Indikation</u> 0,05 mg <u>i.c.</u>

<u>Initial</u> 2 Tabl., danach alle <u>3h</u> 1 Tabl., Erhaltungsdosis 1/2 Tabl. <u>pro die</u>

---

60 s <u>post injectionem</u> ist der Patient operationsfähig. <u>Cave</u> Kreislaufinsuffizienz!

Bei Anwendung über 14 d ist Blutbildkontrolle erforderlich.

Das Medikament ... ist in der Schwangerschaft kontraindiziert.

Ü 363 **Applikationsorte** Übersetzen Sie, nennen Sie anatomische Termini
Übersetzen Sie: intraartikulär, intraossär, per ōs = peroral, bukkal, sublingual

Nennen Sie die anatomischen Termini, die in den voranstehenden Adjektiven enthalten sind:

Übersetzen Sie: rektal, perkutan, intrakutan, konjunktival

Nennen Sie die anatomischen Termini in den voranstehenden Adjektiven:

Zum Merken: parenteral – Anwendung nicht (para-) über den Verdauungstrakt (-enter-), also intravenös, intramuskulär usw.
Zum Merken: intrathekal – in den Liquorraum des Rückenmarks

6

Ü 364 **Anwendungen und Dosierungen** Übersetzen Sie Angaben zu 2 Medikamenten
Prednisolut:
i. v., i. m., i. a., Erwachsene 25–250 mg/d, Kinder 10–100 mg/d

Decaprednil:
zur systemischen und lokalen Corticoid–Therapie i. m., intraarticulär, intradermal, zur Inhalation

6.2 **Arzneimittelarten nach Indikationen**

Arzneimittel werden nach Indikationen eingeteilt in Kardiaka – Herzmittel, Vaginalia – Scheidenmittel,
Vasodilatanzien – gefäßerweiternde Mittel u. a. Hierfür sind zu lernen:
- die Suffixe -i(a)kum, -ivum, -ale, -ns (Sing.) und -ic(k)a, -iva, -alia, -ntia (Pl.)
- Vokabeln

Das grammatische Geschlecht ist Neutrum: das Kardiakum, das Vaginale, das Adjuvans
der Plural lautet: Kardiaka, Antitussiva, Vaginalia, Vasodilatantia/Vasodilatanzien

📖 Vokabeln

Pharmazie	Deutsch	Englisch
-i(a)kum, -ivum, -ale, -ns	Medikament, Mittel, -mittel	agent
A-, An-, Anti-	gegen, z. T. unübersetzt	an-, anti-
Antiphlogistikum	entzündungshemmendes Mittel	antiphlogistic
Adjuvans	unterstützendes Mittel	adjuvant
Adsorbens, Adstringens	aufsaugendes, zusammenziehendes Mittel	adsorbent, astringent
-analeptikum	anregendes Mittel	analeptic, excitant
-cid, -zid	abtötendes Mittel	-cide
-constrictans	verengendes Mittel	constrictive
-dilatans	erweiterndes Mittel	dilatans, dilatator
Laxans	Abführmittel	laxative, faecal softener
-leptikum	dämpfendes Mittel	-leptic
-lytikum	auf-, ablösendes, unterbrechendes Mittel	-lytic
-protektivum, protektiv	schützendes Mittel, schützend	protective
-relaxans	erschlaffendes Mittel	relaxant
Roborans	Stärkungsmittel	roborant
Sedativum	beruhigendes Mittel	sedative
-statikum	hemmendes Mittel	-static
-tonicum	stärkendes Mittel	-tonic
-tropicum	auf … wirkendes Mittel	-tropic
Antibiotikum	Arzneimittel gegen Mikroorganismen	antibiotic
der Inhibitor	Hemmer	inhibitor
-blocker	-blocker, blockierende Substanz	blocker
Tranquilizer	Beruhigungsmittel	tranquilizer

einige besondere Medikamente

Antidot(um)	Gegengift	antidote
das Vakz(cc)in	Impfmittel	vaccine
Placebo, Plazebo	Scheinmittel	placebo
Verum	wirksames Mittel, Gegensatz zu Plazebo	
Generikum	Nachahmerpräparat, wirkstoffgleiche Kopie eines Markenpräparats nach Ablauf des Patentschutzes	generic, generics

Etymologie: vacca – Kuh, erste Tierart für die Entwicklung von Impfstoffen; placebo – ich werde gefallen; verus – wahr

Erreger, Pflanzen

-helminth-	Würmer	worms
-myk-, -fung-	Pilze	-fung-
-phyt-	Pflanzen	phyt-, plants

✏️ Übungen

Ü 365   **Krankheit, Eingriff, Medikament**   Unterstreichen Sie die beiden Medikamente
Arthropathie, Arthroskopie, Antiarthritikum, Myotomie, Myorelaxans, Polymyalgie
Hinweis zu den folgenden Übungen: Geben Sie den lateinischen Plural Kardiaka, Emetika usw. mit dem deutschen Artikel im Plural die Herzmittel, die Brechmittel usw. wieder.

Ü 366   **Schmerz, Entzündung**
Analgetika, Antipyretikum, Antiphlogistika, eine Erkrankung: Analgetikanephropathie

6

Ü 367   Haltungs- und Bewegungsapparat, Rheuma *Klinik S. 51*

Antiarthritika, Antiarthrotikum, Chondroprotektiva

Antirheumatika, Rheumatherapie mit Phytopharmaka

Myorelaxanzien, Spasmolytikum mit myotroper Wirkung

Ü 368   Kardiologie, Angiologie *Klinik S. 70ff.*

Kardiakum, Koronartherapeutika, Antiarrhythmikum, Antihypertonika, Antihypotonikum

Vasodilatans, Vasokonstriktanzien, Vasoprotektoren, Venotonikum, Antivarikosa

Ü 369   Medikament mit Indikation, Kontraindikation usw.   Lesen Sie die Angaben

Indikation:	Essenzielle Hypertonie, linksventrikuläre Dysfunktion nach Myokardinfarkt bei klinisch stabilem Patienten
Kontraindikation:	Anamnestisch bekanntes angioneurotisches Ödem, Nierenarterienstenose, Z. n. Nierentransplantation, Aorten- oder Mitralklappenstenose bzw. hypertrophe Kardiomyopathie ...
Schwangerschaft:	Kontraindiziert. Ausschluss sowie Verhütung des Eintritts einer Schwangerschaft
Stillzeit:	Kontraindiziert. Abstillen!

Ü 370   Atemwege, Bronchopneumologie *Klinik S. 75ff.*

Rhinologika, Antirhinitikum, Antitussiva, Hustensedativum

Bronchosekretolytikum, Antiasthmatikum, Expektoranzien

Lesen Sie den englischen Text: A bronchodilator is a medication (drug) intended to improve bronchial airflow. Treatment of bronchial asthma is the most common application of these drugs. They are also intended to help expand the airways and improve the breathing capacity of patients with emphysema, pneumonia and bronchitis.

Ü 371   Zahnheilkunde *Klinik S. 81ff.*

Stomatologika, Dentaltherapeutika, Kavitätenantiseptikum

Mittel zur Plaqueprophylaxe, Parodontosemittel

Ü 372   Gastroenterologie, Ernährung *Klinik S. 87ff.*

Emetikum, Antiemetika, Laxans, Antidiarrhoika

Ulcustherapeutikum, Antazidum (-azid- – Säure), Choleretika (-eret- – reizen)

orales Antidiabetikum, Beta–Blocker (unübersetzt), Diätetika, Multivitamine

Ü 373   Urogenitalsystem, Gynäkologie, Andrologie   *Klinik S. 93 ff.*
Urologika, Diuretika, urologische Spasmolytika

Vaginale, Antidysmenorrhoika = Kontrazeptivum, für/gegen Wehen: Tokolytikum, Antiabortivum

Mittel bei benigner Prostatahyperplasie, Mittel bei erektiler Dysfunktion

Ü 374   Neurologie, Psychiatrie *Klinik S. 107 ff.*
Anästhetikum, Analgetika, Sedativum, Hypnotika (Hypn- hier Schlaf, nicht Hypnose!)

Antidepressiva, Anxiolytikum, Neuroleptika = Thymoleptika, Antidementiva

Psychotonika = Psychoanaleptika, Nootropika, Narkotikum (Betäubungsmittel)

Ü 375   Otologie, Ophthalmologie *Klinik S. 115 ff.*
Ophthalmika, Antiglaukomatosum, Antikataraktikum, Otologika, Otalgikum

Ü 376   Dermatologie *Klinik S. 122 ff.*
Dermatika, topische bzw. systemische dermatologische Antimykotika

Dermatoprotektiva, Keratolytika (z. B. Hühneraugenpflaster)

Antihidrotikum, Antiseborrhoika, Antipruriginosa, Antipsoriatika

Ü 377   Hämatologie   *Klinik S. 125 f.*
Hämatopoetika, Antianämikum, Hämostyptikum (-stypt- – stillend), Antihämorrhagika

Antikoagulanzien, Thrombolytika für die intravasale Thrombolyse

Ü 378   Endokrinologie *Klinik S. 127 ff.*
oral zu applizierende Kortikoide, Antihyperthyreotikum, androgene Hormone

Ü 379   Onkologie *Klinik S. 130 f.*
Zytostatika, Antimetaboliten, Immunstimulantien, Immunsuppressiva

Ü 380   Infektionen *Klinik S. 132 f.*
Antibiotika, Bakterizide, Antimykotikum, Fungizide, Anthelminthika

Antiscabiosum, Antiseptikum, Desinfizienzien, Vakzination, Oralvakzine

Ü 381   Drugs   Ordnen Sie englische Termini zu
H – Herz, Kreislauf, **V** – Verdauungssystem, **B** – Blut
antacids (   ), antiarrhythmics (   ), anticoagulant (   ), antidiarrhoeals (   )
coronary remedy (   ), emetics = vomitives (   ), hemostatics (   ),
reflux suppressants (   ), thrombolytic (   ), vasoconstrictor (   )

Ü 382   Medications, drugs   Lesen Sie den englischen Text
A medication is a licensed drug taken to cure or reduce symptoms of an illness or medical condition. Medications are generally divided into two groups by the United States and similar laws, *Over-the-counter drug* (OTC) medications, which are available in pharmacies and supermarkets without special restrictions, and *Prescription only medicines* (POM), which must be prescribed by a physician (Arzt), physician assistant, nurse practitioner, or dentist. The International Narcotics Control Board of the United Nations imposes a world law of prohibition or censorship of certain medications. They publish a lengthy list of chemicals and plants whose trade and consumption is forbidden.
Medications are typically produced by pharmaceutical companies and are often patented. Those that are not patented are called generic drugs.

6.3   Arzneiformen

📖   Vokabeln

Pharmazie	Abkürzung	Deutsch	Englisch
Injektion		Spritze	*injection*
Infusion, infundieren		Infusion, vor allem der „Tropf"	*infusion, infuse*
Intubation, intubieren		Einführung eines Rohres (Tubus)	*intubation*
Instillation		Einträufeln von Medikamenten	*instillation*
Inhalation, inhalieren		Einatmen (Dämpfe, Aerosole …)	*inhalation*
Insufflation		Einblasen (Gase …)	*insufflation*
Arzneiformen			
Emulsio	**Emuls.**	Emulsion, Öl–Wasser–Gemisch	*emulsion*
-guttae Pl.	**-gt., -gtt.**	Tropfen	*drops*
Infusio	**Inf.**	Infusion (z. B. „Tropf")	*infusion*
Linimentum	**Lin.**	Einreibemittel	*liniment*

Pharmazie	Abkürzung	Deutsch	Englisch
Mixtura	**Mixt.**	Mixtur	*lotion*
Oleum	**Ol.**	Öl	*oil*
Pasta		Paste	*paste*
der **Pulvis**	**Pulv.**	Pulver	*powder*
Solutio	**Sol.**	Lösung	*solution*
Species	**Spec.**	Tee	
Suppositorium	**Supp.**	Zäpfchen	*suppository*
Suspensio	**Susp.**	Suspension, kleine feste Teile in Flüssigk.	*suspension*
Unguentum	**Ungt.**	Salbe	*ointment*
Tinctura	**Tct., Tinct.**	Tinktur, Arzneipflanzenauszug	*tincture*
Aerosol		Aerosol, Flüssigkeit oder Staub in feinster Verteilung in einem Gas	*aerosol*

Adjektive

fortis	stark	**simplex**	einfach
mitis	mild	**compositus**	zusammengesetzt
mollis	weich	**anti-, an-**	gegen
solvens	lösend	**cum**	mit
leniens	lindernd, Kühl-	**sine**	ohne
aquosus	wässrig	**pro**	für
spirituosus	mit Äthanol	**contra**	gegen
emulsificans	wässrig (Wasser in Öl)		

6

 ## Übung

Ü 383   **Anfertigungen** Übersetzen Sie
Suppositoria analgetica fortia, Supp. antineuralgica fortia

Mixtura solvens, Rhinoguttae pro infantibus, Unguentum contra tussim mite

Pulvis antacidus, Sirupus emeticus, Species laxantes, Ungt. haemorrhoidale

Sol. ophthalmica, Oculoguttae, Ungt. nasale, Ungt. leniens, Lin. aquosum

6.4   Lateinisches Rezept

Im lateinischen Rezept weist der Arzt in vier Abschnitten den Apotheker an, ein Medikament herzustellen und dem Patienten die Anwendung des Medikaments mitzuteilen.
In der Gegenwart ist der Gebrauch dieses Rezept durch das Übergewicht der Fertigwaren sehr stark zurückgegangen, etwa in der Dermatologie wird es jedoch noch häufiger verwendet.

Abschnitte des Rezepts		Beispiel eines Rezepts
(1)	Invocatio (Anrufung): Recipe (Rp.) – Nimm	Rp.
(2)	Ordinatio oder Praescriptio (Arzneimittelverordnung des Arztes, Aufstellung der Substanzen) – Nimm von den SLoffen so viel, wie angegeben	Extr. Bellad. 0,5 Bism. subnitr. 10,0 Ol. Foenic. gtt. X Alum. hydroxyd. 50,0
(3)	Subscriptio (Arbeitsanweisung an den Apotheker) – Mische, stelle her, verpacke und beschrifte	MDS
(4)	Signatura (Mitteilung für den Patienten) – Teile dem Patienten mit, dass er ...	Magenpulver 3-mal tgl. 1 Messerspitze

📖 Vokabeln

Abkürzungen	ausgeschrieben	deutsch
Rp.	Recipe!	Nimm (die folgenden Substanzen)!
M.	Misce!	Mische!
āā	ana partes aequales	jeweils zu gleichen Teilen
ad	ad	bis zu
q. s.	quantum satis	so viel wie nötig
f.	fiat / fiant	es soll(en) werden (= fertige an)
D.	Dentur	Es sollen gegeben werden
tal. No.	tales numero + Zahl	so viele mit der Zahl ... (= Angabe der Anzahl)
dos.	doses Pl.	Dosis, Menge
MDS	Misce, da, signa	Mische, gib (in die Verpackung), beschrifte
S	Signa	Beschrifte (= notiere auf der Verpackung für den Patienten die Gebrauchsanweisung)
ad us. ext.	ad usum externum	zum äußerlichen Gebrauch
ad us. int.	ad usum internum	zur inneren Anwendung (Gebrauch)
ad man. med.	ad manum medici	für dle Hand des Arztes
ad us. propr.	ad usum proprium	zum eigenen Gebrauch

✏️ Übung

Ü 384   Beispiel für ein Rezept   Lesen Sie das Rezept lateinisch und deutsch

Rezept für Supp. analgetica		das Rezept auf Deutsch
Rp.		Nimm
Paracetamoli		Paracetamol
Acidi acetylosalicylici	āā 0,5	und Acetylsalicylsäure jeweils 0,5 g
Massae suppositoriorum	q. s.	von der Masse für Zäpfchen so viel wie nötig
M. f. Supp., d. t. dos.	Nr. X	mache daraus 10 Zäpfchen
S.: bei Bedarf 1 Zäpfchen		der Patient soll bei Bedarf 1 Zäpfchen nehmen

Hinweis: Auf den heutigen Formularen für Rezepte steht am Anfang des Feldes für den Eintrag der Medikamente oft nur noch Rp. als bescheidener Rest des lateinischen Rezepts.

6.5 Phytopharmaka

📖 Vokabeln

Pflanzenteile	Abkürzung	Deutsch	Englisch
Cortex	**Cort.**	Rinde	*bark*
Flos Sing., **Flores** Pl.	**Flor.**	Blüten	*flowers, blossoms*
Folium Sing., **Folia** Pl.	**Fol.**	Blätter	*leave, leaves*
Fructus Sing., **Fructūs** Pl.	**Fruct.**	Früchte	*fruit, fruits*
Herba	**Herb.**	Kraut	*herb*
Pericarpium	**Peric.**	Fruchtschale	*peel, pericarp*
Radix	**Rad.**	Wurzel	*root*
Rhizoma	**Rhiz.**	Wurzel	*rhizome, root*
Semen	**Sem.**	Samen	*seed, seeds*

Pflanzennamen (Auswahl)	Deutsch	Englisch
Angelica	Engelwurz	*angelica*
Aurantium	Pomeranze, Apfelsine	*bitter orange*
Belladonna	Tollkirsche	*belladonna*
Betula	Birke	*birch*
Calendula	Ringelblume	*pot marigold*
Centaurium	Tausendgüldenkraut	*centaury*
Chamomilla	Kamille	*chamomile*
Digitalis	Fingerhut	*digitalis*
Foeniculum	Fenchel	*fennel*
Gentiana	Enzian	*gentian*
Ginseng	Ginseng	*ginseng*
Helenium	Alant	*alantin*
Linum	Leinen	*linseed*
Melissa	Melisse	*lemon balm*
Millefolium	Scharfgarbe	*milfoil, yarrow*
Quercus	Eiche	*oak*
Rubus	Brombeere	*blackberry*
Sambucus	Holunder	*elder*
Salvia	Salbei	*sage*
Tilia	Linde	*linden*
Uva ursi	Bärentraube	*bearberry*
Urtica	Brennnessel	*stinging nettle*
Valeriana	Baldrian	*valerian*
Zingiber	Ingwer	*ginger*

Übung

Ü 385 **Bestandteile von Klosterfrau Melissengeist** Versuchen Sie zu übersetzen

Muster: Fol. Melissae – Folia Melissae → Melissenblätter

100 ml enthalten die ätherischen Öle im alkoholischen Destillat von: Fol. Melissae 536 mg, Rhiz. Helenii 714 mg, Rad. Angelicae 714 mg, Rhiz. Zingiberis 714 mg, Flor. Caryophylli 285 mg, Fruct. Piperis nigri 71 mg, Sem. Myristicae 71 mg, Pericarpium Aurantii 714 mg …

6.6 Handelsnamen

Die pharmazeutische Industrie gibt ihren Produkten (Präparaten) Handelsnamen (Präparatenamen, Warenzeichen), die meist recht künstlich aus Bruchstücken lateinischer, griechischer, deutscher Wörter und aus sprachlichen Phantasieprodukten gebildet werden. Viele Präparatenamen lassen sich nicht erklären, andere enthalten Hinweise auf Bedeutungen.

Beispiele	es werden benannt	Bedeutungen	Funktionen
Corinfar	Organ, Erkrankung	Cor – Herz, Infarkt	Herztherapeutikum
Sedotussin	Behandlung Erkrankung	sedare – dämpfen tussis – Husten	Hustenmittel
Eryfer	Wirkstoff	ferrum – Eisen erythr- – rot	Eisenpräparat
Perenterol forte	Organ Stärke der Arznei	-enter- – Darm fortis – stark	Mittel bei akuten Diarrhöen
Cholofalk	Organ Firma	Chole- – Galle Falk	Behandlung der biliären (Chol-) Zirrhose
Falicard–retard	Organ Wirkungsdauer	-cardi- – Herz retardare – verlangsamen	Herzmittel mit verlang-samter Wirkung
Infukoll	Arzneiform	Infu- – Infusion	Infusion

 ## Übung

Ü 386 Handelsnamen   Unterstreichen und übersetzen Sie
Unterstreichen und übersetzen Sie die anatomischen und klinischen Elemente in den Handelsnamen
Muster: Falicard → Fali<u>card</u>, Herz
Anemet, Antifungol, Arthriverlan, Cholplasmin, Decoderm, Diabesin

Doloproct, Euthyrox, Gastricholan, Helmex, Myxofat, Otalgan

Pertussin, Phlebodril, Pulmotin, Rhinisan, Ulcogant

7 Wendungen und Sprichwörter

7.1 Medizinische Wendungen

Anatomie, Klinik

in situ	in seiner natürlichen Lage (wörtl.: in der Lage)
in vivo	im lebenden Organismus (wörtl.: im Lebenden)
in vitro	im Reagenzglas (wörtl.: im Glas)
locus minoris resistentiae	Ort des verringerten (geringeren) Widerstandes
in statu nascendi	im Werden (wörtl.: im Zustand des Entstehens)
lege artis	nach den Regeln (wörtl.: nach dem Gesetz) der Kunst

Lesen Sie: *In vitro* – within the glass, refers to the technique of performing a given experiment in a test tube, or, generally, in a controlled environment outside a living organism. In vitro fertilization is a well–known example of this. *In vivo* – within the living, means that which takes place inside an organism.

Die 5 Kardinalsymptome der Entzündung nach Celsus, Galen und Rudolf Virchow:

rubor et tumor cum calore et dolore, functio laesa	Rötung und Schwellung mit Wärme und Schmerz, gestörte Funktion

Lesen Sie: Inflammation is the first response of the immune system to infection or irritation. Inflammation is characterised by the following quintet: redness (*rubor*), heat (*calor*), swelling (*tumor*), pain (*dolor*) and dysfunction of the organs involved (*functio laesa*). The first four characteristics have been known since ancient times and are attributed to Celsus; *functio laesa* was added to the definition of inflammation by Rudolf Virchow in 1858.

Diagnosen und Prognosen

diagnosis per exclusionem	Diagnose durch Ausschluss (Ausschließen der nicht in Frage kommenden Krankheiten)
diagnosis ex iuvantibus	Diagnose anhand der Mittel, die helfen
prognosis quoad vitam	Prognose zur Lebenserwartung, zum Überleben (wörtlich: hinsichtlich des Lebens)
prognosis quoad sanationem	Prognose zum Heilungserfolg

Lesen Sie: The term diagnosis of exclusion (per exclusionem) refers to a medical condition whose presence cannot be established with complete confidence from examination or testing. Diagnosis is therefore by elimination of other reasonable possibilities. An example of such a diagnosis is "fever of unknown origin": to explain the cause of elevated temperature the most common causes of fever (infection, neoplasm …) must be ruled out.

Klinik

per vias naturales	auf natürlichem Wege (wörtl.: auf natürlichen Wegen)
praeter naturam	künstlich (wörtl.: außerhalb, neben der Natur)
restitutio ad integrum	völlige Wiederherstellung des normalen Zustandes, Rückführung in den Normalzustand
ante finem	vor dem (Lebens-)Ende

Pharmazie

ad manum medici, ad man. med.	zu Händen des Arztes
ad usum proprium, ad us. propr.	zum eigenen Gebrauch (des Arztes)
ad usum externum, ad us. ext.	zur äußerlichen Anwendung (Gebrauch)
ad usum internum, ad us. int.	zur inneren Anwendung (Gebrauch)

Medizinische Leitgedanken

aegroti salus suprema lex	Das Wohl des Patienten ist höchstes Gesetz.
bene diagnoscitur, bene curatur = bona diagnosis, bona curatio	Was gut diagnostiziert wird, wird gut geheilt.
diagnosis certa ullae therapiae fundamentum [est].	Eine sichere Diagnose ist die Grundlage einer (jeden) Therapie (grammatisch korrekt: ullius statt ullae).
dosis facit venenum.	Die Dosis macht das Gift (d. h. bei entsprechend hoher Dosis wird jedes Medikament schädlich, wird es zum Gift).
ubi pus, ibi evacua!	Wo Eiter ist, dort entleere ihn!

Über dem Eingang des Anatomischen Instituts der Humboldt-Universität zu Berlin:

HIC LOCUS EST, UBI MORS GAUDET SUCCURRERE VITAE.	Hier ist der Ort, wo der Tod gerne dem Leben zu Hilfe eilt.

7.2 Außermedizinische Wendungen und Sprichwörter

Studieren

vere scire est per causas scire	Wahres Wissen ist Wissen, das auf die Ursachen zurückgeht. (Francis Bacon)
repetitio est mater studiorum.	Die Wiederholung ist die Mutter des Lernens (Übung macht den Meister).
non scholae, sed vitae discimus.	Nicht für die Schule, sondern für das Leben lernen wir.
exemplis discimus.	An Beispielen lernen wir.
haurit aquam cribro, qui discere vult sine libro.	Der schöpft Wasser mit einem Sieb, der ohne Buch lernen will.
alma mater	feierlicher Ausdruck für die Universität (wörtl.: nährende Mutter)
dies academicus	akademischer Festtag, verkürzt: der diēs (Lehrveranstaltungen fallen aus)
ad rem	zur Sache!
otium post negotium	Muße nach der Arbeit (Erst die Arbeit, dann das Vergnügen).
plenus venter non studet libenter.	Ein voller Bauch studiert nicht gern.

Außerhalb des akademischen Bereichs

dies ater	ein schwarzer Tag
errare humanum est.	Irren ist menschlich.
forti nihil difficile	Dem Tüchtigen ist nichts zu schwer.
imperat in toto regina pecunia mundo.	Geld regiert die Welt.
in medias res	unmittelbar zur Sache (kommen)
in vino veritas [est.]	Im Wein [ist] Wahrheit.
manus manum lavat.	Eine Hand wäscht die andere.
media vita in morte sumus.	Mitten im Leben sind wir vom Tod umfangen.
mens sana in corpore sano	Ein gesunder Geist in einem gesunden Körper
mors certa, hora incerta	Der Tod ist sicher, die Stunde ist unsicher.
pro pace et fraternitate gentium	Für den Frieden und die Brüderlichkeit unter den Völkern (Motto des Friedensnobelpreises)
quod licet Iovi, non licet bovi.	Was dem Gott Jupiter (Dativ Iovi) erlaubt ist, ist dem Ochsen (Dativ bovi) nicht erlaubt.
viribus unitis	mit vereinten Kräften

7

Lösungen

1 Einführung

Keine Übungen

2 Grundlagen- und Schnellkurs

2.1 Aussprache

Ü 1, Ü 2   Übungen nur zum Lesen

Ü 3   Aussprache   Unterstreichen Sie die c mit z-Aussprache
Cerebrum, Cornea, retrocaecalis, pollicis, Fundus vesicae urinariae, Coelenteron

2.2 Betonung

Ü 4   Betonung   Lesen Sie laut
vorletzte Silbe betont: Sutūra, transversus, Abductor, Leukōse, Strabismus
drittletzte Silbe betont: Trochlea, osseus, Dekubitus, Antirhinitikum
letzte Silbe betont: Myokard, Lungenemphysem, Erythrozyt
Gemischte Beispiele:
Retinaculum flexōrum, Tonsilla palatīna, Atrium sinistrum, Curvatūra major
Spondylītis, Gastroskopie, Dakryocystītis neonatōrum, Linimentum aquōsum
Plasmalemm, Nucleolus, Chromosom-18-p-Syndrom, Kardiakum

2.3 Schreibung

Ü 5   Verwendung einiger Buchstaben   Unterstreichen Sie die Fehler
1 venae rectä, 2 Venae rectae, 3 Cervix uteri, 4 Zervix Uteri (Anatomie)
5 Ödem, 6 Ödema circumskriptum, 7 Oedema circumscriptum (Klinik)

Ü 6   Groß- und Kleinschreibung   Unterstreichen Sie die Fehler
1 Caput Radii, 2 caput radii, 3 Caput radii – Speichenkopf (Anatomie)
4 dysplasia coxae congenita, 5 Dysplasia coxae congenita,
6 dysplasia Coxae congenita – angeborene Hüft(gelenk)fehlbildung (Klinik)

2.4 Medizinische Termini: Bildungstypen

Ü 7   Terminustypen   Nennen Sie in Klammern die Typzahlen
Arteria iliaca communis (3), Anus (1), Gastritis (2), Caput ulnae (3), Neurologie (2)

Ü 8   Terminustypen und -komponenten   Bestimmen Sie in Klammern
Articulatio sternocostalis, Ligamentum capitis costae, Interkostalnerven, Sternum

  (GW)   (A)   (GW)   (A)   (A)   (kE)   (eE)

2.5   Substantive: Deklination und Vokabeln

2.5.1 1. oder a-Deklination und 2. oder o-Deklination

Ü 9   **Artikel**   Notieren Sie den Artikel, übersetzen Sie

die Incisura – Einschnitt, der Angulus – Ecke, Winkel, das Collum – Hals, das Tuberculum – Höckerchen, die Crista – Leiste, Kamm, der Sulcus – Rinne, Furche

Ü 10   **1.–2. Dekl.**   Bilden Sie mit Groß-/Kleinschreibung und den nötigen Endungen

Gen. Sing.: alae, nervi, Nom. Pl.: Septa, Fasciae, Gen. Pl.: gangliorum, arteriarum

Ü 11   **1.–2. Dekl.**   Bestimmen Sie

Rami (N / P) dentales, Lacuna musculorum (N / S) (G / P), Foramen venae (G / S) cavae, Venae (N / P) centrales, Septum (N / S) nasi

Ü 12   **1.–2. Dekl.**   Übersetzen Sie

die Leisten, die Scheidewände, musculorum, des Winkels, der Vena, Ligamenta

2.5.2 3. oder konsonantische und i-Deklination

Ü 13   **Artikel**   Setzen Sie den Artikel ein, übersetzen Sie mündlich

die Regio – Region, das Os – Knochen, die Cavitas – Höhle, der Apex – Spitze, das Caput – Kopf. – die Spina – Dorn, Stachel, Gräte, das Foramen – Loch, die Pars – Teil, der Sulcus – Rinne. – das Vas, der Nervus (2. Dekl.) – Nerv, das Corpus (3. Dekl.) – Körper, Schaft. – das Stroma (3. Dekl.) – Grundgewebe, die Fossa (1. Dekl.) – Grube

Ü 14   **Deklination**   Bestimmen Sie bei den unterstrichenen Substantiven

(N / P)   (N / S)   (G / S)   (G / P)   (N / P)
Regiones dorsales, Pars nasalis ossis frontalis, Sinus venarum cavarum, Vasa publica

die Regionen, des Teils, die Knochen, die Vene, der Sehnen, des Streckers, die Löcher, des Kopfes

Ü 15   **Artikel**   Setzen Sie den Artikel ein und übersetzen Sie

das Caput humeri – Kopf des Oberarmknochens, das Collum chirurgicum humeri – chirurgischer Hals des Oberarmknochens, das Corpus radii – Speichenschaft. – der Margo anterior ulnae – vorderer Ellenrand, der Apex patellae – Kniescheibenspitze, die Basis patellae – Kniescheibenbasis

2.5.3 4. oder u-Deklination und 5. oder e-Deklination

keine Übung

2.6   Abkürzungen in anatomischen Termini

Ü 16   **Abkürzungen**   Schreiben Sie die Abkürzungen aus und lesen Sie laut

Arteria, Musculus, musculorum, Rami, Arteriae

Arteria tibialis anterior: Sie geht am Rand des Musculus popliteus aus der Arteria poplitea hervor und verläuft an der Vorderseite des Unterschenkels zum Retinaculum musculorum extensorum. Von dort an heißt sie Arteria dorsalis pedis. Einige Äste: Rami musculares, Arteriae tarseae mediales. – vordere Schienbeinarterie, Wadenbeinmuskel, Wadenbeinarterie, Halteband der Streckermuskeln, auf dem Fußrücken verlaufende Fußarterie, Muskeläste, mittlere Fußwurzelarterien

2.7   Substantive: Wortbildung und Vokabeln

2.7.1 Wortbildung in der Anatomie

Ü 17   Diminutive   Unterstreichen Sie die Diminutive

Angulus, <u>Arteriola</u>, Clavicula, <u>Canaliculus</u>, Epicondylus, <u>Fossula</u>, Retinaculum, <u>Septulum</u>, <u>Venula</u>

2.7.2 Wortbildung in der Klinik

Ü 18   Übersetzen Sie

zu kurze Finger = Kurzfingrigkeit, zusammengewachsene Finger, zu schneller Herzschlag = Herzrasen, übermäßige Schweißproduktion

Ü 19   Zerlegen Sie die Termini in ihre Bestandteile

A|mel|ie, Cheil|o|schisis, Gastr|o|duodenal|ulzera, My|o|kard|infarkt, Protein|urie, Zyst|o|skopie

fehlende Gliedmaßen (Missbildung), Lippenspalte, Magen-Darm-Geschwüre, Herzmuskelinfarkt, Eiweiß im Blut, Blasenspiegelung

2.8   Adjektive: Deklination und Vokabeln

Übungen zur Deklination der Adjektive siehe im Abschnitt zur Kongruenz S. 49.

2.9   Adjektive: Wortbildung und Vokabeln

Ü 20   Zerlegen Sie die Adjektive

cervic|o|thorac|icus (3) – für Hals und Brustkorb, inter|cost|alis (2) – zwischen den Rippen, stern|alis (1) – des/am Brustbein, sub|scapul|aris (2) – unter dem Schulterblatt, brachi|o|radi|alis (3) – vom Oberarm zur Speiche. – radi|alis (1) – an der Speiche, carp|o|metacarp|eus (3) – zwischen Handwurzel und Mittelhand, poster|o|medialis (3) – hinten-mittlerer

Ü 21   Unterstreichen Sie die Stellen mit Ulna – Elle

Articulatio radi<u>oulnaris</u> – Speichen-Ellen-Gelenk, Caput <u>ulnae</u> – Ellenkopf, obere <u>ulnare</u> Kollateralarterie – obere Seitenarterie (am Ellenbogengelenk) auf der Seite der Elle, <u>Ulna</u>rdeviation – Lageabweichung (der Finger) zur Elle hin

Klinik

Ü 22   Adjektivbestandteile   Unterstreichen Sie

hypertrophische <u>pulmon</u>ale Osteoarthropathie, peri<u>nephr</u>itischer Abszess, ante<u>hepat</u>ischer Ikterus, broncho<u>pulmon</u>ale Aspergillose, kardio<u>pulmon</u>ale Reanimation, <u>hepat</u>olentikuläre Degeneration, <u>nephr</u>otisches Syndrom

2.10 Adjektive: Kongruenz

Ü 23   Grundwort +1 Adjektiv im Nom. Sing.   Setzen Sie ein

medialis, medialis, mediale; venosus, venosa, venosum; superior, superior, superius
<u>der</u> Angulus medial<u>is</u>, <u>das</u> Rete venos<u>um</u>, <u>die</u> Facies super<u>ior</u>

Ü 24   Grundwort + mehrere Adjektive im Nom. Sing.   Setzen Sie ein

cruciatus, cruciat<u>a</u>, cruciat<u>um</u>; anterior, anter<u>ior</u>, anter<u>ius</u>
<u>das</u> Ligamentum cruciat<u>um</u> anter<u>ius</u>
recurrens, recurre<u>ns</u>, recurre<u>ns</u>; radialis, radial<u>is</u>, radial<u>e</u>
<u>die</u> Arteria recurre<u>ns</u> radial<u>is</u>

Ü 25   Grundwort + Adjektive im Nominativ Plural   Setzen Sie ein

cutanei, cutaneae, cutanea; glutaei, glutaeae, glutaea; breves, breves, brevia

die Nn. cutanei – Hautnerven, die Vv. glutaeae breves – kurze Gesäßvenen

Ü 26   Grundwort + entferntes Adjektiv   Übersetzen Sie

innere Schädelbasis, seitliches Halsdreieck, hintere Oberarmregion. – vorderes Band des Schienbein-kopfes. – unteres Halteband der Streckermuskeln

Ü 27   Adjektive im Genitiv   Übersetzen Sie:

Regionen der oberen Extremität, Knochen der unteren Extremität. – Gelenke der Wirbelsäule = Wirbelsäulengelenke, Streckermuskel des kleinen Fingers, Scheide des geraden Bauchmuskels

3   Anatomische und klinische Termini

3.1   Stütz- und Bewegungsapparat. Orthopädie, Rheumatologie, Chirurgie

3.1.1 Rumpf

Ü 28   Ventrale Rumpfwand   Wo liegen die Regionen?

1 Regio axillaris	5 Regio mammaria
2 Regio hypochondriaca	6 Regio epigastrica
3 Regio infraclavicularis	7 Regio pubica
4 Regio inguinalis	8 Regio umbilicalis

1 Achselregion, 2 Region unter den Rippenknorpeln rechts und links, 3 Unterschlüsselbeinregion, 4 Leisten-region, 5 Region mit der Brustdrüse, 6 Region über dem Magen, 7 Schamregion, 8 Nabelregion

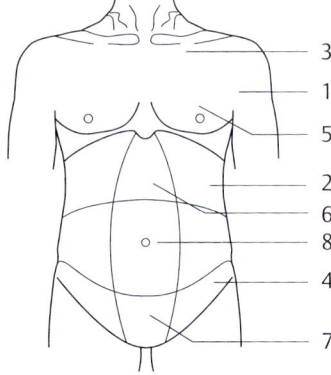

Ü 29   Ventrale Rumpfwand   Senkrechte röntgenologische Linien, übersetzen Sie

vordere Mittelachsenlinie, Linie neben dem Brustbein / durch die Brustwarze / durch die Achselhöhle

Ü 30   Thorax, Rippen   Setzen Sie den Artikel ein, übersetzen Sie

die Apertura, das Caput, das Collum, die Pars

obere / untere Brustkorböffnung, echte Rippen (setzen am Brustbein an), falsche Rippen (ohne Ansatz am Brustbein), Rippenkopf, Rippenhals, knorpeliger / knöcherner Rippenteil

Ü 31   Wirbelsäule, Wirbel   Übersetzen Sie, setzen Sie den Artikel ein

der Arcus, das Foramen, der Canalis. – Art. costotransversaria, Ligg. interspinalia, Lig. supraspinale, Mm. transversospinales

Wirbelsäule: 7 Hals-, 12 Brust(korb)-, 5 Lendenwirbel. – Wirbelbogen, Wirbelloch, Wirbelkanal. – Gelenk zwischen Rippe und Querfortsatz, Bänder zwischen den Dornfortsätzen, Band über den Dorn-fortsätzen (Plural), Muskeln zwischen Quer- und Dornfortsätzen

Ü 32   Gelenke und Bänder   Übersetzen Sie

Wirbelgelenke, Zwischenwirbelscheiben (Bandscheiben), Gelenk zwischen 1. und 2. Halswirbel, Gelenk zwischen letztem Lendenwirbel und Kreuzbein. – Rippen-Wirbelgelenke mit Gelenk des Rippenkopfes, gelbe Bänder, hinteres Längsband

Ü 33   Muskeln   Übersetzen Sie

langer Kopfmuskel, langer (wörtl. längster) Halsmuskel, breiter (wörtl. breitester) Rückenmuskel, gerader Bauchmuskel. – innere Zwischenrippenmuskeln, lange und kurze Heber der Rippen (Rippenheber). – Scheide des geraden Bauchmuskels (Rektusscheide)

Ü 34   M. pectoralis major   Übersetzen Sie

großer Brustmuskel, am Schlüsselbein entspringender Teil, am Brustbein und den Rippen entspringender Teil

Ü 35   Sternum   Übersetzen Sie

Einschnitt des Brustbeins für das Schlüsselbein, Brustbeinhandgriff, Einschnitte des Brustbeins für die Rippen, Brustbeinkörper

Ü 36   Arterien, Nerven   Übersetzen Sie

Achselarterie, Unterschlüsselbeinarterie, Wirbelarterie (durch die Halswirbel), Äste zum Brustbein. – Äste für die Brustdrüse, Nerven vom Rückenmark (Spinalnerven), Zwerchfellnerv

Ü 37   Diaphragma   Übersetzen Sie

Zwerchfell, Teil mit Ursprung an den Rippen / am Brustbein / an den Lendenwirbeln, rechter / linker Schenkel, Schlitz für die Speiseröhre, Loch für die untere Hohlvene

Ü 38   Englische Bezeichnungen   Wie lauten sie in der Anatomie und auf Deutsch?

Thorax – Brustkorb, Costae verae – echte Rippen, Angulus costae – Rippenwinkel, Vertebrae lumbales – Lendenwirbel. – Corpus vertebrae – Wirbelkörper, Foramen vertebrale – Wirbelloch, A. vertebralis accessoria – zusätzliche Wirbelarterie

Klinik

Ü 39   Krankheit, Eingriff oder Ergebnis?   Bestimmen und übersetzen Sie

Spondyl_ose_ (K) – andauernde Wirbelerkrankung, Myo_tomie_ (EG) – Muskeldurchtrennung, Arthroplastik (ER) – Gelenkersatz, Chondr_om_ (K) – Knorpelgeschwulst. – Osteo_synthese_ (EG, ER) – operative Verbindung von Knochenfragmenten, Elektromyo_gramm_ (ER) – Aufzeichnung von Muskelströmen, Knorpel_läsion_ (K) – Knorpelverletzung. – My_algie_ (K) – Muskelschmerz, Burs_itis_ (K) – Schleimbeutelentzündung, Arthro_skopie_ (ER) – Gelenkspiegelung

Ü 40   Wirbel, Wirbelgelenke, Wirbelsäule   Übersetzen Sie

Wirbelentzündung, Wirbelentzündungen, Wirbelschmerz. – Zwischenwirbelscheibe, Bandscheibenvorfall, Syndrom nach operat. Bandscheibenentfernung. – Halswirbelsyndrom mit Einengung des Rückenmarkkanals beim 4.–7. Halswirbel

Ü 41   Thoraxtrauma   Übersetzen Sie

Brustkorbverletzung, Zwerchfellriss, Rippenbruch, Blut im Thorax (im Pleuraraum)

Ü 42   Hernien   Übersetzen Sie

Leistenbruch, Nabelbruch, Zwerchfellbruch

Ü 43   Klinisch wichtige Lymphknoten   Übersetzen Sie

Achsel-, Brustlymphknoten, kleiner Brustmuskel, Lymphknoten neben der Brustdrüse

3.1.2 Obere Extremität

Ü 44   Scapula   Lesen Sie, unterstreichen Sie die Termini

Sie ist ein platter, dreieckiger Knochen mit drei Rändern, Margo medialis, Margo lateralis, Margo superior sowie drei Winkeln, Angulus inferior, Angulus lateralis, Angulus superior.

Die konkave Facies costalis dient dem M. subscapularis als Ursprungsfläche und heißt deswegen Fossa subscapularis. Die Facies dorsalis wird durch die Spina scapulae in die Fossa supraspinata und die Fossa infraspinata unterteilt. In der Fossa supraspinata liegt der M. supraspinatus, in der Fossa infraspinata der M. infraspinatus.

Der Angulus lateralis scapulae trägt die Cavitas glenoidalis, Gelenkpfanne für das Caput humeri. Bei ihr liegen das Tuberculum supraglenoidale (Ursprung des Caput longum m. bicipitis brachii) und das Tuberculum infraglenoidale (Ursprung des Caput longum m. tricipitis brachii).

The scapula, or shoulder blade, is a flat bone, roughly triangular in shape. It has two surfaces, three borders, and three angles. The anterior side of the scapula shows the fossa subscapularis to which the subscapularis muscle attaches. The posterior surface of the scapula is divided by a bony projection into the supraspinous fossa and the infraspinous fossa. This projection is called the spine of the scapula. Another hook-like projection comes off the lateral angle of the scapula, and is called the coracoid process. On the lateral angle, there is a depression called the glenoid cavity. This forms the socket that the head of the humerus articulates with.

Übersetzung des englischen Textes: Die Scapula, oder das Schulterblatt, ist ein flacher, ungefähr dreieck iger Knochen. Er hat 2 Oberflächen, 3 Ränder und 3 Ecken. Auf der Vorderseite befindet sich die Unter schulterblattgrube, in der der Unterschulterblattmuskel ansetzt. Die hintere Fläche ist durch einen Knochenvorsprung in die Grube über der Schulterblattgräte und die Grube unter der Schulterblattgräte geteilt. Dieser Vorsprung heißt Schulterblattgräte. Ein anderer, hornförmiger Vorsprung kommt von der seitlichen Ecke und heißt Rabenschnabelfortsatz. An der seitlichen Ecke befindet sich eine Vertiefung, die Cavitas glenoidalis. Sie bildet die Grube, mit der der Kopf des Oberarmknochens gelenkig verbunden ist. Rippenfläche (den Rippen aufliegend), hintere Fläche, Muskel unter dem Schulterblatt. – Schulterblatt gräte, Grube über / unter der Schulterblattgräte. – Gelenkfläche des Schultergelenks, Höckerchen über / unter der Cavitas glenoidalis. – kurzer Kopf des zweiköpfigen Oberarmmuskels, langer Kopf des drei köpfigen Oberarmmuskels

Ü 45   Humerus   Welcher Artikel bei drei Termini? Übersetzen Sie

das Caput humeri, das Collum anatomicum humeri, das Corpus humeri

Kopf / anatomischer Hals / Schaft (Körper) des Oberarmknochens. – großes / kleines Höckerchen, Rinne zwischen diesen beiden Höckerchen. – vorn-seitliche Fläche, Gelenkfortsatz des Humerus, mittlerer Höcker auf dem Gelenkfortsatz, Rolle des Humerus

Ü 46   Drei Fragen

Rinne für den Speichennerv, Grube für den Ellenfortsatz, Rauigkeit für den Deltamuskel. – Schlüssel beinende zur Schulterhöhe, Schlüsselbeinende zum Brustbein. – Phalanx media

Ü 47   Gelenke   Wo liegen diese Gelenke in Ihrem Körper? Übersetzen Sie

1 äußeres Schlüsselbeingelenk (wörtl. Schulterhöhen-Schlüsselbein-Gelenk), 2 Handwurzel-Mittel hand-Gelenk des Daumens, 3 Ellenbogengelenk, 4 Schultergelenk (wörtl. Gelenk des Oberarmbeins), 5 Gelenke zwischen den Fingergliedern, 6 Gelenke zwischen Handwurzelknochen und 1. Fingerglied, 7 Gelenk zwischen Speiche und Handwurzel, 8 rumpffernes Speichen-Ellen-Gelenk, 9 rumpfnahes Speichen-Ellen-Gelenk, 10. inneres Schlüsselbeingelenk (wörtl. Brustbein-Schlüsselbeingelenk)

10	1	4	3	9	8	7	2	6	5

Ü 48   Adjektivbildung   Ermitteln Sie eine Regel zur Stellung der Komponenten

erster Terminus für mediale und proximale, zweiter Terminus für laterale und distale Bildungen

Brustbein-Schlüsselbein-Gelenk, Band vom Rabenschnabelfortsatz zum Oberarmbein, Oberarmbein-Speichen-Muskel, Gelenk zwischen Handwurzel- und Mittelhandknochen

Ü 49   Muskeln   Übersetzen Sie

kleiner Rundmuskel, Ellbogenmuskel, viereckiger Einwärtsdreher, Auswärtsdreher

Ü 50   Längere Termini   Unterstreichen Sie die Genitivattribute, übersetzen Sie

Septum intermusculare brachii laterale – seitliche Zwischenmuskelscheidewand des Oberarms, N. cutaneus antebrachii medialis – mittlerer Hautnerv des Unterarms. – M. flexor digitorum superficia lis – oberflächlicher Beuger der Finger (Fingerbeuger), Membrana interossea antebrachii – Zwischen knochenmembran des Unterarms. – Vagina tendinis | m. extensoris | digiti minimi – Sehnenscheide | des Streckers | des kleinen Fingers (des Kleinfingerstreckers)

Ü 51 **N. radialis** Kleiner Text mit Abkürzungen

ausgeschriebene Abkürzungen: Nervus, nervi, Musculus, Musculi, Ramus, Nervi. – Text mit den aus-geschriebenen Abkürzungen: Der <u>Nervus</u> radialis verläuft im Sulcus <u>nervi</u> radialis um den Humerus und um den lateralen Epicondylus humeri, danach zwischen <u>Musculus</u> brachialis, <u>Musculus</u> brachioradialis und <u>Musculi</u> extensores carpi radiales zur Ellenbeuge, er teilt sich in den <u>Ramus</u> profundus und <u>Ramus</u> superficialis. Endäste: <u>Nervi</u> digitales dorsales. – Übersetzung der Termini: Speichennerv (Armnerv auf der Seite des Radius), Rinne für den Speichennerv, Oberarmbein, seitlicher Fortsatz auf dem Gelenk-fortsatz, Oberarmmuskel, Oberarm-Speichen-Muskel, an der Speiche liegende Handwurzelstrecker (Plural), tiefliegender / oberflächlicher Ast, am Handrücken verlaufende Fingernerven

Ü 52 **Arterien** Zeigen Sie die Lage, übersetzen Sie

Gefäßstamm für Oberarm und Kopf, Gefäßnetz um die Schulterhöhe, Unterschlüsselbeinarterie, um das Schulterblatt gebogene Arterie, Oberarmarterie, Gefäßnetz um das Ellbogengelenk, Arterie auf der Seite der Elle, rückläufige Arterie auf der Seite der Speiche, oberflächlicher Arterienbogen in der Hohlhand, gemeinsame Fingerarterien

Ü 53 **Venen** Setzen Sie die Adjektivendungen ein, lesen Sie

V. circumflex<u>a</u> poster<u>ior</u> humeri – hintere Vene um den Oberarmknochen, Vv. inteross<u>eae</u> anter<u>iores</u> – vordere Zwischenknochenarterien. – Rete veno<u>sum</u> dorsal<u>e</u> manus – Venengeflecht der Hand auf dem Handrücken, Arcus veno<u>sus</u> palmar<u>is</u> profund<u>us</u> – tiefer Venenbogen in der Hohlhand

Ü 54 **Präfixe in Adjektiven** Unterstreichen und übersetzen Sie nur die Präfixe

<u>infra</u>clavicularis, <u>inter</u>osseus, <u>intra</u>capsularis (Gelenkkapsel), <u>sub</u>tendineus, <u>supra</u>scapularis

unterhalb, zwischen, innerhalb, unter, über

Ü 55 **Korrekte Orthografie und Grammatik** Schreiben Sie ohne Fehler ab

A<u>c</u>rom<u>i</u>on, M<u>.</u> b<u>i</u>ceps <u>b</u>rachii, <u>die</u> Articu<u>l</u>atio cubiti, <u>das</u> Corpus uln<u>ae</u>

Klinik

Ü 56 **Erkrankungen** Übersetzen Sie

Gelenkentzündung bei einem / wenigen / vielen Gelenken, Knochen- und Knorpelerkrankung, Sehnen-scheidenentzündung, Schleimbeutelentzündung

Ü 57 **Klinische und anatomische Termini** Übersetzen Sie

Verrenkung des äußeren Schlüsselbeingelenks, Schultergelenkentzündung. – Entzündung der Umge-bung des Schultergelenks, Fraktur des Oberarmbeins unter seinem Kopf. – Lähmung des Speichennervs, Syndrom durch Verengung des Handwurzelkanals

Ü 58 **Arthritis of the shoulder** Lesen Sie, übersetzen Sie die unterstrichenen Termini

Schultergelenkentzündung: Bei dieser Gelenkentzündung fehlt der Gelenkknorpel (ist zerstört), sodass Knochen auf Knochen (Caput humeri, scapula) reibt. Die Ursachen liegen in Defekten der serösen Haut (degenerative Arthritis), Verletzung (traumatische Arthritis), Entzündung (rheumatische Arthritis) oder Infektion (infektiöse Arthritis). – (Haut-)Defekt, degenerative Gelenkerkrankung, Verletzung, trau-matische Gelenkentzündung, Entzündung

Ü 59 **Gelenke** Nennen Sie zu den hybriden klinischen Bezeichnungen die anat. Termini

Art. humeri – Schultergelenk, Art. radioulnaris proximalis – rumpfnahes Ellen-Speichen-Gelenk, Artt. interphalangeae distales – rumpfferne Gelenke zwischen den Fingergliedern

Ü 60 **Eingedeutschte Adjektive in der Klinik** Wie heißen sie in der Anatomie?

coracoacromialis – zwischen Rabenschnabelfortsatz u. Schulterhöhe, interclavicularis – zwischen den Schlüsselbeinen, humeroradialis – vom Oberarmbein zur Speiche, intracarpalis – in der Handwurzel

Ü 61   Angeborene Fehlbildungen   Übersetzen Sie

übermäßig große Gliedmaßen, fehlende Hand, Kurzfingrigkeit, Daumen mit 3 Fingergliedern

<u>Polydactyly</u>, or <u>polydactylism</u>, also known as <u>hyperdactyly</u>, is the anatomical variant consisting of more than the usual number of <u>digits</u> on the hands and/or feet. It is a <u>congenital abnormality</u>, usually <u>genetically inherited</u> as an <u>autosomal dominant trait</u>. – Überzählige Finger (mit 3 engl. Synonymen) bilden eine anatomische Variante mit mehr als der üblichen Zahl von Fingern an Hand oder Fuß. Es handelt sich um eine erbliche Fehlbildung mit autosomal-dominanter Vererbung.

3.1.3 Untere Extremität

Ü 62   Knochen   Übersetzen Sie

Darmbeinschaufel, oberer vorderer Darmbeinstachel, Sitzbeinast. – Sitzbeinhöcker, Schambeinkamm, Schambeinhöckerchen. – Oberschenkelbein: großer und kleiner Rollhügel, Leiste zwischen den Rollhügeln

Ü 63   Gelenke   Übersetzen Sie

1 Hüftgelenk, 2 Kniegelenk, 3 Gelenke zwischen den Zehengliedern, 4 Gelenke zwischen Mittelfußknochen und Zehengliedern, 5 Kreuzbein-Darmbein-Gelenk, 6 Gelenk unter dem Sprungbein, 7 Gelenk zwischen Sprung-, Fersen- und Kahnbein, 8 Gelenk zwischen Sprungbein und Unterschenkel (oberes Sprunggelenk), 9 Gelenke zwischen Fußwurzel- und Mittelfußknochen, 10 Schienbein-Wadenbein-Gelenk, 11 Schambeinfuge

11	5	1	2	10	8	6	7	9	4	3

1 Sprungbein-Unterschenkel-Gelenk (oberes Sprunggelenk), 2 Hüftgelenk, 3 Kreuzbein-Darmbein-Gelenk, 4 Gelenke zwischen den Zehengliedern, 5 Kniegelenk, 6 Gelenke zwischen Mittelfußknochen und Zehengliedern, 7 Schambeinfuge, 8 oberes Schienbein-Wadenbein-Gelenk, 9 Gelenk unter dem Sprungbein, 10 Gelenk zwischen Sprung-, Fersen- und Kahnbein, 11 Gelenke zwischen Fußwurzel- und Mittelfußknochen

7	3	2	5	8	1	9	10	11	6	4

Ü 64   Gelenkflächen   Übersetzen Sie eine dreiteilige Struktur

4 <u>Gelenkfläche des Sprungbeins zum Kahnbein</u>. – Fläche des Oberschenkels zur Kniescheibe, vordere Gelenkfläche des Sprungbeins zum Fersenbein

Ü 65   Bänder   Übersetzen Sie

Kreuzbein-Sitzbeinhöcker-Band, Band des Oberschenkelkopfes, Darmbein-Oberschenkel-Band. – vorderes / hinteres Kreuzband, Seitenband (Kollateralband) zum Schienbein. – Fersenbein-Wadenbein-Band, Mittelfußbänder zwischen den Knochen, langes Fußsohlenband

Ü 66   Zwei Muskeln   Übersetzen Sie

Birnenmuskel, U: Beckenfläche des Kreuzbeins, A: großer Rollhügel, N: Kreuzbeingeflecht

Muskel mit Ursprung am Schambeinkamm, U: Schambeinkamm, A: Leiste für den M. pectineus am Oberschenkelbein, Oberschenkelnerv

Ü 67   Muskeln und weitere Bildungen   Übersetzen Sie

viereckiger Oberschenkelmuskel, Kniegelenkmuskel, Schleimbeutel unter der Haut vor der Kniescheibe. – vordere Zwischenmuskelscheidewand des Unterschenkels, Sehnenscheide des hinteren Schienbeinmuskels. – unteres Halteband der Strecker, kurzer Großzehenbeuger

Ü 68   Muscles   Übersetzen Sie die englischen Termini

großer Gesäßmuskel, großer Oberschenkelanzieher (Oberschenkel- ist zu ergänzen). – vierköpfiger Oberschenkelmuskel, gerader / seitlicher Oberschenkelmuskel. – Wadenmuskel, Muskeln zwischen den Fußknochen am Fußrücken, Fußsohlenmuskel

Ü 69   Nerven   Übersetzen Sie

Ischiasnerv, seitlicher Hautnerv des Oberschenkels. – Nerv des Birnenmuskels, gemeinsamer Schienbeinnerv, Nerv zwischen den beiden Knochen des Unterschenkels. – gemeinsame Zehennerven in der Fußsohle, eigentliche Zehennerven in der Fußsohle

Ü 70   Anterior Tibial Artery   Unterstreichen und übersetzen Sie die englischen Termini

1 Anterior tibial artery: artery with origin in the 2 popliteal artery, with branches to the 3 posterior and anterior tibial recurrent, 4 lateral and medial anterior malleolar arteries, the 5 dorsal artery of the foot, the 6 lateral tarsal, medial tarsal, 7 dorsal metatarsal, and 8 dorsal digital arteries. – 1 vordere Schienbeinarterie, 2 Kniekehlenarterie, 3 hintere / vordere rückläufige Arterie beim Schienbein, 4 seitliche / mittlere vordere Knöchelarterien, 5 Fußrückenarterie, 6 seitliche / mittlere Fußwurzelarterie, 7 am Fußrücken gelegene Mittelfußarterie, 8 am Fußrücken liegende Zehenarterien

Die anatomischen Termini: 1 anterior tibial artery = A. tibialis anterior; 2 popliteal artery = A. poplitea; 3 posterior and anterior tibial recurrent = A. recurrens tibialis posterior / anterior, 4 lateral and medial anterior malleolar arteries = Aa. malleolares anteriores lateralis / medialis, 5 dorsal artery of the foot = A. dorsalis pedis, 6 lateral tarsal, medial tarsal = A. tarsalis lateralis / medialis, 7 dorsal metatarsal = A. metatarsalis dorsalis, 8 dorsal digital arteries = Aa. digitales dorsales

Klinik

Ü 71   Arthritis in drei kurzen Texten   Lesen und vergleichen Sie

Übersetzung: Gelenkentzündung, gewöhnlich mit Schmerz, Schwellung und Gelenksteife verbunden, resultiert aus Infektion, Verletzung, degenerativen Veränderungen, Stoffwechselstörungen und anderen Ursachen

Übersetzung: Zu den Gelenkentzündungen gehören die rheumatische Arthritis und Arthritis bei Schuppenflechte, zwei Autoimmunkrankheiten, die septische Arthritis, verursacht durch Gelenkinfektion, Arthritis durch Gicht, verursacht durch Kristalle der Uratsäure, und die stärker verbreitete degenerative Gelenkentzündung.

Ü 72   -arthr-   Unterstreichen und übersetzen Sie Terminusteile

Gonarthrotomie: Gon- – Knie, Intertarsalarthrose: Ossa tarsi – Fußwurzelknochen, Koxarthrose: Os coxae – Hüftgelenk, Periarthropathia genus: Genu – Knie, talokrurale Arthrose: Talus – Sprungbein, Crus – Unterschenkel

Ü 73   Fehlstellungen   Wie stehen Bein und Fuß?

Hüftgelenk mit 0-Stellung, Kniegelenk mit X-Stellung, Großzehe mit 0-Stellung, Plattfuß, Hohlfuß

Ü 74   Oberschenkelfrakturen   Übersetzen Sie

durch den Rollhügel, unter dem Rollhügel (großer / kleiner Rollhügel). – über dem / durch den Gelenkfortsatz des Oberschenkelbeins

Ü 75   Kniegelenk   Notieren Sie die anatomischen Bezeichnungen

Lig. collaterale fibulare / tibiale, Meniscus lateralis / medialis, Lig. cruciatum posterius. – Retinaculum patellae, Articulatio genus

Ü 76   Gelenkerkrankungen mit krankhaften Stoffen im Gelenk   Übersetzen Sie

eitrige Hüftgelenksentzündung, Blut / Flüssigkeit / Eiter im Gelenk

Ü 77   Triggerpunkte   mit Schmerzauslösung bei Berührung   Ordnen Sie zu

Bizepspunkt (OR), Glutaeuspunkt (U), Intercostalpunkt (OR), Malleolenpunkt (U). – Pektoralispunkt (OR), Subpatellarpunkt (U), Trapeziuspunkt (OR)

Ü 78   Befund   nach schwerem Unfall (stark gekürzt)   Übersetzen Sie einige Termini

vorderer Schienbeinmuskel, langer Zehenstrecker, Strecken der 1.–5. Zehe, langer und kurzer Wadenmuskel, Wadenbeinarterie, vordere / hintere Schienbeinarterie, gebrochen oder gerissen, Wadennerv

3.1.4 Schädel

Anatomie

Ü 79   Aussprache und Betonung   Lesen Sie laut

z-Aussprache des „c": Os occipitale, Forāmen lacerum, Sella turcica, Discus n. optici

Ü 80   Überblick   Betrachten Sie mit einem Spiegel die Lage

Os occipitale, Mandibula, Orbita, Os temporale, Os frontale, Maxilla

Hinterhauptsbein, Unterkiefer, Augenhöhle, Schläfenbein, Stirnbein, Oberkiefer

Ü 81   Schädel   Übersetzen Sie

Fossa cranii media

Schläfenregion, Stirnregion, Jochbogen, innere / äußere Schädelbasis. – vordere / mittlere / hintere Schädelgrube. – vordere Fontanelle, Fontanelle beim Keilbein, Fontanelle beim Warzenfortsatz

Ü 82   Teile von 3 Schädelknochen   Übersetzen Sie

Hinterhauptsbein: großes Hinterhauptsloch, Schuppe des Hinterhauptsbeins. – Keilbein: großer Keilbeinflügel, Flügelfortsatz, ovales / rundes Loch. – Schläfenbein: Felsenbein, Spitze des Felsenbeins, Griffelfortsatz, Warzenfortsatz

Ü 83   Nasenhöhle, Orbita   Übersetzen Sie

Nasenhöhle, knöcherne Nasenscheidewand, birnenförmige Öffnung. – Augenhöhle, Eingang in die Augenhöhle, obere Wand der Augenhöhle, Rand über der Augenhöhle

Ü 84   Sinus paranasales   Erklären oder übersetzen Sie

Nasennebenhöhlen, Stirnbein-, Oberkiefer-, Keilbeinhöhle, Siebbeinhöhlen. – Stirnbeinhöhle, Öffnung der Stirnbeinhöhle, Scheidewand der (zwischen den) Stirnbeinhöhlen

Ü 85   Adjektive mit verkürzten Mehrworttermini   Übersetzen Sie

Naht zwischen Stirnbein (Os frontale) und Jochbein (Os zygomaticum), Naht zwischen Jochbein und Oberkiefer (Maxilla). – Loch zwischen Griffelfortsatz (Proc. styloideus) und Warzenfortsatz (Proc. mastoideus), Grube zwischen Flügelfortsatz (Proc. pterygoideus) und Gaumenbein (Os palatinum), Spalte zwischen Felsenbein (Pars petrosa) und Hinterhauptsbein (Os occipitale)

Ü 86   Knochenteile und -fortsätze   Übersetzen Sie eine dreiteilige Struktur

die Teile des Stirnbeins an beiden Augenhöhlen, Stirnbeinfortsatz des Oberkiefers. – Jochbeinfortsatz des Schläfenbeins, Schläfenbeinfortsatz des Jochbeins

Ü 87   Ähnliche Vokabeln   Nicht verwechseln, übersetzen Sie

unterer, unterhalb, innerhalb, zwischen, innerer, unter, oberer, oberhalb

Ü 88   Forāmen infraorbitale   Unterstreichen Sie die zutreffende Übersetzung

3 Loch unter der Augenhöhle

Ü 89   Art. temporomandibularis   Übersetzen Sie einige Termini zum Kiefergelenk

das Corpus, der Ramus

wörtlich: Gelenk zwischen Schläfenbein und Unterkiefer. – Körper / Ast des Unterkiefers, Grube des Schläfenbeins für den Unterkiefer, Band zwischen Griffelfortsatz und Unterkiefer

Ü 90   Cranial bones   Nennen Sie die lateinischen anatomischen Termini

Muster 1: Os parietale, Os occipitale, Os nasale, Os zygomaticum
Muster 2: Fossa temporalis, Arcus zygomaticus, Processus orbitalis, Discus articularis
Muster 3: Pars tympanica ossis temporalis, Proc. pterygoideus / Spina ossis sphenoidalis

Klinik

Übungen zu Schädelverletzungen siehe später S. 85 und S. 108.

3.2 Herz, herznahe Blutgefäße, Kardiologie

Anatomie

Ü 91 Herz   Setzen Sie den Artikel ein und übersetzen Sie

die Basis cordis, der Apex cordis, die Facies sternocostalis

Herzbasis, Herzspitze, Fläche in Richtung Brustbein und Rippen / zum Zwerchfell / zur Lunge

Ü 92 Herz, Heart   Setzen Sie ein, übersetzen und lesen Sie

das Atrium dextrum, Atrium sinistrum, das Septum interatriale, der Ventriculus dexter / sinister, das Septum interventriculare, die Pars muscularis und Pars membranacea des Septum interventriculare. – rechter Vorhof, linker Vorhof, Scheidewand zwischen den Vorhöfen, rechte / linker Herzkammer, Scheidewand zwischen den Herzkammern, muskulärer und häutiger (membranartiger) Teil der Scheidewand zwischen den Herzkammern

Übersetzung: Das Herz ist ein birnenförmiges Organ etwa von der Größe einer Faust. Es liegt schräg in der Thoraxhöhle links von der Mitte, wobei die Herzspitze nach unten weist. Es besteht aus einer speziellen Art von Muskel, dem Myokard oder Herzmuskel, und ist von einem membranartigen Sack, dem Perikard (Herzbeutel), eingeschlossen.

Übersetzung: Eine Muskelwand teilt das Herz in das linke und rechte Herz. Das rechte Herz hat die Aufgabe, das sauerstoffarme Blut aus dem Körper im rechten Vorhof zu sammeln und es über die rechte Herzkammer in die Lungen zu pumpen (Lungenkreislauf), damit Kohlendioxid entfernt und Sauerstoff aufgenommen wird (Gasaustausch). Das linke Herz sammelt das sauerstoffreiche Blut aus den Lungen im linken Vorhof und gibt es in die linke Herzkammer, die es in den Körper pumpt (Körperkreislauf). Auf beiden Seiten des Herzens sind die tiefer gelegenen Herzkammern dicker und kräftiger als die darüber liegenden Vorhöfe. Die Muskelwand um die linke Herzkammer ist stärker als die Wand um die rechte Herzkammer, bedingt durch die größere Kraft, die das Pumpen des Blutes durch den Körperkreislauf erfordert.

Ü 93 Herzklappen   Prägen Sie sich die 7 Termini ein, übersetzen Sie

1. Klappe zwischen Vorhof und Kammer des re. Herzens = Dreisegelklappe, 2. Klappe für den Lungenstamm (Stamm der Lungenarterien), 3. Klappe zwischen Vorhof und Kammer des li. Herzens = Zweisegelklappe = Mitralklappe (Mitral- unübersetzt), 4. Klappe am Beginn der Hauptschlagader

Ü 94 Erregungsleitungssystem (Auswahl)   Lesen Sie ohne zu übersetzen

Knoten zwischen der Einbuchtung mit der Einmündung der beiden Hohlvenen (Sinus venarum cavarum) und dem Vorhof, Knoten zwischen Vorhof und Herzkammer, Bündel im Vorhof bis zur Herzkammer

Ü 95 Aorta   Lesen Sie

Ventriculus sinister, Aa. coronariae, Aorta ascendens, Arcus aortae, Thorax, Hiatus aorticus, Diaphragma

Übersetzung: Die Aorta beginnt in der linken Herzkammer. Nachdem sie die Herzkranzarterien abgegeben hat, die das Herz selbst versorgen, steigt die Aorta leicht nach oben an (aufsteigende Aorta) und gibt Äste für Kopf und Arm ab. Denn biegt sie sich abwärts (Aortenbogen) und leitet Blut in das Arteriensystem des Brustkorbs. Sie gelangt in den Bauch durch den Aortenschlitz, eine Öffnung im Zwerchfell, und gibt Äste für die Versorgung von Magen, Nieren, Darm … ab.

Ü 96 Herzgefäße und herznahe Gefäße (Auswahl)   Übersetzen Sie

Septum interventriculare, Sulcus interventricularis, R. interventricularis dexter

Herzkranzfurche, rechte / linke Herzkranzarterie, Scheidewand zwischen den Herzkammern = Kammerscheidewand, Rinne zwischen den Herzkammern = außen an der Kammerscheidewand, rechter Ast in der Rinne an der Kammerscheidewand, rechte Herzkranzarterie, große Herzvene, kleine Herzvene, die ganz kleinen Herzvenen, Stamm der Lungenarterien, Gabelung des Stamms der Lungenarterien, Lungenarterien, obere und untere Hohlvene

Physiologie, Klinik

Ü 97   Koronare Herzkrankheit   Übersetzen Sie

Herzkrankheit durch Einengungen der Herzkranzgefäße, Verhärtung (Verengung) der Herzkranzgefäße, Blutdrosselung oder Blutleere (in Teilen des Herzmuskels). – ungenügende Herzleistung, Brustenge (wörtlich), Schmerz hinter dem Brustbein, Nekrose (Gewebetod) von Herzmuskelgewebe (durch Verschluss der versorgenden Arterie)

Ü 98   Coronary artery disease   So drückt man sich auf Englisch aus, lesen Sie den Text

Übersetzung: Die koronare Herzkrankheit (KHK) entsteht, wenn Koronararterien eingeengt oder verschlossen sind, meist durch sklerotische Ablagerungen von Binde- und Fettgewebe. Die KHK ist häufigste Ursache für Herz-Kreislauf-Schwäche und Tod. Risikofaktoren sind ungenügende Blutzufuhr, Spasmen (Krämpfe) der Koronargefäße, Stress, Rauchen, höheres Lebensalter, ungenügende körperliche Tätigkeit, überlastetes Herz, Fettleibigkeit. Das primäre Symptom ist Angina pectoris.

Ü 99   Brief einer kardiologischen Praxis an den Hausarzt   Lesen und übersetzen Sie

Aufnahme der Koronargefäße, Verengung, vorderer Ast im Sulcus interventricularis = in der Rinne bei der Kammerscheidewand, erweitert. – durch die Haut, durch das Lumen (innere Öffnung eines Gefäßes oder Hohlorgans), Oberschenkelarterie, operative Erweiterung einer Koronararterie

Ü 100   Herzkrankheiten   Zerlegen Sie die Termini, übersetzen Sie

Kardiomy|o|pathien, Myokard|itis, Myokard|infarkt, Myokard|re|infarkt, bakteri|elle, a|bakteri|elle, vir|ale Endokard|itis, Endo|my|o|perikarditis

Herzmuskelleiden, Herzmuskelentzündung, Herz(muskel)infarkt, wiederholter Herzinfarkt. – durch Bakterien / ohne Bakterien / durch Viren verursache Herzinnenhautentzündung. – Entzündung von Herzinnenhaut, Herzmuskel und Herzbeutel (also der drei Herzschichten)

Ü 101   Herzrhythmusstörungen   Übersetzen Sie

zu schnelle (Herzrasen) / zu langsame Herztätigkeit, Herzrhythmusstörungen (Herz schlägt ohne Rhythmus), Herzmuskelkontraktion außerhalb des normalen Rhythmus

Ü 102   Herzfehler   Übersetzen Sie

Vorhofscheidewanddefekt (Septum interatriale), Mitralklappenvorfall (Valva mitralis), Verengung der Aortenklappe (Valva aortae). – Verengung der Klappe am Stamm der Lungenarterien, Kammerscheidewanddefekt (Septum interventriculare), verlagerte Aorta = überreitende Aorta, Dickenzunahme der Muskulatur der rechten Herzkammer (Ventriculus dexter)

Ü 103   Kreislauferkrankungen   Übersetzen Sie

Bluthochdruck, zu niedriger Blutdruck, normaler Blutdruck. – pulmonal – Lunge, renal – Niere, portal – Leberpforte (Porta hepatis). – Cor pulmonale: Herzerkrankung durch Bluthochdruck in den Lungenarterien

Ü 104   Gefäßerkrankungen   Übersetzen Sie

Gefäßdarstellung (2-mal), Blutgerinnsel in Gefäßen, Auflösung der Blutgerinnsel. – Gefäßverschluss durch Embolus (Fetttröpfchen, Luftblase u. a.), Venenentzündung, Krampfadern, Gefäßerkrankung durch Diabetes (Zuckerkrankheit), Gewebeschwellung durch Störung des Lymphabflusses

Ü 105   Zwei Dissertationstitel   Übersetzen Sie

Gebrochene Gefäßerweiterungen der Bauchaorta (Pars abdominalis aortae): Heilungsaussichten, Sterblichkeit. – Vorbeugung gegen bakterielle Herzinnenhautentzündung bei Kindern mit angeborener Herzkrankheit

Ü 106   Orthografie und Grammatik   Setzen Sie die erforderlichen Buchstaben ein

Basis cordis, Atrium dextrum, Fossa ovalis, Endocarditis ulcerosa

3.3 Atmungssystem, Bronchien, Lunge, Thorax, Bronchopneumologie

Anatomie

Ü 107 Vokabeln Bilden Sie 4 Paare gleichbedeutender (synonymer) Vokabeln

Angi- (1), Cor (2), Cornu (–), Kardi- (2), Phleb- (3), Pneumon- (4), Pulmo (4), Vas (1), Vena (3)

Ü 108 Trachea Setzen Sie ein, übersetzen Sie

Halsteil der Luftröhre, Brustkorbteil, Gabelung der Luftröhre

Ü 109 Lungen von außen Setzen Sie ein, übersetzen oder erklären Sie

Pulmon<u>es</u> – die Lungen, <u>der</u> Pulmo dext<u>er</u> – rechte Lunge, Pulmo sinist<u>er</u> – linke Lunge. – <u>der</u> Apex pulmonis, <u>die</u> Basis pulmonis, <u>die</u> Radix pulmonis. – Zwerchfellfläche (in Richtung Zwerchfell), Rippenfläche (den Rippen anliegend), mittlere Fläche

Ü 110 Innerer Aufbau der Lungen Übersetzen Sie (Deutsch bzw. Latein)

Lungenlappen. – Lobus superior, Lobus medius, Lobus inferior, schräge Spalte, waagerechte Spalte. – Spitzensegment, vorderes Basissegment

Ü 111 Bronchien Die Termini für die Bronchien folgen dem Lungenaufbau

rechter / linker Stamm-(Haupt-)bronchus. – Lappenbronchus = Bronchus für einen Lungenlappen, Bronchus des Oberlappens der rechten Lunge, Bronchus des Mittellappens der rechten Lunge, Bronchus des Unterlappens der linken Lunge. – Bronchus des Spitzensegments, Bronchus des vorderen Basissegments. – kleinste Bronchien, kleine Gänge zu den Lungenbläschen, Lungenbläschen

Ü 112 Pleura Erklären Sie die Lage

Brustfellabschnitt auf der Lunge, Pleura auf der Thoraxwand, Teil auf den Rippen / auf dem Zwerchfell / auf dem Mittelfell (Mediastinum). – Ausbuchtung zwischen Rippen und Zwerchfell / zwischen Rippen und Mediastinum / zwischen Zwerchfell und Mediastinum

Ü 113 Latein – Englisch Ordnen Sie die Zahlen den englischen Bedeutungen zu

cleft (7), fold (6), groove (4), hole (5), neck (2), root (8), surface (3), tip (1), vessel (9)

Klinik

Ü 114 Cough Lesen Sie den englischen Text

Übersetzung: Husten – plötzliches, kräftiges Ausatmen durch ein unwillkürliches Zusammenziehen der Muskeln, die den Atmungsprozess steuern. Husten ist eine Antwort auf Reizzustände wie Entzündung, Schleim im Atmungsapparat (bei Infektionskrankheiten), Industrie- oder Tabakrauch. Husten kann auch eine reflexartige Antwort sein auf Erkrankungen, die nicht die Atmung betreffen, wie Herzinsuffizienz oder Mitralklappenerkrankung.

Ü 115 Bronchien Übersetzen Sie

Bronchienentzündung, Entzündung der Bronchiolen (kleine Bronchien), Bronchienerweiterung, Auswurf

Ü 116 Asthma bronchiale Übersetzen Sie

verursacht durch Faktoren außerhalb / innerhalb des Körpers. – Atemnot, zu schnelle Atmung, Auswurf. – Krankheitsvorgeschichte, Betrachten, Abhören, Messung der Atmung (Atemumfang, Lungenvolumina), Diagnostik der Anfälligkeit für allergene (Allergie erzeugende) Substanzen

Ü 117 Lungen, Atmung Übersetzen Sie, unterstreichen Sie in Zeile 3 die Präfixe

<u>Brady</u>pnoe, <u>A</u>pnoe, <u>Hypo</u>ventilation, <u>Hyper</u>kapnie

Entzündung eines Lungenlappens, Lungenblähung, Flüssigkeitsansammlung im Lungengewebe, Lungenarterienverschluss. – zu langsame Atmung, Atemstillstand, übermäßige Atmung, zu viel Kohlendioxyd im Blut

Ü 118   Pleura, Perikard   Übersetzen Sie

Lungenfellentzündung, Brustfell- und Herzbeutelentzündung, blutiger Herzbeutelerguss (Blutansammlung im Herzbeutel)

Ü 119   Operationen   Übersetzen Sie

Luftröhrenschnitt, Ateminsuffizienz, operative Kehlkopfentfernung. – Eröffnung des Mittelfells (Mediastinum), hinter dem Brustbein, hinter der Aorta. – operat. Entfernung einer Lunge / von 1 Lungenlappen / von 2 Lungenlappen (Bi|lob|ektomie)

3.4   Kopf, Hals

Anatomie

Ü 120   Überblick   Stellen Sie sich vor einen Spiegel und betrachten Sie bei sich die Lage

Ohrmuschel, Wange, Hals, Lippe, Kinn, Auge, Mund, Augenbraue

Ü 121   Genitiv Singular und **Adjektiv**   Bilden Sie diese Formen

Cervix, cervicis, cervicalis; Os, ossis, osseus; Os, oris, oralis; Pharynx, pharyngis, pharyngeus

Ü 122   Nase   Geben Sie lateinisch mit Artikel wieder

<u>der</u> Apex nasi, <u>das</u> Dorsum nasi, <u>die</u> Radix nasi, <u>das</u> Septum nasi

Ü 123   Muskeln

Muskel auf dem Schädel(dach), Muskeln über / unter dem Zungenbein, Unterkiefer-Zungenbein-Muskel, Kinn-Zungen-Muskel
Augenbrauenrunzler, Mundwinkelsenker, Heber der Oberlippe und des Nasenflügels. – oberer, mittlerer, unterer Schlundschnürer, M. constrictor pharyngis medius. – Augenringmuskel, Mundringmuskel, zweibäuchiger Muskel, vorderer/hinterer Muskelbauch

Ü 124   Kiefergelenk   Übersetzen Sie

Unterkieferkopf, Gelenkhöckerchen und Grube für den Unterkiefer des Schläfenbeins. – Keilbein-Unterkiefer-Band, Griffelfortsatz-Unterkiefer-Band

Ü 125   Temporomandibular joint   Lesen Sie auf Englisch

Übersetzung: Das Kiefergelenk (Schläfenbein-Unterkiefer-Gelenk) wird gebildet vom Unterkieferkopf und von der Grube für den Unterkiefer und dem Gelenkhöcker des Schläfenbeins. Als modifiziertes Scharniergelenk ermöglicht das Kiefergelenk nicht nur das Öffnen und Schließen des Kiefers, sondern auch die Vorwärts-, Rückwärts- und Seitwärtsbewegung.

Ü 126   Unterkieferbewegungen   Ordnen Sie die Zahlen zu

Mundschließung (2), Mundöffnung (1), Vorwärtsbewegung (4), Rückwärtsbewegung (5), Seitwärtsbewegung (3)

Ü 127   Arterien, Venen, Lymphknoten   Übersetzen Sie

Gesichtsarterie, tiefe Gesichtsvene, Unterlippenarterie, Arterie unter dem Kinn, aufsteigende Rachenarterie. – Lymphknoten vor der Ohrmuschel, oberflächliche Lymphknoten bei der Ohrspeicheldrüse, Lymphknoten unter dem Zungenbein

Ü 128   Hauptäste des N. trigęminus   Übersetzen Sie die unterstrichenen Termini

Augennerv, obere Augenhöhlenspalte, Augenhöhle, Oberkiefernerv, rundes Loch, mittlere Schädelgrube, Grube zwischen Flügelfortsatz und Gaumenbein, Unterkiefernerv, ovales Loch, Unterschläfengrube

Ü 129   Hals   Übersetzen Sie

Dreieck unter dem Unterkiefer, Muskel vom Brustbein und Schlüsselbein zum Warzenfortsatz, äußere Halsschlagader. – Halsfaszie: oberflächliche Schicht, Schicht vor der Luftröhre, Schicht vor den Wirbeln. – Raum unter dem Kinn / hinter dem Rachen / über dem Brustbein

Ü 130   Vokabeln   Ordnen Sie die Zahlen den deutschen Begriffen zu

Schlüsselbein: 1, 8, 9; Zunge: 2, 11; Ohrtrompete: 7, 15, 16; Auge: 5, 14; Schulterblatt: 6, 13; Kinn: 3, 10; Unterkiefer: 4, 12;

Ü 131   Richtig oder falsch?   Unterstreichen Sie die Varianten ohne Fehler

<u>Gl. submandibularis</u> – Mundspeicheldrüse unter dem Unterkiefer, <u>Fascia cervicalis</u> – Halsfaszie

3.5   Zähne, Mund, Kiefer, Zahnheilkunde, Mund- und Kieferchirurgie

Anatomie

Ü 132   Teeth   Lesen Sie auf Englisch

Übersetzung: Der Mensch entwickelt zwei Gebisse. Das erste Gebiss mit den Milchzähnen bricht gewöhnlich zwischen dem 6. und 24. Monat durch. Jeder Quadrant mit 5 Zähnen weist einen mittleren und einen seitlichen Schneidezahn und den Eckzahn auf, ferner einen ersten und zweiten Molaren. Das zweite Gebiss, die bleibenden Zähne, besteht aus 32 Zähnen. 28 von ihnen erscheinen im Alter von 6 bis 12 Jahren, die letzten vier, die Weisheitszähne, erscheinen nicht vor dem 25 Lebensjahr. Jeder Quadrant mit 8 Zähnen hat einen mittleren und einen seitlichen Schneidezahn und den Eckzahn, einen ersten und zweiten Prämolaren, einen ersten und zweiten Molaren und den dritten Molaren, den Weisheitszahn.

Ü 133   Zahnaufbau   Notieren Sie den Artikel, übersetzen Sie

<u>die</u> Corona, <u>die</u> Cervix, <u>die</u> Radix. – <u>der</u> Canalis, <u>der</u> Apex, <u>die</u> Pulpa

Zahnkrone, -hals, -wurzel. – Wurzelkanal des Zahns, Wurzelspitze des Zahns, Pulpa im Kronenbereich / Wurzelpulpa

Ü 134   Cuspides dentales   Übersetzen Sie

Zahn(kronen)höcker, Zahn mit 1, mit 2, mit vielen Kronenhöckern

Ü 135   Septa interradicularia   Zeichnen Sie die Septen ein

Zahn A   Zahn B   Zahn C

Ü 136   Zähne, Zahnfächer   Übersetzen Sie, setzen Sie die Adjektivendungen ein

Arcus dental<u>is</u> superi<u>or</u> et inferi<u>or</u>, Alveoli dental<u>es</u>, Septa interradiculari<u>a</u>, Septa interalveolari<u>a</u>

oberer und unterer Zahnbogen. – Faserapparat zwischen Zähnen und Zahnfächern, Zahnfächer, Fortsatz mit den Zahnfächern des Oberkiefers, Zahnfächerteil des Unterkiefers. – Scheidewände zwischen den Wurzeln / zwischen den Zahnfächern

Ü 137   Mundhöhle, Tonsillen u. a.   Übersetzen oder erklären Sie

Mundhöhle, Vorhof der Mundhöhle, eigentliche Mundhöhle. – Gaumen-, Zungen-, Rachenmandel, Mandel an der Ohrtrompetenmündung (Tuba auditiva). – harter Gaumen, Gaumensegel, Heber/Senker des Gaumensegels, Zäpfchenmuskel, Gaumen-Zungen-Muskel. – Ohrtrompete, Öffnung in der Paukenhöhle (Cavitas tympani), Öffnung im Rachen

Ü 138   Zunge   Setzen Sie den Artikel ein, übersetzen Sie

<u>der</u> Apex linguae, <u>das</u> Corpus linguae, <u>die</u> Radix linguae. – Zungenspitze, -körper, -wurzel

Ü 139   Wie heißt das **Unterlippenbändchen** = Bändchen der Unterlippe?

Frenulum labii inferioris

Ü 140   Mundspeicheldrüsen   Setzen Sie die Endungen ein und übersetzen Sie

Gll. labial<u>es</u>, Gll. palatin<u>ae</u>, Gll. lingual<u>es</u>

Ohrspeicheldrüse, Unterzungendrüse, Unterkieferdrüse (unter dem Unterkiefer). – Ausführungsgang der Ohrspeicheldrüse, der Unterzungendrüse, der Unterkieferdrüse. – Lippen- / Gaumen- / Zungendrüsen

Ü 141   Nerven   Übersetzen Sie

Oberkiefernerv, Nerven zu den Zahnfächern des Oberkiefers, Mahlzähne, Zahnfleisch in Richtung Wange, Äste zu den Zähnen des Oberkiefers, Äste der Oberlippe. – Nerv unter der Augenhöhle, Wangennerv, Kinnnerv, Geflecht bei den Unterkieferzähnen. – Verbindungsnerven zum Gesichtsnerv

Ü 142   Aussprache und Betonung   Lesen Sie laut

z-Aussprache des c und des t bei -ti-: Fascia cervicalis, V. profunda faciei, Nodi lymphatici, Spatium. – Betonung: Alveoli dentales, Cavitas oris propria, Fascia cervicalis, V. profunda faciei = fa-ci-e-i, Nodi lymphatici mastoidei = masto-i-de-i oder masto-i-de-i, Spatium retropharyngeum, Tonsilla tubaria, Vestibulum oris

Klinik

Ü 143   Zahnheilkunde   Übersetzen Sie

erhaltende Zahnheilkunde, Mundheilkunde (= Zahnheilkunde), Fach für Behandlung des Inneren der Zähne = der Pulpa, Fach für Behandlung des Zahnhalteapparats. – Fach für eingepflanzten Zahnersatz, Fach für Behandlung von Zahn- und Kieferstellungsanomalien, Mundchirurgie

Ü 144   Zähne   Übersetzen Sie

Prüfung der Schmerzempfindung der Pulpa, lebende bzw. abgestorbene Zähne. – Zahnfäule (dentium ist Gen. Pl.), sog. Loch, akute Zahnmarkentzündung im Kronenbereich, eitrige Zahnmarkentzündung. – operative Wurzelspitzenentfernung (2-mal). – Ziehen eines Schneidezahns, Schmerzen nach dem Zahnziehen. – gebrochener Zahn, Rückverpflanzung eines aus seinem Zahnfach gehebelten Zahnes

Ü 145   Zahnhalteapparat   Übersetzen Sie

Erkrankungen des Zahnhalteapparates, Entzündung / langandauernde Erkrankung des Zahnhalteapparates. – Parodontitis am Zahnfleischrand, chronische Parodontitis an der Wurzelspitze mit Fistel. – Abszess um die Zahnwurzelspitze, akute geschwürige Zahnfleischentzündung mit Gewebeuntergang. – Zahnfleischwucherung, Zahnfleischentfernung

Ü 146   Störungen der **Zahnentwicklung**   Übersetzen Sie

vorzeitiger / verspäteter / schwieriger Zahndurchbruch. – bei der Geburt vorhandene Zähne, in der Neonatalperiode durchbrechende Zähne. – fehlende Zähne, überzählige Zähne

Ü 147   Mund- und Kieferchirurgie   Übersetzten Sie

Betrachtung der Mundhöhle, Tasten mit 2 Fingern / mit 2 Händen. – unvollständige / vollständige Unterkieferverrenkung, Zurückverlagern. – Einführen eines Beatmungsrohres durch die Nase bei Unterkieferbruch

Ü 148   Fehlstellungen, Fehlbildungen   Übersetzen Sie

Kieferfehlstellung, richtig stehender Kiefer. – vorgeschobener Oberkiefer, vorgeschobener Unterkiefer. – Lippenspalte, Gaumenspalte, Lippen-Gaumen-Kiefer-Spalte (2-mal)

Ü 149   Kraniometrische Messpunkte   (Auswahl)   Bestimmen Sie die Lage

Punkt am Stirnbein an der Nasenwurzel, Punkt am Unterrand der Augenhöhle, Punkt außen am Nasenflügel, Punkt unter der Nase, Punkt unten in der Mitte des Unterkiefers

Ü 150   Munderkrankungen   Bestimmen und übersetzen Sie

Cheilitis (O), Xerostomie (Z), Glossodynie (O), Gingivitis ulcerosa (v), Herpes labialis (O), Stomatomykose (O) (E), Pulpitis dentium (O)

Lippenentzündung, trockener Mund (trockene Mundschleimhaut), Zungenschmerz, geschwürige Zahnfleischentzündung, Lippenbläschen, Pilzerkrankung im Mund, Zahnmarkentzündung

Ü 151   Ausbreitung odontogener (dentogener) Infektionen   Übersetzen Sie

durch Zahnerkrankungen bedingte Infektionen, Unterschläfengrube, Flügel(fortsatz)-Gaumen(bein)-Grube, Nasenhöhle, Mundhöhle, Augenhöhle, Schädelgruben. – Raum unter der Zunge, Mundhöhle, Zungenmuskeln

Ü 152   Instrumente   Erklären Sie die Bedeutungen anhand der Angaben in Klammern

Instrument zum Aushöhlen, Hebel (zum Anheben des Zahns bei Zahnextraktion), Instrument zum Glätten, Schaber, Rückhaltefäden (zum Zurückdrängen des Zahnfleisches)

3.6   Verdauungssystem, Bauchsitus, Gastroenterologie, Hepatologie

Anatomie

Ü 153   Oesophagus   Übersetzen Sie

Hals-, Brust-, Bauchteil der Speiseröhre

Ü 154   Magen   Setzen Sie den Artikel und bei der Abbildung die Zahlen ein

<u>Der</u> Oesophagus[1] mündet in <u>die</u> Cardia[2]. Es schließt sich <u>die</u> Pars cardiaca ventriculi[3] an, neben der sich nach rechts <u>der</u> Fundus ventriculi[4] erhebt. Zwischen Fundus und Oesophagus schneidet <u>die</u> Incisura cardiaca[5] ein. Es folgt <u>der</u> Hauptteil des Magens, <u>das</u> Corpus ventriculi[6], mit <u>der</u> Curvatura major[7] et minor[8]. Dieser Teil mündet in <u>die</u> Pars pylorica[9], hier liegen <u>das</u> Antrum pyloricum[10] und <u>der</u> Canalis pyloricus[11]. Danach geht <u>der</u> Magen in <u>den</u> Bulbus duodeni[12] über.

Teil am Magenmund, Einschnitt am Magenmund, Teil / Kanal mit dem Magenpförtner

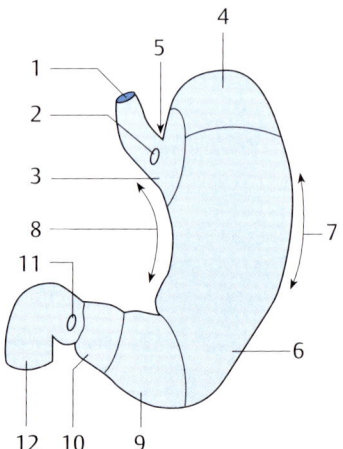

Ü 155   Magen- und Darmschichten   Übersetzen Sie

1. Magenschleimhaut: eigentliche Schleimhaut, Muskelschicht der Schleimhaut. – Magenfalten, Magengrübchen, kreisförmige Falten, Darmzotten. – **2.** Schicht unter der Schleimhaut, **3.** Muskelschicht des Magens oder Darms, **4.** Schicht unter der serösen Haut, **5.** seröse Haut = Bauchfellüberzug des Magens

Ü 156   Caecum, Colon, Rectum, Anus   Übersetzen Sie

Blinddarm, Wurmfortsatz, aufsteigendes / queres / absteigendes Kolon. – Mastdarm, Biegung des Mastdarms entlang dem Kreuzbein, Biegung im Dammbereich. – Erweiterung des Mastdarms, Afterkanal, äußerer und innerer Afterschließer

Ü 157   Duodenum, Gallengänge   Geben Sie den Termini die Zahlen der Abbildungen

Zwölffingerdarm: Flexura duodeni superior (1), Flexura duodeni inferior (4), Flexura duodenojejunalis (7), Pars ascendens (6), Pars descendens (3), Pars horizontalis (5), Pars superior (2)

obere Krümmung, untere Krümmung, Krümmung vom Zwölffingerdarm zum Leerdarm, aufsteigender Teil, absteigender Teil, waagerechter Teil, oberer Teil

Gallengänge außerhalb der Leber: Ductus choledochus (3), Ductus cysticus (2), Ductus hepaticus communis (4), Ductus hepaticus dexter / sinister (1, 5)

galleableitender Gang (von der Gallenblase in den Zwölffingerdarm), Gang zur Gallenblase, gemeinsamer Lebergang (Vereinigung von re. und li. Lebergang), re. und li. Lebergang (sie kommen von der Leber)

Ü 158   Leber   Übersetzen Sie

Lobi hepatis, Lobus hepatis dexter, Porta hepatis, die Leberläppchen. – Grube für die Gallenblase, Eindruck durch das Herz, Eindruck durch das Kolon

<u>**2** eine Fläche der Leber</u> – Fläche der Leber in Richtung Zwerchfell = Zwerchfellfläche der Leber

Ü 159   Gallenblase, Pankreas   Übersetzen Sie

Collum / Corpus / Fundus vesicae felleae. – Kopf, Körper, Endstück der Bauchspeicheldrüse, Gang der Bauchspeicheldrüse, Schließer des Pankreasganges

Ü 160   Bauchfell   Übersetzen Sie

Bauchfell an der Bauchwand, Bauchfell auf einigen Bauchorganen, hinter dem Bauchfell. – großes Netz, Netzbeutel, Band zwischen Magen und Milz, Band zwischen Zwerchfell und Kolon, sichelförmiges Leberband. – Ausbuchtungen unter der Leber, Ausbuchtung hinter dem Blinddarm, mittlere (auf der Mittelachse liegende) Nabelfalte

Ü 161   Mesos (Bauchfellduplikaturen)   Prägen Sie sich ein, übersetzen Sie

Wurzel des Dünndarmmeso, Meso des aufsteigenden Kolons (Colon ascendens), Meso des Wurmfortsatzes (Appendix vermiformis), obere, ins Mesenterium ziehende Arterie

Klinik

Ü 162   Ösophagus   Übersetzen Sie

Speiseröhrenentzündung durch Rückfluss (aus dem Magen), hinter dem Brustbein, Schluckbeschwerden, Speiseröhrenkrebs

Ü 163   Magen   Übersetzen Sie

Magenspiegelung, Magen-Zwölffingerdarm-Spiegelung, Magenschleimhautentzündung, mit zu viel / ohne Salzsäure. – teilweise bzw. vollständige Entfernung des Magens. – teilweise Entfernung des Magens, Durchgang durch den Magen und Darm, operativ hergestellte Verbindung vom Magen zum Leerdarm (nach Resektion von Magenteilen und des Zwölffingerdarms)

Ü 164   OP-Bericht (stark gekürzt)   Erklären Sie dem Patienten den Bericht

Magengeschwür vor dem Pförtner, Durchbruch, 6 Stunden, neben der Mittellinie des Körpers, Bauchfell, unter der Leber, kleine Magenkrümmung (Curvatura minor)

Ü 165   Dünn- und Dickdarm   Übersetzen Sie

Darminfektion, Durchfall, Verstopfung, Magen-Zwölffingerdarm-Geschwüre, Darmpolypen (Polyposis). – Crohn-Krankheit = regionale Darmentzündung, geschwürige Dickdarmentzündung, verborgenes Blut, Test zur Suche nach okkultem Blut. – Dickdarmkrebs (Kolon und Mastdarm), Untersuchung des Mastdarms mit dem Finger, Spiegelung von Mastdarm und s-förmigem Kolon. – operat. Entfernung des Kolons, operat. Verbindung von Ileum (Krummdarm) und Mastdarm (da das Kolon reseziert wurde), künstlicher Darmausgang (durch die Bauchwand)

Ü 166   OP-Bericht   Erklären Sie der Patientin den Bericht als ihr Hausarzt

durchbrochene Wurmfortsatzentzündung, Wurmfortsatzentfernung bei Bauchhöhlenspiegelung, mit Rückfällen wiederkehrend, während der Operation, Bauchfellentzündung

Ü 167   Titel und Summary eines Zeitschriftenaufsatzes   Lesen Sie

Übersetzung des Titels: Kolon-Mastdarm-Krebs, Diagnose und Therapie von Polypen und Karzinomen bei der Darmspiegelung. – *Übersetzung der Zusammenfassung:* Die Kolonspiegelung ist Standardmethode zur Entdeckung des kolorektalen Karzinoms. Da über 90% der Krebsfälle aus neugebildeten Polypen entstehen, führt ihre operative Entfernung zur Senkung der Zahl der Neuerkrankungen an kolorektalem Karzinom. Menschen, die einen gutartigen Tumor aus Drüsengewebe (Adenom) hatten, haben ein erhöhtes Risiko …

Ü 168   Proktologische Erkrankungen   Übersetzen Sie

Mast-(End-)darmentzündung, Afterabszess, -vorfall, krankhafte Verbindung von der Harnblase zum After, Unvermögen, den Stuhl zurückzuhalten (unwillkürlicher Stuhlverlust)

Ü 169   Leber   Übersetzen Sie

Leberentzündung, blitzartig beginnende Leberentzündung, Lebervergrößerung. – Gelbsucht, Bewusstlosigkeit / Gestank (im Mund) durch Lebererkrankung, Fettleber

Ü 170 **Gallenblase** Zerlegen Sie die Termini beim Übersetzen

Chole|lith|iasis – Gallensteine, Ikterus – Gelbsucht, prä|hepatisch, intra|hepatisch, post|hepatisch – vor, innerhalb, hinter der Leber gelegen. – trans|hepat|ische Cholangio|graphie – Gallengangdarstellung durch die Leber hindurch, Cholezyst|ektomie – Gallenblasenentfernung, Post|cholezyst|ektomie|syndrom – Krankheitszeichen nach einer Gallenblasenentfernung

Ü 171 **Akute Pankreatitis** Lesen und übersetzen Sie

Blähungen, Übelkeit. – Darmverschluss, Zwölffingerdarm-/Magenkrebs, Bauchfellentzündung, Wurmfortsatzentzündung, Herzmuskelinfarkt

Übersetzung: Für die Symptome der Bauchspeicheldrüsenentzündung sind schwere Schmerzen im Mittelbauch typisch. Die Patienten sprechen oft von tiefem Schmerz, der zum Rücken ausstrahlt. Zu den Symptomen der Pankreatitis gehören Übelkeit und Erbrechen. Es können sich Fieber, Gelbsucht, Atembeschwerden und Zuckerkrankheit entwickeln. Gallensteine und exzessiver Alkoholgenuss sind die Hauptursachen für die Erkrankung der Bauchspeicheldrüse.

Blähungen, Übelkeit, Darmverschluss, Magengeschwür, Bauchfellentzündung, Gelbsucht, Gallensteine

Ü 172 **Akutes Abdomen** Übersetzen Sie

Bauchhöhleneröffnung ist erforderlich, Eröffnung in der Mittellinie des Körpers. – Verschluss des Ductus cysticus (Gang zur Gallenblase), Gallensteine, Zwölffingerdarmgeschwür

Ü 173 **Verdauung, Stoffwechsel** Übersetzen Sie

ungenügende Verdauung, Verdauungsstörung, Fettleibigkeit, Magersucht (wörtl: psychisch bedingte Appetitlosigkeit), Absinken des Blutzuckers

Ü 174 **Richtiger Gebrauch** Setzen Sie ein und übersetzen Sie, benennen Sie richtig

Colitis ulcerosa gravis, Oesophagitis peptica, Collum vesicae felleae = fell-e-ae

schwere geschwürige Kolonentzündung, Speiseröhrenentzündung durch Rückfluss von Magensaft und Pepsin (Verdauungsenzym), Gallenblasenhals. – klinisch korrekt: Appendix vermiformis, Appendektomie

3.7 Urogenitalsystem, Urologie, Gynäkologie, Andrologie

3.7.1 Harnorgane, Urologie

Anatomie

Ü 175 **Niere** Übersetzen Sie

Fettkapsel, Bindegewebskapsel, oberer / unterer Nierenpol. – Nierenrinde, -mark, -lappen, -pyramiden, -papillen, -säulen. – Funktionseinheit der Niere, Nierenkörperchen (Malpighi als Entdecker) und Nierenröhrchen. – Nierenkörperchen, (Kapillar-)Knäuel, Kapsel des Glomerulus. – zuführende / abführende kleine Arterie (Arteriole), zuführendes / abführendes Gefäß. – Nierenarterien / -venen, Arterien / Venen zwischen den Nierenlappen, Nierengeflecht, Nierenganglien

Ü 176 **Kidneys** Lesen Sie eine englische Beschreibung

Übersetzung: Die Nieren sind bohnenförmige Organe, die auf der Rückseite des Bauchs ungefähr zwischen dem 11. Brustwirbel und dem 3. Lendenwirbel liegen. Die Nieren haben eine nach innen gewölbte Seite mit einer Öffnung, dem Nierenhilus (-stiel), der die Nierenarterie, Nierenvene, Nerven und den Harnleiter enthält. Der äußere Teil der Niere ist die Nierenrinde. Unter der Rinde liegt das Nierenmark, das in 10–20 Nierenpyramiden geteilt ist. Die Spitze jeder Pyramide, die Papille, mündet in einen Nierenkelch, der seinerseits in das Nierenbecken mündet. Das Nierenbecken leitet den Urin durch den Harnleiter in die Harnblase.

Ü 177   Pelvis renalis, Ureter   Übersetzen Sie

Nierenbecken, Nierenkelche. – Harnleiter: Bauch- und Beckenabschnitt, Mündung des Harnleiters (in der Blase mündet je ein Harnleiter re. und li.), Falte zwischen den Harnleitern (zwischen den Harnleitermündungen)

Ü 178   Vesica urinaria   Übersetzen Sie ins Lateinische bzw. Deutsche

Apex / Corpus / Cervix / Fundus vesicae urinariae. – Muskel zwischen Schambein und Harnblase, Muskel zwischen Mastdarm und Blase

Klinik

Ü 179   Diagnostik   Übersetzen Sie

Abklopfen (der Nieren), Röntgenaufnahme des Nierenbeckens mit Kontrastmittelgabe von rückwärts durch Harnblase und Harnleiter, Blasenspiegelung

Ü 180   Niereninsuffizienz   Übersetzen Sie die unterstrichenen Termini

Nierenversagen, Ursachen vor der Niere: Herzkrankheiten, Herz(muskel)infarkt, Bluthochdruck; Ursachen in der Niere selbst: Blutvergiftung, Leber-Nieren-Syndrom, fortschreitende Verhärtung und Einengung (Sklerose) der Nierenarterien und -arteriolen; Ursachen nach der Niere: Verstopfungen oder Verschlüsse

Ü 181   Nieren, Nierenbecken, Harnleiter   Übersetzen Sie

Nierenentzündung, Nierenentzündungen (Plural), Nierenbecken-Nieren-Entzündung durch Stauungen (bei den ableitenden Harnwegen), Harnleitervereiterung. – Harnleiterverengung, Nierenerweiterung (2-mal), Nierenbeckenerweiterung. – ererbtes Nierenleiden: fehlende (nicht gebildete) Niere, Niere an untypischer Stelle. Operative Anheftung der Niere bei Wanderniere. – Nierenstein, Nierensteinleiden, Steinzertrümmerung

Ü 182   Nephr- in 7 Termini   Ordnen Sie die Zahlen den deutschen Bedeutungen zu

Nierenblutung (2), -entfernung (5), -eröffnung (4), -vereiterung (7), -senkung (6), Stauungsniere (1), operativ angelegte Nierenfistel (3)

Ü 183   Harnblase, Harnröhre   Übersetzen Sie

Urethr|o|zyst|o|skopie

Harnblasenentzündung, Entzündung der Schleimhaut in der Harnblase, Harnblasen-Nierenbecken-Entzündung bei aufsteigender Infektion. – Harnröhren-Blasen-Spiegelung, Urinentnahme aus der Blase, Blasenverletzung durch den Arzt. – operat. Blasenteilentfernung durch die Harnröhre hindurch, operat. Blasenentfernung. – Ersatzblase aus einem Abschnitt des Ileums (Krummdarm)

Ü 184   Fisteln   Übersetzen Sie mit „Fistel von ... nach ...“

Fisteln (= krankhafte/operative Verbindungen zwischen Hohlräumen): Harnleiter-Zwölffingerdarm-Fistel, After-Harnblasen-Fistel, Kolon-Harnblasen-Fistel, Auftreten von Kot im Blut

Ü 185   Diurese   Zerlegen Sie beim Übersetzen in die Bestandteile

Di|ur|ese – Harnausscheidung, An|ur|ie – Harnmangel, Olig(o)|ur|ie – verminderte Harnausscheidung, Uro|penie – verminderte Harnbildung, Pollakis|urie – häufige Harnblasenentleerung (z. B. bei Blasenentzündung), Nykt|urie – nächtliches Harnlassen, En|ur|ese nocturna – nächtliches Einnässen. – Alg|urie – schmerzhaftes Harnlassen, Hämat|urie – Blut im Urin, Protein|urie – Eiweiß im Urin, Ur|ämie – erhöhter Harnstoffanteil im Blut, ur|ämisches Koma – Koma durch erhöhten Harnstoff im Blut. – Retentio urinae = Isch|urie – Harnverhaltung oder Harnsperre, supra|pubische Blasenpunktion – Ablassen des Urins aus der Blase mit einer Kanüle über dem Schambein (durch die Bauchdecke), Nephr|o|stomie – Anlegen einer Nierenfistel

Ü 186   Urinary incontinence   Lesen Sie

Übersetzung: Harninkontinenz ist unwillkürlicher Harnabgang mit physiologischen, pharmakologischen, pathologischen oder psychologischen Ursachen. Häufigkeit in den USA: Harninkontinenz tritt bei 10 Mill. Amerikanern auf, darunter 85 % Frauen. Ebenfalls betroffen sind 15–30 % der älteren Bevölkerung und 50–84 % der älteren Bevölkerung in langfristigen Betreuungseinrichtungen.

3.7.2 Weibliches Genitale, Gynäkologie, Geburtshilfe

Anatomie

Ü 187 **Uterus, Tuba uterina, Ovarium, Vagina**   Übersetzen Sie

Gebärmutteröffnung (Muttermund), Gebärmutterhals, Gebärmutterhalskanal, Gebärmutterkörper. – Fläche der Gebärmutter zum Darm / zur Harnblase, Teil des Gebärmutterhalses in der Scheide / über der Scheide. – Eileitererweiterung, -verengung, -trichter. – Mündung des Eileiters in der Gebärmutter / in der Bauchhöhle. – Ein- und Austrittsstelle (für Gefäße u. a.) am Eierstock, Eierstockrinde, Eierstockpol in Richtung Eileiter / in Richtung Gebärmutter. – Scheidengewölbe, Scheidenvorraum, große / kleine Schamlippe

Ü 188 **Lage**   Tragen Sie die Zahlen bei den Abbildungen ein

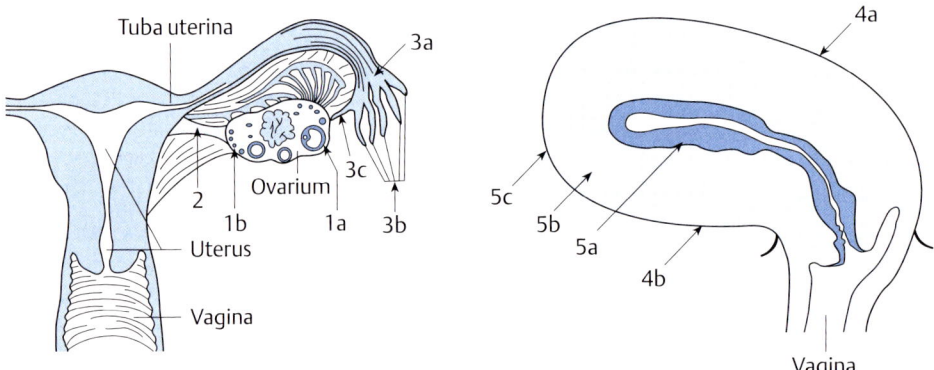

1a Eierstockpol zum Eileiter, **1b** Eierstockpol zur Gebärmutter, **2** eigentliches Eierstockband, **3a** Eileitertrichter, **3b** Eileiterfransen, **3c** Franse in Richtung Eierstock, **4a** Gebärmutterfläche zum Darm, **4b** Gebärmutterfläche zur Harnblase, **5a** Gebärmutterschleimhaut (in der Gebärmutter), **5b** Muskelschicht der Gebärmutter, **5c** Bauchfellanteil außen auf der Gebärmutter

Ü 189 **Arteries, veins ...**   Wie lauten die nicht anglisierten anatomischen Termini?

Aa. renales – Nierenarterien, V. ovarica dextra – rechte Einerstockvene, Lig. teres uteri – rundes (Gebär-) Mutterband, A. uterina – Eileiterarterie. – Vv. uterinae – Eileitervenen, Plexus venosus vaginalis – Venengeflecht um die Scheide, Lig. ovarii proprium – eigentliches Eierstockband

Ü 190 **Periton(a)eum**   Beantworten Sie einige Fragen, nennen Sie den Artikel

das Mesometrium, die Mesosalpinx, das Mesovarium

Meso an der Gebärmutter, Meso am Eileiter, Meso des Eierstocks. – mit Meso bedeckter Eierstockrand, Rand des Eierstocks frei von Meso. – Excavatio rectovesicalis (M), Excavatio rectouterina (Douglas) (F), Excavatio vesicouterina (F). – breites (Gebär-)Mutterband, Aufhängeband des Eierstocks

Klinik, Physiologie

Ü 191 **Gynäkologische Untersuchungen**   Übersetzen Sie

beidhändige Untersuchung, Scheidenspiegelung, Gebärmutter-Eileiter-Aufnahme, Ausschabung. – Betrachten, Abtasten, Brustaufnahme, Gewebeprobe aus der Brust

Ü 192 **Vulva, Vagina**   Übersetzen Sie

Entzündung der äußeren Scham und der Scheide, Juckreiz bei der äußeren Scham, Scheidenkrampf, Scheidenentzündung im höheren Alter

Ü 193   Uterus   Übersetzen Sie

Gebärmutterhalsentzündung, Entzündung der Gebärmutterschleimhaut, Gebärmuttervereiterung, Gebärmutterblutung (außerhalb der Menstruation), Gebärmuttervorfall

Gebärmutterentfernung durch die Bauchdecke, Gebärmutterhalskrebs

Ü 194   Hysterectomy   Lesen Sie, übersetzen Sie

Übersetzung: Eine Gebärmutterentfernung kann nur die Entfernung der Gebärmutter oder zusätzlich auch die Entfernung der Eileiter (Salpingektomie) und Eierstöcke (Oophorektomie) umfassen. – OP-Wege: mit traditionellem Bauchdeckenschnitt oder durch die Scheide. – Indikationen: bösartige Tumoren, Gebärmuttervorfall ...

Ü 195   Ovar, Tuben   Übersetzen Sie, zerlegen Sie die Termini

Oophor|itis – Eierstockentzündung, Ovarial|insuffizienz – Eierstockversagen, Tub|o|ovarial|abszesse – Abszesse bei Eileiter und Eierstock, Salping|itis – Eileiterentzündung. – Ovarial|karzinom – Eierstockkrebs, Adnek|(ek)tomie – Entfernung der Adnexe (Eileiter, Eierstock), Salping|o|tomie – Eileitereröffnung

Ü 196   Wurde richtig übersetzt?

1 Vereiterung (f), **2** Pyosalpinx – Eileitervereiterung (r), **3** Nierenbeckenentzündung (f), **4** Gebärmuttermehrfacherkrankung (f)

1 Pyelitis – Nierenbeckenentzündung, **2** richtig, **3** Pyelonephritis – Nierenbecken-Nieren-Entzündung, **4** Polyposis uteri – Gebärmutterpolypen

Ü 197   Mamma   Übersetzen Sie

Brustdrüsenerkrankung, Brustwarzenentzündung, Mast|algie = Mast|odynie – Brustdrüsenschmerz, Hängebrust. – Brustkrebs, Brustamputation, axill|äre Lymph|o|nod|ektomie – Lymphknotenentfernung aus der Achselhöhle, Brustersatz

Ü 198   Menstruationszyklus   Übersetzen Sie

Regelblutung = Menstruation, beginnende Brustentwicklung, Beginn der Schambehaarung, erste Menstruation, letzte Regelblutung. – fehlende, gestörte, zu starke Menstruation, Blutung nach Aussetzen der Menstruation

Ü 199   Schwangerschaft   Übersetzen Sie

Krankheit in der Schwangerschaft, Schwangerschaftserbrechen (2-mal), Gelbsucht in der Schwangerschaft (gravidarum Gen. Pl. – der Schwangeren). – Schwangerschaft außerhalb der Gebärmutter: Eierstock-, Eileiter-, Bauchhöhlenschwangerschaft. – Diagnostik des Feten vor der Geburt, Diagnostik des Embryos vor der Einnistung in die Gebärmutter, künstliche Befruchtung (Retortenbaby)

Ü 200   Geburt, Entbindung   Übersetzen und lesen Sie

drohender Schwangerschaftsabbruch, Wehenunterbrechung, Kaiserschnitt (3-mal)

Übersetzung: Ein Kaiserschnitt ist eine Form der Entbindung, bei der ein chirurgischer Schnitt durch die mütterliche Bauchdecke (Laparotomie) und die Gebärmutter (Hysterotomie) durchgeführt wird, um ein oder mehr Kinder zu entbinden. Er wird gewöhnlich angewendet, wenn eine Entbindung durch die Scheide zu Komplikationen führen kann. Allerdings ist der Kaiserschnitt in zunehmendem Umfang üblich auch bei normalen Entbindungen.

Kind: Herzaufnahme während der Geburt, Mutter: Dammschnitt. – Kind: fehlender Puls des Feten im Uterus (= während des Geburtsvorgangs), Wasserkopf, Schlüsselbeinbruch

3.7.3 Männliches Genitale, Andrologie

Anatomie

Ü 201 **Testis** Lesen, nennen, übersetzen Sie

nicht verkleinert: Septum, Lobus, Tubus. – kleine Hodenscheidewände, Hodenläppchen, gerade und gedrehte samenführende Röhrchen, Hodenarterie

Ü 202 **Prostata** Setzen Sie ein, übersetzen Sie

d<u>ie</u> Basis, <u>der</u> Apex, Lobus medi<u>us</u>. – Basis / Spitze / enge Stelle des Hodens, rechter / linker / mittlerer Lappen

Ü 203 **Penis** Setzen Sie ein, übersetzen Sie

d<u>ie</u> Radix, <u>das</u> Corpus, <u>das</u> Crus, <u>die</u> Glans. – Wurzel / Körper / Schenkel / Eichel des Penis. – Schwellkörper mit Hohlräumen, schwammförmiger Schwellkörper, Penisaufhängeband

Ü 204 **Urethra masculina** Übersetzen Sie

äußere / innere Mündung der Harnröhre, Teil der Harnröhre in der Vorsteherdrüse, Teil im schwammförmigen Schwellkörper

Ü 205 **Synonyme** Geben Sie den gleichbedeutenden Vokabeln gleiche Zahlen

Glans (1), Hyster- (2), Metr- (2), Nephr- (3), Orch- (4), Pelvis (5), Pyel- (5), Ren (3), Testis (4), Uterus (2), Balan- (1)

Klinik

Ü 206 **Hoden, Nebenhoden, Penis** Übersetzen Sie

fehlerhafter Hodenabstieg = verborgener Hoden (nicht ins Scrotum herabgestiegen), Hodenentzündung, Nebenhodenentzündung, Eichel-Vorhaut-Entzündung. – Hodenkrebs: radikale Hodenentfernung (3-mal). – Unfruchtbarkeit, fehlender Samen (keine Samenzellen im Ejakulat), fehlende Bildung des Penis, unterentwickelter Penis

Ü 207 **Benign prostatic hyperplasia** Lesen und übersetzen Sie

Übersetzung: Bei älteren Männern vergrößert sich oft die Prostata in einem Maße, bei dem das Harnlassen schwierig wird. Dies ist bekannt als gutartige Prostatahypertrophie (BPH, deutsch -trophie = engl. -plasia), die mit Medikamenten oder chirurgisch behandelt werden kann. Der am häufigsten angewendete chirurgische Eingriff ist in diesen Fällen die Teilentfernung der Prostata durch die Harnröhre. Hierbei wird ein Endoskop für die Blasenspiegelung (Zystoskop) durch die Harnröhre eingeführt, um Prostatagewebe, das gegen den oberen Abschnitt der Harnröhre drückt und den Harnfluss behindert, zu entfernen. Die Ergebnisse sind bei einem hohen Prozentsatz dieser Patienten (80–90%) hervorragend.

durch den Damm, unter / hinter dem Schambein, durch die Harnröhre. – Gewebeentnahme aus der Prostata, völlige Entfernung von Prostata und Samenbläschen (Vesicula seminalis). – Erektionsstörung nach Entfernung der Prostata

3.8   Nervensystem, Neurologie, Psychiatrie

Anatomie

Ü 208   Hirn- und Rückenmarkshäute   Lesen Sie

harte Hirnhaut, weiche Hirnhaut, Spinnwebenhaut des Gehirns. – harte Rückenmarkshaut, weiche Rückenmarkshaut, Spinnwebenhaut des Rückenmarks

Ü 209   Rückenmark   Übersetzen Sie

Halsabschnitt (Halssegmente beim 1.–8. Halswirbel), Brustabschnitt (Brustsegmente), Lendenabschnitt (Lendensegmente), Kreuzbeinabschnitt (Kreuzbeinabschnitte). – vordere Mittelfurche, hinten seitliche Rinne, Zentralkanal, Vorderhorn. – weiße/graue Substanz, netzförmige Bildung, graue Säulen (= Säulen der Substantia grisea), vordere Verbindung aus weißer Substanz

Ü 210   Gehirnabschnitte   Übersetzen Sie

Hirnstamm, Rautenhirn, verlängertes Rückenmark (3-mal, Myelencephalon = Markhirn). – Kleinhirn, Mittelhirn, Endhirn, Großhirn, Riechhirn. – Altkleinhirn (2-mal), ältester Teil der Großhirnrinde, Neuhirnrinde

Ü 211   Teile des Gehirns (kleine Auswahl)   Notieren Sie den Artikel, übersetzen Sie

der Pons, der Vermis, das Corpus, das Chiasma, der Cortex

Rautengrube, Brücke, Kleinhirnwurm, Mittelhirnhaube. – Großhirnhemisphäre (-halbkugel, -hälfte), Längsspalte (zwischen den beiden Hemisphären), Großhirnsichel, Balken (wörtl: schwieliger Körper). – Sehnervenkreuzung, Großhirnrinde (2-mal), Großhirnwindungen. – Großhirnlappen: Stirnlappen, Scheitellappen, Hinterhauptslappen, Schläfenlappen

Ü 212   Ventriculi cerebri   Übersetzen Sie

Hirn- und Rückenmarkflüssigkeit, seitliche Hirnkammer (ohne Zählung), dritte Hirnkammer, Loch zwischen Seitenventrikel und 3. Ventrikel, Dach des 4. Ventrikels, Hinweis: nur der 3. und 4. Ventrikel werden gezählt

Ü 213   Stränge, Bündel, Fasern   Übersetzen Sie

Strang von der Olive zum Kleinhirn, Fasern von der Großhirnrinde zur Brücke. – Strang vom Rückenmark zum Kleinhirn, Fasern von der Großhirnrinde zur Formatio reticularis. – Bündel vom Seitenlappen und Hinterhauptslappen des Großhirns zur Brücke

Ü 214   Nuclei   Übersetzen Sie

Olivenkern (in der Olive), Kern in der Zwischenhirnhaube, Kern des Gesichtsnervs, Linsenkern (linsenförmig), roter Kern. – Kern des Trigeminus(nervs) im Mittelhirn

Ü 215   Die 12 Nn. craniales (Hirnnerven) mit ihren römischen Zahlen

Gesichtsnerv, Zungenschlundnerv, Unterzungennerv

Ü 216   Nervi craniales, deutsch Hirnnerven   Lesen Sie zwei Texte

Übersetzung: Die Hirnnerven gehören, mit Ausnahme der Riechnerven (Nn. olfactorii, etwa 20 Nervenfasern) und des Sehnervs, zum peripheren Nervensystem. Die Riechnerven und der Sehnerv werden zwar als Nerven bezeichnet, tatsächlich sind sie aber keine Nerven, sondern Fortsätze des Zentralnervensystems. Die 12 Paare der Hirnnerven besitzen traditionell römische Zahlen. Sie werden nach der Lage ihrer Kerne (ihrer Ursprünge) im Hirnstamm gezählt (von oben nach unten), so wenn z. B. der 3. Hirnnerv den Hirnstamm an einer höheren Position verlässt als der 12. Hirnnerv, dessen Ursprung weiter unten (mehr kaudal) liegt.

Ü 217   Spinalnerven   Übersetzen Sie

Halsnerven (kommen vom Rückenmark beim 1.–8. Halswirbel), Brustnerven (1.–12. Brustwirbel), Lendennerven (1.–5. Lendenwirbel), Sakralnerven (1.–5. Kreuzbeinwirbel, die im Kreuzbein verwachsen sind). – vordere und hintere Wurzel, Zwischenwirbelloch, Ganglion eines Spinal-(Rückenmarks-)nerven

Ü 218 **Peripheres und autonomes Nervensystem** Ordnen Sie zu und übersetzen Sie

N. cutaneus antebrachii lateralis (E) – seitlicher Hautnerv des Unterarms, N. buccalis (K) – Wangennerv, N. coccygeus (R) – Steißbeinnerv. – Nn. digitales palmares (E) – Fingernerven an der Hohlhand, Rr. gastrici posteriores (V) – hintere Magenäste, N. laryngeus superior (A) – oberer Kehlkopfnerv. – Plexus testicularis (U) – Nervengeflecht beim Hoden, Rr. tracheales (A) – Luftröhrenäste, Plexus uterovaginalis (U) – Geflecht an Gebärmutter und Scheide. – Verbindungsast zum Ellennerv, Verbindungsäste zum Unterzungennerv

Klinik

Ü 219 **Infektiöse und entzündliche Erkrankungen** Übersetzen Sie

Gehirnentzündung, eitrige Hirnhautentzündung, Hirnhaut-Gehirn-Entzündung durch Herpesviren. – Eiteransammlung unter / Abszess auf der harten Hirnhaut

Ü 220 **Schädel-Hirn-Trauma, spinales Trauma** Übersetzen Sie

Gehirnerschütterung, Gehirnquetschung, Zustand nach einer Gehirnerschütterung. – Hirnblutung, Blutergüsse im Gehirn nach einer Verletzung. – Rückenmarkerschütterung, Rückenmarkquetschung, Rückenmarkerweichung, Rückenmarkeinblutung

Ü 221 **Schlaganfall** Übersetzen Sie, lesen Sie einen Text

Schlaganfall (2-mal), kurzzeitiger Anfall bei Minderdurchblutung (Ischämie). – Diagnose in einem Arztbrief: Schlaganfall, linke mittlere Gehirnarterie. – Schlaganfall durch Hirndurchblutungsstörung mit halbseitiger Lähmung rechts und Sprachversagen

Übersetzung: Ein Schlaganfall resultiert aus einer Unterbrechung der Blutzufuhr zu einem Gehirnabschnitt. Der Schlaganfall tritt ein, wenn a) ein Blutgefäß für die Blutzufuhr zum Gehirn durch ein Blutgerinnsel blockiert ist (Schlaganfall durch Blutleere), b) wenn ein Blutgefäß bricht und Blut ins Gehirn strömt (Schlaganfall durch Gehirnblutung). Die Symptome eines Schlaganfalls treten plötzlich auf. Bei einer ernsten Hirnschädigung treten auf: tiefes Koma, Lähmung einer Körperseite, Sprachverlust, Tod oder bleibende neurologische Schäden nach der Genesung.

Ü 222 **Demenz** Übersetzen Sie oder lesen Sie nur (Demenz bleibt unübersetzt)

Demenz durch mehrfache Infarkte, durch Gefäßschädigungen, durch Großhirnrindenerkrankungen, Demenz vor Eintritt des Alters, Demenz im Alter

Ü 223 **Bewusstseinsstörungen** Übersetzen Sie, lesen Sie die Texte

schläfriger Patient, Patient mit schwerer Bewusstseinsstörung, der noch geweckt werden kann, Patient im Koma

Übersetzung: Koma ist der Zustand einer tiefen Bewusstlosigkeit. Ein Patient im Koma kann nicht geweckt werden, er reagiert nicht normal auf Schmerz oder Licht, ihm fehlt der Schlaf-Wach-Rhythmus, er kann nicht willentlich handeln. Ein Koma entsteht aus verschiedenen Ursachen wie Vergiftung, Stoffwechselstörung, Erkrankungen des Zentralnervensystems, akute neurologische Erkrankungen wie z. B. Schlaganfall oder Sauerstoffmangel.

Bewusstlosigkeit, Schmerz, Stoffwechselstörung, Sauerstoffmangel

anatom. Termini zu …: Cortex cerebri, Truncus encephali, Diencephalon, Medulla spinalis

Ü 224 **Epilepsie** Übersetzen Sie

Anfälle von einem bestimmtem Hirnbereich aus, Anfälle mit Krämpfen, Anfall mit Erschlaffung und Ausfall von Muskulatur

Ü 225 **Schmerz, Wahrnehmung äußerer Reize, Erkennen, Gedächtnis** Übersetzen Sie

Gelenk-, Muskel-, Kopfschmerz, Neuralgie (Nervenschmerz) des N. nasopharyngeus (Nasen-Rachen-Nerv), Hüftschmerz, Brust(drüsen)schmerz. – Missempfinden, nächtlicher Oberarmschmerz mit Missempfindungen (Kribbeln u. a.), Empfindungsstörung bei den Akren (Hände, Füße, Nase u. Ä.). – Nichterkennen bei intakter Sinneswahrnehmung, Nichterkennen von Gesehenem oder Gehörtem (sog. Seelenblindheit und -taubheit), Erinnerungsverlust, Erinnerungsverlust vom Schädigungszeitpunkt an rückwärts, Gedächtnistäuschung. – Ausschaltung der Wahrnehmung = Narkose, Narkose mit Injektion in den Rückenmarkskanal (Spinalkanal), Schmerzausschaltung

Ü 226 Lähmungen Übersetzen Sie

Halbseitenlähmung (einer Körperseite), Lähmung beider Körperseiten, Lähmung vieler Muskeln, Lähmung der 4 Gliedmaßen. – Gesichtsnervlähmung (N. facialis), Zwerchfellnervlähmung (N. phrenicus), Zungenlähmung, Erschlaffung der Magenmuskulatur

Ü 227 Psychische Störungen, Schizophrenie u. a. Ordnen Sie zu bzw. lesen Sie nur

Heißhunger (3), Hochstimmung (5), Schlaflosigkeit (7), Selbstmord (6), Teilnahmslosigkeit (2), Verstimmung (4), Willenlosigkeit (1)

Ü 228 Sprechen, Schreiben Übersetzen Sie, lesen Sie einen Text

Artikulationsstörung (Stammeln), Störung der Sprechgliederung, Leseschwäche, Leseunfähigkeit (Buchstaben, Wörter), Schreiben mit vergrößerten und vergröberten Schriftzügen

Übersetzung: Sprachversagen (A-phas-ie) ist eine Kommunikationsstörung durch Ausfall von einem oder mehreren Sprachzentren im Gehirn. Diese Regionen, wie das Broca-Zentrum, liegen meist in der linken Hirnhälfte. Aphasie tritt gewöhnlich plötzlich auf, oft als Folge eines Schlaganfalls oder einer Kopfverletzung, sie kann sich aber auch langsam entwickeln wie bei einem Hirntumor. Die Störung betrifft das Sprechen und Verstehen sowie Lesen und Schreiben.

Ü 229 Bewegungs- und Handlungsstörungen Übersetzen Sie

verlangsamte Bewegungen, Störung von Handeln und Bewegungen, Verlust der Bewegungskoordinierung, Verlust von Gesichtsausdruck und Mimik

Ü 230 Psychische Störungen, Temperamente Nennen Sie

Choleriker – Galle, Hypochonder – unter den Rippenknorpeln (dort das Zwerchfell), Hysterie – Gebärmutter, Melancholie – Galle, Sanguiniker – Blut

3.9 Nase, Hals, Ohren, Otorhinolaryngologie

3.9.1 Nase, Mund, Rachen, Kehlkopf, Rhinolaryngologie

Anatomie

Ü 231 Nase Setzen Sie ein, übersetzen Sie

der Apex nasi, das Dorsum nasi, die Radix nasi, die Ala nasi, Meatus nasi medius

Nasenspitze, -rücken, -wurzel, -flügel. – Nasenhöhle/-vorraum/-scheidewand, beweglicher Teil der Nasenscheidewand. – oberer/mittlerer/unterer Nasengang. – Nasenschleimhaut, Region für das Atmen (Befeuchtung der Atemluft), Riechregion

Ü 232 Sinūs paranasales Übersetzen Sie

Nasennebenhöhlen, Stirnbein-, Oberkiefer-, Keilbeinhöhle, Siebbeinhöhlen mit den Siebbeinzellen

Ü 233 Mundhöhle, Gaumen u. a. Übersetzen oder erklären Sie, setzen Sie ein

Labium superius, Labium inferius, Frenulum labii superioris. – Gll. labiales, Gll. palatinae, Gll. linguales. – M. levator veli palatini, M. tensor veli palatini

Mundhöhle, Vorhof der Mundhöhle, eigentliche Mundhöhle. – Oberlippe, Unterlippe, Oberlippenbändchen. – Ohrspeicheldrüse, Unterzungendrüse, Unterkieferdrüse (unter dem Unterkiefer). – Lippen-, Gaumen-, Zungendrüsen. – Gaumen-, Zungen-, Rachenmandel, Mandel an der Ohrtrompetenmündung. – harter Gaumen, weicher Gaumen = Gaumensegel. – Gaumensegelheber, Gaumensegelspanner, Zäpfchenmuskel, Gaumen-Zungen-Muskel

Ü 234   Rachen   Lesen Sie, übersetzen Sie

Übersetzung: Der Rachen ist Teil des Magen-Darm-Kanals und des Atmungstrakts zwischen Mund und Speiseröhre. Sein oberes Ende schließt an Mund und Nasengänge an und ist durch die Ohrtrompete (Eustachische Röhre) mit den Ohren verbunden. Das untere Ende geht in die Speiseröhre über. Zum Kehlkopf besteht eine Verbindung durch eine Öffnung, die der Kehldeckel (Epiglottis) beim Schlucken verschließt, was das Eindringen von Nahrung in die Luftröhre verhindert.

Teil des Rachens in Höhe der Nase, Mundteil, Teil im Bereich des Kehlkopfes. – oberer/mittlerer/unterer Schlundschnürer

Ü 235   Kehlkopf   Übersetzen Sie

Kehlkopfvorraum, Kehlkopfkammer, Höhle unter dem Stimmapparat. – Stimmapparat, Teil zwischen den Knorpeln (zwischen re. und li. Aryknorpel), Stimmritze, Stimmband. – Gelenk zwischen Ring- und Schildknorpel, Band zwischen Schildknorpel und Zungenbein, Muskel zwischen Ringknorpel und Stell(Ary-)knorpel

Ü 236   Blutgefäße, Nerven   Übersetzen Sie

Gesichtsarterie, Unterlippenvene, Äste über dem Zungenbein, aufsteigende Rachenarterie. – venöse Äste von der Ohrspeicheldrüse, Schilddrüsenarterie. – Wangennerv, Nerv des Gaumensegelspanners, Unterzungennerv (12. Hirnnerv). – Verbindungsäste zum Gesichtsnerv, Kehlkopfnerv, rückläufiger Kehlkopfnerv

Klinik

Ü 237   HNO   Vergleichen Sie

klinisch Ohren-Nasen-Kehlkopf-Arzt, deutsch Hals-Nasen-Ohren-Arzt

Ü 238   Nase, obere Atemwege u. a.   Übersetzen Sie

vordere / hintere Nasenspiegelung, Geruchssinnmessung, Flüssigkeitsentnahme aus der Stirnhöhle. – Nasen-, Rachen-, Mandel-, Kehlkopfentzündung. – akute Nasenentzündung = Schnupfen, eitrige Nasenentzündung. – Nasenfluss, Ohrenblutung, Ausfluss von Hirn-Rückenmarks-Flüssigkeit (Liquor cerebrospinalis)

Übersetzung: Eine Nasenverstopfung beruht auf einem Verschluss der Nasenwege durch die Schwellung der Nasenschleimhaut auf Grund von entzündeten Blutgefäßen. Die Verstopfung kann die Ohren, das Hören, den Schlaf (durch Schnarchen) beeinträchtigen und kann mit Atemstillstand beim Schlafen (Schlafapnoe) verbunden sein. Bei Kindern geht eine Nasenverstopfung durch vergrößerte Rachenmandeln gewöhnlich nach deren operativer Entfernung zurück.

Nasenverstopfung, entzündete Blutgefäße, Ohren, Schlafapnoe, vergrößerte Mandeln

Ü 239   Septumdeviation in der Nase   Aus einem OP-Bericht, übersetzen Sie

Lageabweichung der Nasenscheidewand, vergrößerte Nasenmuschel(n), Entzündung aller Nasennebenhöhlen mit Polypen. – operativer Ersatz der Nasenscheidewand, Ausräumung mit Operationsweg innen durch die Nase

Ü 240   Nasennebenhöhlen, Mandeln, Speicheldrüsen   Übersetzen Sie

Stirnhöhlenentzündung, von den Zähnen ausgehende (Ober-)Kieferhöhlenentzündung, Entzündung aller Nasennebenhöhlen. – „Angina" = Mandelentzündung, Wucherungen (Polypen) der Rachenmandeln, Mandelentfernung. – Ziegenpeter, Mumps

Ü 241   Kehlkopf   Übersetzen Sie

Kehlkopfentzündung, Kehldeckelentzündung, Lähmung des rückläufigen Kehlkopfnervs (N. laryngeus recurrens). – Kehlkopfkrebs über dem Kehldeckel, Kehldeckelkrebs, Krebs unter dem Kehldeckel. – Kehlkopfentfernung, künstlicher Luftröhrenausgang

Ü 242   Stimmstörungen   Übersetzen Sie

Stimmstörung, Stimmverlust, Doppeltönigkeit. – Stimm- und Sprachheilkunde

3.9.2 Ohr, Otologie

Anatomie

Ü 243   Auris externa   Übersetzen Sie, setzen Sie ein

die Helix, die Cartilago, die Pars. – Ohrmuschel, Ohrläppchen, äußere Ohrmuschelwindung, Ohrknorpel. – äußerer Gehörgang, knorpeliger Teil des äußeren Gehörgangs. – Trommelfell, schlaffer Teil, gespannter Teil

Ü 244   Auris media, Auris interna   Übersetzen Sie, setzen Sie ein

die Auris media. – Mittel- und Innenohr, Felsenteil des Schläfenbeins = Felsenbein

Ü 245   Auris media, Cavitas tympani   Übersetzen Sie, setzen Sie ein

der Paries, das Caput, das Crus

Paukenhöhle, Fenster zum Vorraum, Fenster zur Schnecke. – Wand zum Labyrinth, Wand zum Warzenfortsatz (Proc. mastoideus). – Steigbügelkopf, langer / kurzer Ambosschenkel, Ambos-Hammer-Gelenk. – Ohrtrompete, Mündung in der Paukenhöhle, Mündung im Rachen. – Warzenfortsatz, Höhle im Warzenfortsatz, Zugang zu dieser Höhle

Ü 246   Auris interna   Übersetzen Sie, lesen Sie nur

knöchernes Labyrinth, häutiges Labyrinth. – hintere Ohrarterie, Ast zur Schnecke, Äste zum Warzenfortsatz. – Nerv zum Innenohrvorraum und zur Schnecke, Nerv zum Vorraum (Gleichgewichtsnerv), Nerv zur Schnecke (Hörnerv)

Klinik

Ü 247   Untersuchungen   Übersetzen Sie

Betrachten, Abtasten, Ohrspiegelung, Hörprüfung. – Prüfung der Durchlässigkeit der Ohrtrompete (Tuba auditiva), Diagnostik des Gesichtsnervs (N. facialis)

Ü 248   Auris externa   Übersetzen Sie

Entzündung des äußeren Ohrs, Ohrpilzerkrankung, Ohrenschmalzpfropf. – Bluterguss am Ohr, Annähung (operative Korrektur)

Ü 249   Auris media   Übersetzen Sie

akute Mittelohrentzündung, eitrige Mittelohrentzündung, Trommelfelldurchbohrung und Ohrfluss. – Trommelfelleröffnung, Trommelfellersatz, Steigbügelentfernung und -ersatz

Ü 250   Auris interna, Hörstörungen   Übersetzen Sie

Entzündung des Labyrinths, Ausfall des N. vestibularis (Gleichgewichtsnerv), Tumor der Nervenscheide des Hörnervs (N. acusticus). – Hörstörung, krankhaftes verstärktes Hören, Hören mit Hörfehlern, Taubheit, elektronisches Hörgerät in der Schnecke im Innenohr

Ü 251   Sudden hearing loss   Lesen Sie den englischen Text

Übersetzung: Der plötzliche Hörverlust (Hörsturz) tritt abrupt oder in einem Zeitraum von wenigen Tagen auf. Er ist gewöhnlich einseitig (nur ein Ohr ist betroffen) und wird von Ohrgeräuschen (Tinnitus) oder Schwindel (Vertigo) begleitet. Die Ursache kann meist nicht ermittelt werden. Bekannte Ursachen sind Virusinfektion des Innenohrs, Unterbrechung der Blutversorgung der Schnecke (Cochlea, im Innenohr) z. B. bei Kopfverletzung, gutartigem Tumor (Neurinom) des N. acusticus.

Ü 252   Otogene Komplikationen   Übersetzen Sie

vom Ohr/den Ohren ausgehende Entzündung des Felsenbeins, vom Ohr (Mittel- oder Innenohrentzündung) ausgelöste Hirnhautentzündung, Schwindel durch Mittelohrerkrankung

3.10 Auge, Ophthalmologie

Anatomie

Ü 253 **Bulbus oculi** Übersetzen Sie

Augapfel, vorderer/hinterer Pol, Äquator, gedachte Linien vom vorderen zum hinteren Pol. – vordere/hintere Augapfelkammer, Glaskörperkammer mit dem Glaskörper. – seitlicher gerader Muskel, unterer schräger Muskel, Augenringmuskel, Verengerer / Erweiterer der Pupille

Ü 254 **Iris, Corpus ciliare** Übersetzen Sie

Regenbogenhaut: Rand zur Pupille hin, Rand zum Ziliarkörper, Winkel zwischen Iris und Hornhaut = Kammerwinkel genannt. – Ziliarkörper: Strahlenkranz, Ziliarfortsätze, kleiner Kreis im Ziliarkörper, Ziliarmuskel

Ü 255 **Retina** Übersetzen Sie

Netzhaut, Teil am Ziliarkörper, Teil an der Iris. – dem Sehen dienender Netzhautteil = Augenhintergrund, Sehnervpapille, zentrale Grube, gelber Fleck

Ü 256 **Tunica conjunctiva** Übersetzen Sie

Bindehaut, Bindehautteil an den Augenlidern, Bindehautteil auf dem Augapfel

Ü 257 **Palpebrae** Übersetzen Sie

Ober-/Unterlid, Lidspalte, innerer/äußerer Augenwinkel. – obere Lidplatte im Oberlid, Oberlidheber

Ü 258 **Apparatus lacrimalis** Übersetzen Sie

Tränenapparat, Tränendrüse, Tränendrüsenteil in der Augenhöhle, Tränensack, Tränen-Nasen-Gang

Ü 259 **Nerven, Gefäße** Übersetzen Sie

Sehnerv: Anteil im Kopf (Schädel), Anteil in der Augenhöhle, Anteil im Auge. – Nerv zu den Muskeln für die Bewegung des Augapfels, Nerv zur Tränendrüse, Augenarterie, zentrale Netzhautarterie. – lange hintere Arterien zum Ziliarkörper u. a. Teile des Auges, Arterienring in der Iris

Klinik

Ü 260 **Bulbus oculi** Übersetzen Sie

Riss des Augapfels (2-mal), Entzündung des ganzen Auges, Entzündung der Augeninnenräume. – Fehlen des Augapfels, Hervortreten eines Augapfels

Ü 261 **Cornea** Übersetzen Sie

Hornhautentzündung, kleine Hornhautverletzung, Pilzinfektion der Hornhaut, Regenbogenhaut-Hornhaut-Entzündung, Hornhaut-Bindehaut-Entzündung

Ü 262 **Iris, Corpus ciliare, Choroidea** Übersetzen Sie

In der Überschrift: Regenbogenhaut, Ziliarkörper, Aderhaut. – Entzündung von Regenbogenhaut und Ziliarkörper, Irisvorfall (2-mal), Iriserkrankung durch Diabetes. – Lähmung des Ziliarkörpers durch Ziliarmuskellähmung, Ablösung der Aderhaut

Ü 263 **Linse** Übersetzen Sie

die Katarakt. – Fehlen der Linse, Auge ohne Linse, Fehlen der Pupille, ungleich weite Pupillen. – grauer Star, grauer Star durch Verletzung, Altersstar

Ü 264 **Cataract** Lesen Sie

Übersetzung: Der angeborene graue Star kann erblich sein (autosomal-dominante Vererbung). Er kann auch durch Infektion der Mutter in der Schwangerschaft, z. B. mit Röteln, verursacht sein. Grauer Star im Erwachsenenalter ist mit dem Alterungsprozess verbunden. Er entwickelt sich langsam und schmerzlos. Er wird in den unreifen, reifen und überreifen grauen Star eingeteilt. Eine Linse, die noch einige klare Bereiche aufweist, gilt als unreif. Beim reifen grauen Star ist die Linse völlig undurchsichtig … Die Behandlung des fortgeschrittenen grauen Stars besteht gewöhnlich in der operativen Entfernung der Linse und der Einpflanzung einer Kunstlinse.

Ü 265   Retina, Glaukom   Übersetzen Sie

Netzhautablösung, Netzhauterkrankung durch Diabetes, Rückbildung des gelben Flecks (Macula lutea), einfacher, primärer grüner Star. – anatomische Termini: Fundus oculi, Papilla n. optici, Angulus iridocornealis

Ü 266   Bindehaut, Hornhaut, Augenlider, Tränendrüse   Übersetzen Sie

einfache Bindehautentzündung, verbreitete, ansteckende Hornhaut-Bindehaut-Entzündung, trockenes Auge. – Augenlidlähmung, Tränendrüsenentzündung, Tränenträufeln

Ü 267   Sehen, Sehstörungen   Übersetzen Sie

Kurzsichtigkeit, Weitsichtigkeit, Altersweitsichtigkeit, Schwachsichtigkeit. – Schielen, ruckweise Augenbewegung durch Schädigung des Vestibularapparates im Innenohr. – Blindheit, vorübergehende Erblindung, Blindheit durch Hirnerkrankung

3.11 Haut, Dermatologie

Klinik

Ü 268   Organe, Stoffe, Farbe ...   Bestimmen und übersetzen Sie

Anhidrosis (S) – fehlender Schweiß, Lichen ruber (F) – rote Flechte, Onychomykosen (O ; U) – Nagelpilz, Cheilitis (O) – Lippenentzündung, Erythema (F) – Hautrötung, Photodermatosen (U; O) – Hauterkrankung durch allergische Reaktion auf Licht, Seborrhö (S) – Talgfluss

Pediculosis capitis – Kopfläuse, Caput; Dermatitis perioralis – Hautentzündung um den Mund, Os, oris; Herpes labialis – Lippenherpes, Labium; Hyperhidrosis manuum – Schweißhände, Manus; Interdigitalmykosen – Pilz zwischen den Fingern, Digitus; Tinea pedis – Fußpilz, Pes, pedis; Keratosis palmoplantaris – Verhornungsstörung an Hohlhand und Fußsohle, Palma, Planta

Ü 269   Hautkrankheiten mit Blasen, Knötchen ...   Übersetzen Sie nur die Adjektive

mit Bläschen, mit Knötchen, mit Blasen, mit Eiterbläschen

Ü 270   Acne   Lesen Sie den englischen Text:

Übersetzung: Akne ist eine verbreitete entzündliche Erkrankung der Talgdrüsen und Haarbälge (-follikel) mit Mitessern, Eiterbläschen, Knötchen ... Der häufigste Typ ist die gewöhnliche Akne, die vor allem in der Jugend auftritt. Obwohl die genauen Ursachen nicht bekannt sind, besteht zweifellos ein Zusammenhang zwischen genetischer Disposition und zunehmender hormonaler Aktivität in der Pubertät, die eine Überproduktion von Talg (Sebum), dem Sekret der Talgdrüsen, zur Folge hat.

Ü 271   Infektionen, Epizoonosen   Übersetzen Sie

Lippenherpes, Gürtelrose, gewöhnliche Warze, Windpocken. – eitrige Schweißdrüsenentzündung in den Achselhöhlen, Haarpilz. – Krätze, Kleiderläuse

Ü 272   Zu viel ...   Übersetzen Sie

Hornhautverdickung, Verhornungsstörung, Haarmangel, trockene Haut

3.12 Blut, Hämatologie

Anatomie, Histologie, Klinik

Ü 273   Hämatopoese   Übersetzen Sie

Blutbildung, Bildung der roten / weißen Blutkörperchen / der Blutplättchen / des Rückenmarks

Ü 274   Übung nur zum Lesen

Ü 275   Anämien   Übersetzen Sie

Erkrankung der roten Blutkörperchen, Anämie mit zu kleinen / zu großen / normal großen roten Blutkörperchen. – krankhaft vermehrte Zahl der roten Blutkörperchen, Mangel an Retikulozyten, Kugelzelle, Blut mit ungleich großen und geformten roten Blutkörperchen. – Anämien mit vermindertem / vergrößertem / normalem Hämoglobingehalt der roten Blutkörperchen. – bösartige Anämie, Anämie durch ungenügende Nährstoffzufuhr, Eisenmangelanämie

Ü 276   Iron deficiency anemia   Lesen Sie den Text zur sideropenischen Anämie

Übersetzung: Die Eisenmangelanämie ist der häufigste Typ der Anämie. Sie resultiert gewöhnlich aus einem Eisenmangel in der Ernährung oder aus Blutverlust. Blutverlust kann akut sein wie bei einer Blutung oder einem Trauma oder langandauernd wie bei Menstruationsbeschwerden. Das größte Risiko weisen kleine Kinder auf mit einem großen Bedarf durch das Wachstum, alte Menschen, deren Ernährung oft unzureichend ist, und Frauen, die schwanger sind oder sich im gebärfähigen Alter befinden. Beschwerden: am verbreitetsten ist Müdigkeit, verbunden mit einem vagen Gefühl des Unbehagens oder der Unruhe, Empfindlichkeit gegenüber Kälte, Kurzatmigkeit, Schwindel …

Ü 277   Leukozyten   Übung nur zum Lesen

Ü 278   Leukämien   Übung nur zum Lesen

Ü 279   Gerinnungsstörungen   Übersetzen Sie

Gerinnungsstörungen, Mangel an Blutplättchen, Bluterkrankheit, Blutung, erhöhte Blutungsneigung

Ü 280   Blutmenge   Übersetzen Sie

normale zirkulierende Blutmenge, verminderte / vergrößerte Menge, Durst bei ungenügender Blutmenge

3.13 Exokrine und endokrine Drüsen, Endokrinologie, Stoffwechsel

Anatomie

Ü 281   Drüsen allgemein   Übersetzen Sie

Drüsen mit äußerer Sekretion, Drüse mit zähflüssigem Schleim, gemischte Drüse, Drüsen mit innerer Sekretion

Ü 282   Gl. thyroidea   Übersetzen Sie

rechter / linker Lappen, Gewebebrücke zwischen beiden Lappen

Ü 283   Gll. parathyroideae   Übersetzen Sie

obere / untere Nebenschilddrüse, zusätzliches und versprengtes Gewebe der Nebenschilddrüse

Ü 284   Gl. suprarenalis   Übersetzen Sie

Nebenniere, vordere / hintere / an der Niere liegende Seite, Rinde und Mark der Nebenniere

Ü 285   Gl. mammaria   Übersetzen Sie

Brustdrüse, Lappen / Läppchen der Brustdrüse, Milchgänge, Milchsäckchen, Milchsekretion

Klinik

Ü 286   Drüsen mit äußerer Sekretion   Übersetzen Sie

Tränendrüsenentzündung, Steinbildung in den Tränengängen, Speicheldrüsenentzündung, übermäßige Schweißproduktion, Talgfluss (vermehrte Talgproduktion der Haut)

Ü 287   Schilddrüse   Übersetzen Sie, lesen Sie den Text

Schilddrüsenentzündung (2-mal), gutartiger Schilddrüsentumor, milde, ruhig verlaufende Schilddrüsenvergrößerung, Schilddrüse mit Knotenbildung. – vergrößerte Schilddrüse mit normaler / erhöhter / erniedrigter Schilddrüsenfunktion

Übersetzung: Die Schilddrüsenüberfunktion (überaktive Schilddrüse) ist ein klinisches Syndrom mit überschießendem freiem Thyroxin oder freiem Triiodthyronin im Blut. Die Hauptsymptome sind Gewichtsverlust (oft verbunden mit Heißhunger), Überempfindlichkeit gegenüber Hitze, Müdigkeit, Schwäche, Überaktivität, Reizbarkeit, übermäßige Harnausscheidung und Schwitzen. Zusätzlich können die Patienten Symptome wie Herzrhythmusstörungen, Atemnot (Dyspnoe), Libidoverlust, Übelkeit, Erbrechen und Durchfall aufweisen.

Gewichtsverlust, Müdigkeit, Schwäche, übermäßige Harnausscheidung, Atemnot, Übelkeit, Erbrechen, Durchfall. – Entfernung der vergrößerten Schilddrüse, teilweise / völlige Entfernung der Schilddrüse, Ausschälung

Ü 288   Überlange Termini   Unterstreichen Sie die betroffenen Drüsen, übersetzen Sie

Hypophyseninsuffizienz = Hypopituitarismus – Hypophysenunterfunktion (2-mal), Hypoparathyreoidismus – Nebenschilddrüsenunterfunktion, Parathyreoideaadenom – Nebenschilddrüsentumor, hypophysäre Hypothyreose – Schilddrüsenunterfunktion durch Hypophyseninsuffizienz

Ü 289   Symptome und Auswirkungen endokriner Erkrankungen   Übersetzen Sie

Hypophyse: Vergrößerung der distalen Körperteile (Nase, Ohren, Lippen, Finger u. a.), Unterfunktion der Keimdrüsen, Störung der Milchsekretion, Diabetes insipidus – verstärkte Harnausscheidung (durch Nierenerkrankung oder Erkrankung im ZNS, der Urin schmeckt nicht süß, in-sipidus – nicht [süß] schmeckend). – Berichtigt: Riesenwuchs des Körpers durch Hypophysenerkrankung

Schilddrüse: Schilddrüsenunterfunktion, langsamer Herzschlag, niedriger Blutdruck, Teilnahmslosigkeit, Verstopfung, Bewusstlosigkeit durch Verminderung des Blutzuckers. – Nebenschilddrüse: Krise durch zu viel Kalzium im Blut, Nebenschilddrüsenüberfunktion, vermehrte Harnproduktion, häufiger Durst, Austrocknen (des Körpers). – Langerhans-Inseln: Zuckerkrankheit, Bewusstlosigkeit durch diabetische Krise, Netzhauterkrankung bei Zuckerkrankheit. – Nebennieren: Überfunktion / Unterfunktion der Nebennierenrinde, Überproduktion männlicher Hormone durch die Nebennierenrindenerkrankung

Weitere Erkrankungen: Fettleibigkeit, psychisch bedingte Appetitlosigkeit, vorzeitige Pubertät. – Ausbleiben / Störung der Menstruation, Vermännlichung, Bildung einer weiblichen Brust

Ü 290   Hormone   Ordnen Sie die Hormone zu, unterstreichen Sie

Adrenalin (3), anterior pituitary gonadotrophin (engl.) (1), Cortisol (3)

Glucocorticoid (3), Insulin (2), Isopropylnoradrenalin (3), Triiodthyronin (4)

3.14 Tumore, Onkologie

Ü 291   Geschwülste allgemein, Metastasen   Übersetzen Sie

gutartige / noch gutartige, aber zur Bösartigkeit neigende / bösartige Neubildungen, bösartige Tumoren. – Gewebebildung u. Ä., die zu Krebs führen kann, krebserregend (2-mal), krebsauslösende Viren

Ü 292   Cancer   Lesen Sie den Text

Übersetzung: Krebs ist eine Klasse von Erkrankungen, für die eine unkontrollierte Zellteilung und die Fähigkeit der Zellen, in andere Gewebe einzudringen, typisch ist (Hineinwachsen in das benachbarte Gewebe durch Invasion oder Verbreitung an entfernten Stellen durch Metastasen). Die Schwere der Symptome hängt vom Ort des Auftretens und vom Grad der Bösartigkeit ab und ob eine Metastase vorliegt. Die endgültige Diagnose erfordert gewöhnlich eine histologische Gewebeuntersuchung. Viele Krebsarten können behandelt und manche geheilt werden, abhängig vom spezifischen Typ, der Lage und dem Entwicklungsstadium. Nach der Diagnose wird Krebs gewöhnlich mit einer Kombination von chirurgischem Eingriff, Chemotherapie und Bestrahlung behandelt.

Ü 293   Befallene Organe   Übersetzen Sie nur die Terminusteile für die Organe

Cholangiom – Gallengefäße, Epiglottiskarzinom – Kehldeckel, gastrointestinale Malignome – Magen, Darm. – kolorektales Karzinom – Kolon, Mastdarm, Larynxkarzinom – Kehlkopf, Ösophaguskarzinom – Speiseröhre. – Ovarialkarzinom – Eierstock, Pankreasadenom – Bauchspeicheldrüse, Zervixkarzinom – Gebärmutterhals (Cervix uteri). – adrenal tumor – Nebenniere, bladder carcinoma – Harnblase, breast cancer – Brust, carcinoma of kidney – Niere. – hypernephroid carcinoma – Nebenniere, testicular cancer – Hoden, thyroid carcinoma – Schilddrüse

Ü 294 Metastasen Übersetzen Sie

Brustkrebs nach Ende der Menstruation mit Metastasen in Knochen. – bösartiger Gallengangtumor, mit Metastasen außerhalb der Leber

Ü 295 TNM-Klassifikation beim **Magenkrebs** (Auszug) Übersetzen Sie

TiS: Tumor ist auf das Epithel der Magenschleimhaut beschränkt, T1: er durchdringt die Schleimhaut bis zur Bindegewebeschicht unter der Schleimhaut, T2: er befällt die Muskelschicht (Muskulatur) des Magens, T3: er befällt die seröse Haut außen am Magen = den Bauchfellüberzug des Magens

Ü 296 Brustkrebs Übersetzen Sie

völlige Brustamputation (2-mal), großer Brustmuskel, Lymphknoten zwischen den Brüsten / unterhalb der Schlüsselbeine / in den Achselhöhlen

Ü 297 Mastectomy Lesen Sie

Übersetzung: Mastektomie ist die operative Entfernung der Brust, gewöhnlich durchgeführt bei der Behandlung des Brustkrebs. Die radikalen Amputationen der Vergangenheit (mit Entfernung nicht nur der Brust, sondern auch des darunter liegenden Brustmuskels und von Lymphknoten) ist seit Langem ersetzt durch weniger drastische, aber gleich wirksame Verfahren. Mammographien und von den Frauen selbst durchgeführte Kontrollen haben die Notwendigkeit für radikale Verfahren stark reduziert, weil dadurch die frühe Entdeckung des Brustkrebs sehr zugenommen hat und der Krebs vor seiner Ausbreitung behandelt werden kann.

Ü 298 Palliativmedizin Lesen und übersetzen Sie

im Endstadium, fortschreitend, hoffnungslos, heilend, lindernd, Schmerzbekämpfung

3.15 Infektionskrankheiten

Klinik

Ü 299 Infectious diseases Lesen Sie

Übersetzung: Eine Infektionskrankheit ist eine klinisch manifeste Krankheit, die den Wirt beeinträchtigt oder schädigt und die aus dem Auftreten und der Aktivität von einem oder mehreren pathogenen Erregern wie Viren, Bakterien, Pilze, Protozoen, mehrzellige Parasiten und entartete Proteine (Prionen) resultiert. Eine ansteckende Krankheit (übertragbare Krankheit) ist eine Infektionskrankheit, die von einer Person zur anderen übertragen werden kann. Die Übertragung erfolgt auf mehreren Wegen wie Kontakt mit der infizierten Person, durch Wasser, Nahrungsmittel, Luft beim Einatmen oder Übertragung durch einen Krankheitsüberträger (Vektor).

Ü 300 Übertragungswege Übersetzen Sie

durch den Mund, durch Kot über den Mund, über den Darm, durch die Luft, durch die Haut, durch die Schleimhaut. – durch sexuelle Kontakte, durch die Gebärmutter

Ü 301 Influenza, Grippe Übersetzen Sie

Verbreitung und Krankheitsentstehung, zeitlich-räumlich beschränktes Auftreten (epidemisch), Auftreten in einem Erdteil oder weltweit (pandemisch), Zeit zwischen Ansteckung und Ausbruch. – Krankheitszeichen, Rachenentzündung, heftiger Nasenschleimfluss, Muskelschmerzen, Gelenkschmerzen, Magen-Darm-Beschwerden. – Luftröhren-Bronchien-Entzündung, Lungenentzündung, Herzmuskel-, Herzbeutel-, Hirnhautentzündung

Ü 302 Fieber, Fiebermessung Übersetzen Sie

leicht fieberhaft, im After (Enddarm), in der Achselhöhle, im Mund

Ü 303 Fieber, Ursachen, Verläufe Übersetzen Sie die unterstrichenen Termini

durch Ansteckung, durch Viren, Pilze, Einzeller, körpereigen, ohne Infektion, von außen durch Gifte, innere Sekretion, vor der Regelblutung, Schilddrüsenüberfunktion, durch Verletzung. – mit Unterbrechungen, zweiphasig, wellenförmig, wiederkehrend

3.16 Neugeborene, Neonatologie, Kinder, Pädiatrie

Klinik

Ü 304   Zeitliche Begriffe   Übersetzen Sie

vorgeburtlich (2-mal), nachgeburtlich, in der Zeit um die Geburt. – im Uterus = während der Schwangerschaft, vor der Geburt, unter der Geburt = während der Geburt, nach der Geburt

Ü 305   Entwicklungszustand des Neugeborenen   Übersetzen Sie

unterernährtes und untergewichtiges, gut ernährtes, übergewichtiges Neugeborenes

Ü 306   Fehlbildungen des Neugeborenen (Auswahl)

fehlendes Gehirn, Wasserkopf, Spaltbildung bei Wirbeln und Wirbelsäule. – angeborener Verschluss des Zwölffingerdarms, Nabelbruch, angeborenes Fehlen einer Niere. – Lücke in der Vorhofscheidewand, fortbestehende, offen bleibende Verbindung zwischen Truncus pulmonalis und Aortenbogen, fehlende Dreisegelklappe

durch Alkohol verursachte Erkrankungen des Embryos, vorgeburtlich, in der Gebärmutter (d. h. in der Schwangerschaft), nachgeburtlich, Verlangsamung, Fehlbildungen des Schädels und Gesichts, Abnormitäten bei den Geschlechtsorganen, Alkoholmissbrauch

Ü 307   Geburtstraumatische Schäden   Übersetzen Sie

Bluterguss zwischen Schädelknochen und Kopfschwarte, Gehirnquetschung, Schlüsselbeinbruch, Milzriss

Ü 308   Neonatologische Krankheiten und Symptome   Übersetzen Sie

Gelbsucht / Anämie / Schilddrüsenvergrößerung bei Neugeborenen. – Tränendrüsenentzündung / Bindehautentzündung bei Neugeborenen

Ü 309   Krankheiten und Symptome bei Kindern und Jugendlichen   Übersetzen Sie

chronische Mehrgelenkentzündung bei Kindern, jugendliche deformierende Knochen-Knorpel-Entzündung. – kindlicher Diabetes, grüner Star bei Kindern, jugendliche Akne

Ü 310   Mors subita infantum – plötzlicher Kindstod   Lesen Sie

Übersetzung: Plötzlicher Kindstod oder Krippentod: plötzlicher, unerwarteter und unerklärlicher Tod eines offensichtlich gesunden Kindes unter 1 Jahr (gewöhnlich zwischen 2. und 8. Monat). Der plötzliche Kindstod macht 10 % der Todesfälle im Kindesalter aus. Das Risiko ist höher bei Jungen, bei Kindern mit niedrigem Geburtsgewicht, bei Kindern in den unteren sozialen Schichten, während der kalten Monate und bei Kindern, die auf dem Gesicht schlafen. Die Unerklärbarkeit hinterlässt oft bei den Eltern zusätzlich zu ihrem Schmerz ein tiefes Schuldgefühl.

3.17 Geriatrie

Ü 311   Krankheiten und Symptome   Übersetzen Sie

Rückbildung (Organe, Haut …) im Alter, endogene Depression im Alter, Altersdemenz. – Altersherz, Altersspeiseröhre, Geschwür, Scheidenentzündung im Alter. – Altersstar, Altersweitsichtigkeit, Altersschwerhörigkeit. – Altershaut, Alterswarze

Ü 312   Altern   Übung nur zum Lesen

Ü 313   Multimorbide 75-jährige Patientin   Übersetzen Sie im Text

mehrfach erkrankte Patientin, Anzeige, unvollständige Schilddrüsenentfernung, Hüftgelenkserkrankung, Krampfadern, Bluthochdruck, Linksherzversagen, Brustamputation

Ü 314   Dementia   Lesen Sie

Übersetzung: Demenz beinhaltet einen durch Schädigung oder Erkrankung des Gehirns bedingten fortschreitenden Rückgang der kognitiven Funktionen über das Maß hinaus, mit dem beim normalen Altern zu rechnen ist. Besonders betroffene Funktionen sind Gedächtnis, Zuwendung, Sprache und Problemlösen. In weiteren Stadien der Erkrankung kann Orientierungslosigkeit auftreten bezüglich Zeit

(Wochentag, Datum, Monat, Jahr sind unbekannt), Ort (Patienten wissen nicht, wo sie sich befinden) und der eigenen Person (sie wissen nicht, wer sie sind). Die Symptome können in Abhängigkeit von den Krankheitsursachen (Ätiologie) in reversible und irreversible Symptome eingeteilt werden. Weniger als 10% aller Formen der Demenz sind reversibel.

4 Zytologie und Histologie mit Klinik

4.1 Zelle, Zytologie

Ü 315 Prokaryonten, Eukaryonten Übung nur zum Lesen

Ü 316 Zelle, Zellbestandteile Übersetzen Sie

Zellplasma, Zellkern, Membran des Zellplasmas. – Zellplasma: kleine Zellorgane, Zellskelett, zeitweilige Zelleinschlüsse. – Zellmembranen: Membran um die ganze Zelle, Membranen der Zellorganellen. – Röhrchen-, Leisten-, Säckchentyp, Mitochondrienkörperchen. – (Zell-)Kernplasma, (Zell-)Kernhülle/ -membran, Raum um den Zellkern

Ü 317 Zellbestandteile (neue Nomenklatur) Setzen Sie den Artikel ein, übersetzen Sie

<u>das</u> Cytoplasma, <u>die</u> Membrana, <u>das</u> Plasmalemma

Zellplasma, Zellmembran, Zellmembran. – Zellorganellen, Zellplasmaeinschlüsse, endoplasmatisches Retikulum

Ü 318 Cell membrane Lesen Sie

Übersetzung: Die Zellmembran, eine Doppelschicht aus Phospholipiden, dient dazu, die Zelle von ihrer Umgebung zu trennen und sie vor ihr zu schützen. In dieser Membran treten eine große Zahl verschiedener Proteinmoleküle auf, die als Kanäle und Pumpen verschiedene Moleküle in die Zelle hinein und aus ihr heraus transportieren. Die Membran wird halbdurchlässig genannt, weil sie eine Substanz (Molekül oder Ion) frei passieren lässt oder in begrenztem Umfang passieren lässt oder ihren Durchgang verhindert.

Transport in die Zelle, Transport von flüssigen bzw. festen Stoffen, Transport aus der Zelle, durch die Membran, in der Zelle, an der Zelle vorbei; kleine Bläschen. – kleine Zellausstülpungen, bewegliche Zellfortsätze, Körperchen für die Bewegungen der Kinozilien, steife Zellfortsätze

Ü 319 Cytoskeleton Lesen Sie

Übersetzung: Das Zellskelett ist eine komplexe Mischung aus Strukturproteinen, die für den Erhalt der Form der Zelle, für ihre Bewegungen und den Transport von Partikeln und Zellorganellen im Zytoplasma verantwortlich sind. Die Strukturproteine umfassen 3 Haupttypen, die Aktinfilamente (unübersetzt), die die kontraktilen (zusammenziehenden) Elemente der Zelle bilden, Intermediärfilamente (unübersetzt), die der Zelle ihre Form und Festigkeit geben, schließlich die Mikrotubuli, kleine Röhrchen, die für den Transport der Zellorganellen und von Zellprodukten, für die Bewegung der Chromosomen während der Zellteilung sowie für Teile von Wimpern und Geißeln verantwortlich sind.

Ü 320 Präfixe Unterstreichen Sie die Präfixe, übersetzen Sie

<u>intra</u>zellulär – innerhalb der Zelle, <u>trans</u>zellulär – durch die Zelle hindurch, <u>para</u>zellulär – neben (außerhalb) der Zelle, <u>peri</u>nukleär – um den Zellkern, <u>endo</u>nukleär – im Zellkern, <u>extra</u>chromosomal – außerhalb des Chromosoms. – <u>semi</u>permeabel – halbdurchlässig, <u>hydro</u>phil – wasseranziehend, <u>amphi</u>phil – zugleich hydrophil und lipophil, <u>chromo</u>phob – farbabstoßend, <u>a</u>chromatisch – farblos

Ü 321 Zellzyklus, Mitose Übung nur zum Lesen

4.2   Gewebe, Histologie

Histologie

Ü 322   Zellarten, kleine Auswahl   Übersetzen Sie ins Deutsche bzw. umgekehrt

Muskelzellen, Osteoklasten, Knorpelbildner, Fettzellen, Phagozyten. – rote Blutkörperchen, Leukozyten, Nervenzellen

Ü 323   Gewebearten   Übersetzen Sie

Epithelgewebe (unübersetzt), Binde-, Knorpel-, Knochen-, Muskel-, Fett-, Nervengewebe

Ü 324   Epithelien   Ordnen Sie zu

Oberflächenepithel (8), Drüsenepithel (1), einschichtiges Epithel (4), einreihiges (scheinbar mehrschichtiges) Epithel (2), mehrschichtiges Epithel (6), einschichtiges Säulenepithel (5), einreihiges bewimpertes Säulenepithel (3), mehrschichtiges nichtverhorntes Plattenepithel (7)

Ü 325   Schichten von Epithelien   Übersetzen Sie

Basalmembran, Glanzschicht, undurchsichtige Schicht (wörtlich: dichte Schicht). – Basalschicht, Zwischenschicht, oberflächliche Schicht

Ü 326   Drüsenzellen   Erklären Sie

Schleim, seröse (eiweißhaltige) Flüssigkeit, Mischung aus Schleim und seröser Flüssigkeit. Homokrin sind muköse und seröse Drüsen mit der Sekretion einer jeweils einheitliche Substanz. – röhrchen-, beerenförmig, röhrchen- und beerenförmig

Ü 327   Epithelium glandulare (neuere Nomenklatur)   Übersetzen Sie

Drüse mit äußerer Sekretion, Ausführungsgang, Drüse mit innerer Sekretion. – einzellige Drüse, mehrzellige Drüse, exokrine Becherzelle

Ü 328   Bindegewebe   Lesen bzw. übersetzen Sie

faserbildende Zellen und Faserzellen (in der Extrazellulärmatrix), Knorpelbildner und -zellen, Knochenbildner und -zellen, Fettzellen, Zellen um Kapillaren. – Knochenfresser, Knorpelfresser, weiße Blutkörperchen mit vielen Körnchen (Granula), große Fresszellen

Ü 329   Fettgewebe   Übersetzen Sie

Fettzellen, mit einem Hohlraum / mit mehreren Hohlräumen

Ü 330   Knochen, Knochengewebe   Übersetzen bzw. lesen Sie

Knochenbildner, Knochenzelle, Knochenfresser (knochenabbauende Zelle). – Knochenhaut (außen um den Knochen, Peri-), Bindegewebshaut zur Auskleidung der Innenräume (Endo-). – Knochenbildung aus Binde- bzw. Knorpelgewebe. – kompakte Substanz, schwammförmige Substanz.   den Knochen ernährende Arterien, Löcher für diese Arterien

Ü 331   Muskelzellen und -gewebe   Übersetzen bzw. lesen Sie

Muskelzelle, Muskelzellbildner, Plasma und Hülle der Muskelzelle, endoplasmatisches Retikulum in der Muskelzelle

Ü 332   Textus muscularis (neuere Nomenklatur)   Übersetzen Sie

nicht gestreifte Muskelzelle, Skelettmuskelzelle, Myofilament, Myofibrille. – glatte (nicht gestreifte) Muskulatur, quer gestreifte Skelettmuskulatur

Ü 333   Nervenzellen, Nerv   Übersetzen Sie

Nervenzelle (2-mal), Zellleib (2-mal, Perikaryon = „das, was um den Zellkern herum liegt)“, Nervenzylinder, Hülle des Nervenzylinders, Nervenverästelung (2-mal). – Zellskelett: Röhrchen / Fasern (2-mal) in Nervenzellen. – vom Nervenzylinder (Axon) zum Zellleib (Soma), vom Zellleib (Soma) zur Nervenverästelung (Dendrit), zwischen zwei Nervenzylindern (Axon, Axon). – Membran vor / nach der Synapse, Synapsenspalt. – mehrpolige, zweipolige, scheinbar einpolige Nervenzellen. – Stütz- und Isoliergewebe des ZNS, sternförmige Zellen, Gliazellen mit wenigen baumartigen Verzweigungen

Ü 334 Textus nervosus (neuere Nomenklatur)   Übersetzen Sie

einpolige, scheinbar einpolige, zweipolige, vielpolige Nervenzelle. – Stütz- und Isoliergewebe des Nervensystems, Gliazelle, sternförmige Gliazelle, Gliazelle mit wenigen baumartigen Verzweigungen, Scheide eines Dendriten. – Nervenfasern mit Markscheide aus Myelin, marklose Nervenfasern

Ü 335 Epidermis und Stratum corneum   Lesen Sie

Übersetzung: Die Epidermis (Oberhaut) ist die äußerste, gefäßlose, vom embryonalen äußeren Keimblatt abstammende Schicht der Haut. Sie umfasst von innen nach außen 5 Schichten: 1. Basalschicht, mit senkrecht angeordneten säulenförmigen (prismatischen) Zellen, 2. Stachelzellschicht, mit flachen, vielflächigen Zellen mit kurzen Fortsätzen oder Stacheln, 3. Körnerzellschicht, mit flachen Zellen, die Keratohyalinkörner enthalten, 4. Glanzschicht, mit durchsichtigen Zellen, deren Zellkerne undeutlich sind oder fehlen, 5. Hornschicht.

Die Hornschicht setzt sich vor allem aus flachen, verhornten, kernlosen Zellen zusammen. Abgestorbene Zellen werden abgestoßen und laufend durch neue Zellen der Regenerationsschicht ersetzt. Am Unterarm werden z.B. etwa 1300 Zellen/ m^2 pro Stunde abgestoßen, sie sammeln sich gewöhnlich im Hausstaub an.

Ü 336 Blutbildung   Übersetzen Sie

Blutbildung, Bildung der roten / weißen Blutkörperchen / des Knochenmarks, Gefäßbildung

Ü 337 Blutkörperchen   Übung nur zum Lesen

Klinik

Ü 338 Krankheiten   Ordnen Sie zu

Dentinogenesis imperfecta hereditaria (2) – unvollständige Zahnbildung = Glaszähne, Epidermolysis bullosa acquisita (3) – Hautablösung mit Blasen, Fibr|osis pancreatica cystica (4) – Bindegewebsvermehrung, hereditäre benigne intraepitheliale Dys|keratose (6) – Verhornungsstörung, Hyper|lipoprotein|ämie (5) – Speicherkrankheit, zu viel Lipoprotein im Blut, Osteodystrophia fibrosa generalisata (4) – Bindegewebsvermehrung, Osteogenesis imperfecta (1) – unvollständige Knochenbildung = Glasknochenkrankheit, Siderose (5) – Speicherkrankheit, Eisenablagerung in Organen und Gewebe

englische Termini: acquired epidermolysis bullosa (3), congenital dyskeratosis (6), dentinal dysplasia (2), intraepithelial dyskeratosis (6), iron storage disease (5)

Ü 339 Cystic fibrosis (Mukoviszidose)   Lesen Sie

Übersetzung: Zystische Fibrose (unübersetzt): Erbkrankheit mit Störung von Drüsen mit äußerer Sekretion bei Kindern und Jugendlichen; mittlere Lebensdauer 25 Jahre bei Frauen und 30 Jahre bei Männern. Ursache ist eine genetische Anomalie des CFTR-Gens (Gen, das die elektrische Leitfähigkeit durch die Membran steuert) mit der Folge einer Unterbrechung des Chloridtransportes. Dadurch verdickt sich das Sekret der exokrinen Drüsen, die Ausführungsgänge dieser Drüsen (speziell Bauchspeicheldrüse, Lunge und Leber) werden blockiert, es bilden sich Zysten. Die Symptome variieren nach der Schwere der Erkrankung und den betroffenen Drüsen.

Erbkrankheit, mittlere Überlebensrate, genetische Anomalie, Transmembrantransport

Ü 340 Tumoren   Unterstreichen und übersetzen Sie

Adenom – Drüse, Enchondrom – Knorpel, Hämangiom – Blutgefäß, Leiomyosarkom – glatte Muskulatur, Lipom – Fettgewebe, Synovialom – Membran mit Gelenkflüssigkeit im Gelenk (Membrana synovialis)

Ü 341 Gene therapy   Lesen Sie

Übersetzung: In der Gentherapie wird ein Gen in Zellen und Gewebe eines Menschen eingeführt, um Krankheiten, besonders Erbkrankheiten, zu behandeln. In den meisten Gentherapiestudien wird ein normales Gen in das Genom eingebracht, um ein nicht normales Gen, das die Krankheit verursacht, zu ersetzen. Ein Transportmolekül (Vektor) dient dazu, das therapeutische Gen in die Zellen der Patienten zu schleusen. Zurzeit wird als Vektor am häufigsten ein Virus verwendet, das genetisch so verändert wurde, dass es normale menschliche DNA transportieren kann. Viren haben die Fähigkeit entwickelt, ihre Gene einzukapseln und in menschliche Zellen in pathogener (Krankheit verursachender) Weise einzubringen. Wissenschaftler bemühen sich, diese Fähigkeit der Viren zu nutzen und das Genom des Virus so zu manipulieren, dass sie krankheitserregende Gene entfernen und therapeutische Gene einfügen können.

Chemische Verbindungen

Ü 342   Namen chemischer Verbindungen   Unterstreichen und übersetzen Sie

Fibrillin: Fibrille – Faser, Laminin: Lamina – Gewebeplatte (Basallamina), Nukleinsäuren: Nucleus – Zellkern, Tubulin: Tubulus – Röhrchen, Villikinin: Villus – Zellmembranausstülpung. – Chondroitin: Chondr- – Knorpel, Erythropoietin: Erythrozyten – rote Blutkörperchen, Keratansulfat: Kerat- – Hornhaut (Stratum corneum), Lipasen: Lip- – Fett, Osteonektin: Oste- – Knochen. – Angiotensin: Angi- – Gefäß, Cholezystokinin: Cholezyst- – Gallenblase, Enterogastron: Enter- – Darm, Gastr- – Magen, Insulin: Insulae pancreaticae – Langerhans-Inseln, Pancreozymin: Pankreas – Bauchspeicheldrüse. – Renin: Ren – Niere, Adrenalin = Epinephrin: Glandula adrenalis – Nebenniere, Kortikoid: Cortex gl. adrenalis – Nebennierenrinde, Thyroxin: Gl. thyroidea – Schilddrüse, Gestagene: Gestation – Schwangerschaft, Testosteron. Testes – Hoden

Ü 343   Namen chemischer Verbindungen   Unterstreichen Sie und ordnen Sie zu

Corticotropin (4), Glykogen (2), lipophil (1), Neurotensin (–), Oligopeptid (6), Polyfructose (5), Thyroliberin (3)

Ü 344   Tumoren endokriner Zellen   Übung nur zum Lesen

5   Embryologie mit Klinik

Ü 345   Spermato- und Oogenese (Ovogenese)   Übersetzen Sie

Samenbildung, Urkeimzellen des Samens, Samenzellen, Samen. – Eibildung, Eizellen, Bläschen mit Eizelle, Ei

Ü 346   Befruchtung bis Implantation   Lesen Sie

Keimentwicklung von der Befruchtung bis 15. Tag, Zelle mit ersten Zellteilungen (2–8 Zellen), Morula (unübersetzt, Zelle ab 8-Zellen-Stadium), Einnistung in die Gebärmutter

Ü 347   Präimplantationsdiagnostik   Lesen Sie 2 Texte

Übersetzung: Die Präimplantationsdiagnostik ist ein diagnostisches Verfahren zur Suche nach genetischen Erkrankungen. Hierbei wird einem Embryo 2 oder 3 Tage nach der In-vitro-Fertilisation (Befruchtung im Reagenzglas) eine einzelne Zelle entnommen. In diesem Alter besteht der Embryo aus etwa 8 genetisch identischen Zellen. Der Embryo selbst wird nicht geschädigt und wächst weiter, während die Gene der selektierten Zelle repliziert (vermehrt) und auf genetische Defekte hin untersucht werden. Mit diesem Verfahren wird der Embryo vor seiner Implantation in den Uterus geprüft.

Ü 348   Chromosomenaberrationen   Übersetzen Sie

Übersetzung: Das Down-Syndrom ist eine angeborene Krankheit mit schwacher bis starker geistiger Entwicklungsverzögerung, langsamer körperlicher Entwicklung und charakteristischen körperlichen Merkmalen. Das Syndrom wurde 1866 vom englischen Arzt J. Langdon Down beschrieben. 1959 entdeckte der französische Arzt Jérôme Lejeune die Ursache des Syndroms in einem zusätzlichen Chromosom. Es wurde anschließend als das Chromosom 21 ermittelt. Das ergab den synonymen Namen Trisomie 21.

Ü 349   Pathologische Implantationsorte   Übersetzen Sie

Einnistung an untypischer Stelle, Schwangerschaft außerhalb der Gebärmutter, Eileiterschwangerschaft, Bauchhöhlenschwangerschaft, Eierstockschwangerschaft

Ü 350 Weitere Embryonalentwicklung Übersetzen Sie

Höhle außerhalb des Embryos, inneres / mittleres / äußeres Keimblatt. – 4 bzw. 8 Gewebeplatten im Bereich des Hinterkopfes, des Halses usw., Anlagematerial für Knochen / Haut / Muskeln. – Zotten des Throphoblasts, ursprüngliche / nachfolgende Zotten, Kreislauf zwischen Gebärmutter und Plazenta (Mutterkuchen)

Ü 351 Knochen, Knorpel Übersetzen Sie

Knochenbildung aus Bindegewebe, Knochenbildung aus Knorpelgewebe, Bildung außen um den (am) Knorpel und im Innern des Knorpels. – unvollständige Knochenbildung (Knochen brechen leicht wie Glas), Knorpelfehlbildung

Ü 352 Wirbelsäule, Rückenmark, Thorax Übersetzen Sie

gespaltene, nicht geschlossene Wirbel und Wirbelsäule, Wirbelsäulenspalte, Vorfall von Rückenmark-häuten und Rückenmark. – Halsrippe (Rippe an einem Halswirbel), Lendenrippe, gespaltenes Brustbein

Ü 353 Schädel, Kopf, Hals Übersetzen Sie

knorpelige / bindegewebige Schädelanlage. – Unterkiefer, Hammer, Ambos, Steigbügel (Ohr), Griffel-fortsatz des Schläfenbeins, Band vom Griffelfortsatz zum Zungenbein. – kleines / großes Horn / Körper des Zungenbeins, Schildknorpel, Ringknorpel (Kehlkopf). – Kaumuskel, Spanner des Trommelfells, Muskel vom Unterkiefer zum Zungenbein, Zungen-Rachen-Muskel. – kurzer Kopf (abgeflachter Hinter-kopf), Knochenfehlbildung bei Schlüsselbein und Schädel, Unterentwicklung von Kinn und Unterkiefer. – Lippenspalte, Gaumenspalte, Lippen-Kiefer-Gaumen-Spalte, zu große Zunge. – von Resten der Kie-mengänge ausgehende Fisteln, Gewebe außerhalb der Schilddrüse und zusätzlich zum normalen Ge-webe

Ü 354 Extremitäten Übersetzen Sie

Fehlen einer oder mehrer Gliedmaßen, zu kurze Finger, Verwachsung von Fingern/Zehen, überzählige Finger/Zehen, Hand/Fuß setzen wegen fehlender langer Röhrenknochen gleich am Rumpf an (Aussehen wie bei Robben). – unterentwickelter Daumen, angeborene Fehlbildung / Fehlstellung des Hüftgelenks

Ü 355 Zähne Übersetzen Sie

Bildner der Zähne (genauer: des Dentins), Bildner des Zahnschmelzes, des Zahnzements. – unvoll-ständige Bildung des Zahnschmelzes (Glaszähne), unvollständige Bildung des Dentins. – keine / zu wenige / zu viele Zähne

Ü 356 Herz, Gefäße Übersetzen Sie

gefäßbildendes Gewebe, Zone der Herzbildung, Gefäßbildung. – 1. und 2. Scheidewand, 1. ovales Loch, Scheidewand zwischen der sich entwickelnden Aorta und dem Stamm der Lungenarterien (Truncus pulmonalis). – offenes (offen bleibendes) ovales Loch, bestehen bleibender gemeinsamer Arterien-stamm für Aorta und Pulmonalarterien, Lücke in der Kammerscheidewand

Ü 357 Congenital heart defect Lesen Sie, übersetzen Sie die unterstrichenen Teile

Übersetzung: Ein angeborener Herzfehler ist ein Fehler im Aufbau des Herzens und der großen Gefäße beim Neugeborenen. Die meisten Herzfehler behindern den Blutfluss ins Herz oder in die herznahen Gefäße oder führen dazu, dass das Blut in einer abnormen Weise durch das Herz fließt. … Herzfehler gehören zu den häufigsten Geburtsfehlern. – angeborener Herzfehler, die großen Gefäße, Neugebore-nes, verlegen/verstopfen, herznahe Gefäße, Geburtsfehler

Übersetzung: Angeborene Herzfehler können allgemein in 2 Gruppen eingeteilt werden, in Herzfehler ohne Zyanose („blasses" Baby) und Herzfehler mit Zyanose („blaues" Baby). Die zyanotischen Herz-defekte heißen so, weil sie eine Zyanose, eine blau-graue Verfärbung der Haut auf Grund von Sauer-stoffmangel im Körper bewirken. Zu diesen Fehlern gehören der Truncus arteriosus persistens, die Fallot-Tetralogie, die Verlagerung der großen Gefäße und der angeborene Verschluss der Trikuspidal-klappe. – Herzfehler mit Zyanose, Blauverfärbung, Sauerstoffmangel, fortbestehend, Verschluss der Dreisegelklappe

Ü 358 **Verdauungssystem, Bauchwand** Übersetzen Sie Termini für Fehlbildungen

Fistel von der Speiseröhre zur Luftröhre, Störung der Drehung von Magen und Darm (in der Embryonalentwicklung), angeborene übermäßige Kolonerweiterung. – angeborener Verschluss des Zwölffingerdarms / des Mastdarms und Afters, Bauchspalte (unvollständiger Verschluss der Bauchwand), Nabel(schnur)bruch

Ü 359 **Septum urorectale, Kloake, Urachus** Lesen und übersetzen Sie

Scheidewand zwischen Urogenitalsystem und Dickdarm, gemeinsamer Endteil von Darm- und Urogenitalkanal, embryonaler Harngang, Bindegewebestrang, mittleres Nabelband

Ü 360 **Niere** Lesen und übersetzen Sie

angeborenes Fehlen der Niere, Nierenverlagerung, doppelter Harnleiter (bei einer Niere)

Ü 361 **Genitalien** Übersetzen Sie

Frau: ausgebliebene Bildung der Scheide, Ausbleiben der Menstruation, Unfruchtbarkeit, Niere an untypischer Stelle, chirurgische Bildung einer Scheide, künstliche Scheide, s-förmiges Kolon (Colon sigmoideum), Leerdarm, Blinddarm. – Mann: angeborene Harnröhrenspalte, Mündung an untypischer Stelle, untere / obere Harnröhrenspalte. – fehlender Abstieg des Hodens (in den Hodensack, 2-mal), ausgebliebene Bildung des Penis, zu kleiner Penis

6   Pharmazie

6.1   Medikation und Applikation

Ü 362 **Medikation** Erklären Sie die unterstrichenen Begriffe und Angaben

intramuskulär – in den Muskel, intravenös – in die Vene, Indikation bei Lebensgefahr, intrakardial – ins Herz, anfangs, alle 3 Stunden, pro Tag, nach der Injektion, Achtung, auf … achten, über 14 Tage, darf nicht angewendet werden

Ü 363 **Applikationsorte** Übersetzen Sie, nennen Sie anatomische Termini

in das Gelenk (Articulatio), in den Knochen (Os, ossis), durch den Mund (Ōs, ōris), auf die Wangenschleimhaut (Bucca), unter die Zunge (Lingua). – in den After/Mastdarm (Rektum, Anus), durch die Haut (Cutis), in die Haut, in die Bindehaut (Tunica conjunctiva)

Ü 364 **Anwendungen und Dosierungen** Übersetzen Sie

in die Vene, in den Muskel, in die Arterie, pro Tag. – für den ganzen Körper oder ein Organsystem, örtlich, ins Gelenk, in die Haut, Einatmen

6.2   Arzneimittelarten nach Indikationen

Ü 365 **Krankheit, Eingriff, Medikament** Unterstreichen Sie die beiden Medikamente

Antiarthritikum – Mittel gegen Gelenkentzündung (Arthritis), Myorelaxans – muskelerschlaffendes Mittel

Ü 366 **Schmerz, Entzündung**

die Schmerzmittel, fiebersenkendes Mittel, die entzündungshemmenden Mittel, Nierenerkrankung durch Schmerzmittel

Ü 367 **Haltungs- und Bewegungsapparat, Rheuma**

die Mittel gegen Gelenkentzündung (Arthritis), Mittel gegen langandauernde Gelenkerkrankung (Arthrose), die knorpelschützenden Mittel. – die Mittel gegen Rheuma, die pflanzlichen Heilmittel. – muskelentspannende Stoffe/Mittel, krampflösendes Mittel mit Wirkung auf die Muskeln

Ü 368   Kardiologie, Angiologie

Herzmittel, die Mittel gegen Erkrankungen der Herzkranzgefäße, Mittel gegen Herzrhythmusstörungen, die blutdrucksenkenden Mittel, Mittel gegen zu niedrigen Blutdruck. – gefäßerweiterndes Mittel, die gefäßverengenden Mittel, die Mittel für den Gefäßschutz, venenstärkendes Mittel, die Mittel gegen Krampfadern (Varizen)

Ü 369   Medikament mit Indikation, Kontraindikation usw.   Lesen Sie die Angaben

Anzeige = anwenden: bei primärem Bluthochdruck, gestörter Funktion der linken Herzkammer, Herzmuskelinfarkt, Gegenanzeige = nicht anwenden: bei einem aus der Krankengeschichte bekannten angioneurotischen Ödem (unübersetzt), Verengung der Nierenarterien, Verengung der Aorten- und Mitralklappe (Valva aortae, Valva mitralis), Herzmuskelleiden mit Herzvergrößerung

Ü 370   Atemwege, Bronchopneumologie

die Nasenmittel, Mittel gegen Schnupfen, die Mittel gegen Husten, hustendämpfendes Mittel. – Mittel für die Lösung von Bronchialsekreten, Mittel gegen Asthma, die auswurffördernden Mittel

Übersetzung: Ein Bronchienerweiterer ist ein Medikament für die Verbesserung der Luftzufuhr in die Bronchien. Die Behandlung des Bronchialasthmas ist Hauptanwendungsgebiet für diese Medikamente. Sie dienen auch der Erweiterung der Luftwege und der Verbesserung der Atmungskapazität bei Patienten mit Lungenemphysem, Lungenentzündung und Bronchitis.

Ü 371   Zahnheilkunde

die Mundheilmittel, Heilmittel bei Zahnerkrankungen, desinfizierendes Mittel für die vom Zahnarzt präparierte Kavität, Mittel zur Vorbeugung gegen Zahnbelag, Mittel bei Erkrankungen des Zahnhalteapparats

Ü 372   Gastroenterologie, Ernährung

Brechmittel, die Mittel gegen Erbrechen, Abführmittel, die Mittel gegen Durchfall. – Mittel gegen Magen-Darm-Geschwüre, Mittel gegen zu viel Magensäure, die Galleproduktion anregende Mittel. – durch den Mund einzunehmendes Diabetesmittel, die Diätmittel, Mehrfachvitaminmittel

Ü 373   Urogenitalsystem, Gynäkologie, Andrologie

die Mittel bei urologischen Erkrankungen, die harntreibenden Mittel, die krampflösenden Mittel. – Scheidenmittel, die Mittel gegen Menstruationsbeschwerden, Verhütungsmittel, wehenfördernde Mittels (durch Stärkung der Uterusmuskulatur), wehenunterbrechendes Mittel. – bei gutartiger Prostatavergrößerung, bei Erektionsstörung

Ü 374   Neurologie, Psychiatrie

Mittel zur vorübergehenden Schmerzausschaltung, die Schmerzmittel, Beruhigungsmittel, die Schlafmittel. – die Mittel gegen Depressionen, angstlösendes Mittel, beruhigende (sedierende) Mittel (2-mal), die Mittel gegen Demenz. – psychisch stimulierende Mittel (2-mal)

Ü 375   Ophthalmologie, Otologie

die Augenheilmittel, Mittel gegen grünen Star, die Mittel gegen grauen Star, die Ohrenheilmittel, Mittel gegen Ohrenschmerzen

Ü 376   Dermatologie

die Hautheilmittel, lokale bzw. im ganzen Körper wirkende Mittel gegen Hautpilz. – die Hautschutzmittel, die Mittel zur Hornhautauflösung. – Mittel gegen übermäßiges Schwitzen, die Mittel gegen gesteigerte Talgdrüsenabsonderung, die Mittel gegen Jucken, die Mittel gegen Schuppenflechte

Ü 377   Hämatologie

die Mittel zur Unterstützung der Blutbildung, Mittel gegen Anämie, blutstillendes Mittel, die Mittel gegen Blutungen. – die Mittel gegen Blutgerinnung, die Mittel zur Auflösung von Blutgerinnseln in Blutgefäßen

Ü 378   Endokrinologie

über den Mund einzunehmende Hormone der Nebennierenrinde (Cortex gl. suprarenalis), Mittel/Substanz gegen Schilddrüsenüberfunktion, männliche Geschlechtshormone

Ü 379   Onkologie
Mittel zur Hemmung schnell wachsender Zellen, Stoffe zur Hemmung des Stoffwechsels (in Tumorzellen), die Mittel zur Stimulierung bzw. Dämpfung von Reaktionen des Immunsystems

Ü 380   Infektionen
die Mittel gegen Mikroorganismen, bakterienabtötende Mittel, Mittel gegen Pilze, pilzabtötende Mittel, die Mittel gegen Würmer, Mittel gegen Krätze. – die Mittel gegen Wundinfektion, desinfizierende Mittel, Impfung, Mittel zur Schluckimpfung

Ü 381   Drugs   Ordnen Sie zu
antacids (V), antiarrhythmics (H), anticoagulant (B), antidiarrhoeals (V), coronary remedy (H), emetics = vomitives (V), hemostatics (B), reflux suppressants (V), thrombolytic (B), vasoconstrictor (H). – Mittel gegen Magensäure, gegen Herzrhythmusstörungen, gegen Blutgerinnung, gegen Durchfall, Herzkranzgefäßmittel, Brechmittel (2-mal), blutstillendes Mittel, Mittel zur Unterdrückung des Rückflusses von Magensaft, zur Auflösung von Blutgerinnseln, gefäßverengendes Mittel

Ü 382   Medications, drugs   Lesen Sie den englischen Text
Übersetzung: Ein Medikament ist ein zugelassenes Arzneimittel für die Heilung oder Verminderung der Symptome einer Krankheit oder von Beschwerden. Medikamente werden im Allgemeinen von den USA und ähnlichen Gesetzen anderer Staaten in zwei Gruppen eingeteilt, in frei verkäufliche Medikamente, die in Apotheken oder Supermärkten ohne Einschränkungen erhältlich sind, und verordnete Medikamente, die von einem Arzt, einem Assistenzarzt, einer Praxisschwester oder einem Zahnarzt verschrieben werden müssen. Das International Narcotics Control Board der UNO (INCB – Internationales Büro für die Drogenkontrolle) setzt eine weltweite Konvention zum Verbot oder zur Kontrolle von Drogen durch. Es veröffentlicht eine längere Liste chemischer Stoffe und Pflanzen, deren Handel und Gebrauch verboten ist. Medikamente werden üblicherweise von pharmazeutischen Firmen hergestellt und sind oft patentiert. Die Medikamente, die nicht patentiert sind, heißen Generika (Medikamente, die vormals patentierte Medikamente nach Ablauf des Patentschutzes nachahmen).

6.3   Arzneiformen

Ü 383   Anfertigungen   Übersetzen Sie
starke Schmerzzäpfchen, starke Zäpfchen gegen Nervenschmerzen. – (schleim-)lösende Mixtur (bei Bronchitis), Nasentropfen für Kinder, milde Hustensalbe. – Pulver gegen Salzsäure, Sirup zum Brechen, Abführtee, Hämorrhoidensalbe. – Augenlösung, Augentropfen, Nasensalbe, lindernde Salbe, wasserhaltige Salbe (Emulsion)

6.4   Lateinisches Rezept

Ü 384   Beispiel für ein Rezept   Übung nur zum Lesen

6.5   Phytopharmaka

Ü 385   Bestandteile von Klosterfrau Melissengeist   Versuchen Sie zu übersetzen
Folia Melissae – Melissenblätter, Rhizoma Helenii – Alantwurzel, Radix Angelicae – Wurzel des Engelswurz, Rhizoma Zingiberis – Ingwerwurzel, Flores Caryophylli – Gewürznelkenblüten, Fructūs Piperis nigri – Früchte des schwarzen Pfeffers, Semen Myristicae – Muskatnuss, Pericarpium Aurantii – Apfelsinenschale

6.6 Handelsnamen

Ü 386 **Handelsnamen** Unterstreichen und übersetzen Sie

Anemet – Erbrechen, Antifungol – Pilz, Arthriverlan – Arthritis, Cholplasmin – Galle, Decoderm – Haut, Diabesin – Diabetes. – Doloproct – After, Euthyrox – Schilddrüse (Gl. thyroidea), Gastricholan – Magen, Galle oder Gallenblase, Helmex – Würmer (Helminth-), Mycofug – Schleim, Otalgan – Ohr. – Pertussin – Keuchhusten (Pertussis), Phlebodril – Vene, Pulmotin – Lunge, Rhinisan – Nase, Ulcogant – Geschwür

7 Wendungen und Sprichwörter

7.1 Medizinische Wendungen

Übersetzung der drei englischen Texte:

In vitro – im Glas, bezieht sich auf die Durchführung eines Verfahrens in einem Teströhrchen oder – allgemein gesagt – in einer kontrollierten Umgebung außerhalb des lebenden Organismus. Die In-vitro-Fertilisation (künstliche Befruchtung) ist ein allgemein bekanntes Beispiel hierfür. In vivo – im lebenden Körper meint das, was im Körper abläuft.

Eine Entzündung ist die erste Antwort des Immunsystems auf eine Infektion oder Reizung. Die Entzündung ist durch die folgenden 5 Symptome charakterisiert: Röte, Wärme, Schwellung, Schmerz, Funktionseinschränkung bei den betroffenen Organen. Die ersten 4 Merkmale sind seit der Antike bekannt, sie werden Celsus (römischer Enzyklopädist im 1. Jahrh. nach Chr., 8 Bücher De medicina) zugesprochen. Rudolf Virchow hat 1858 den Funktionsverlust der Definition der Entzündung hinzugefügt.

Die Diagnose durch Ausschluss wird bei Erkrankungen angewendet, die bei Untersuchungen nicht völlig sicher diagnostiziert werden können. Die Diagnose erfolgt daher durch Ausschluss von denkbaren Krankheitsgründen. Ein Beispiel ist „Fieber mit unbekannter Ursache": Um hier die Ursache der erhöhten Temperatur zu ermitteln, muss das Vorliegen von üblichen Ursachen für Fieber wie Infektion, Neoplasie (Neubildung) ausgeschlossen werden.

Vokabelverzeichnis

Das Verzeichnis nennt Vokabeln, Zweiworttermini und medizinische Wendungen, die im Lehrbuchteil als Vokabeln mit deutschen Bedeutungen enthalten sind. Die Vokabeln aus der Anatomie, Zytologie und Histologie sowie Embryologie haben schwarze, die Vokabeln aus der Klinik und Pharmazie haben blaue Seitenzahlen.

Nach lateinisch gebrauchten, nicht eingedeutschten Substantiven stehen die Endungen des Genitivs Singular und die Deklinationsklasse, nach nicht eingedeutschten Adjektiven stehen die Endungen des Nominativs Singular Femininum und Neutrum und ebenfalls die Deklinationsklasse. Nach allen Substantiven steht der deutsche Artikel.

Albinismus, der – Pigmentmangel in Haut, Haaren, Augen   123

albus, -a, -um 1–2 – weiß   37, 42

-alg-, **-algie**, die – Schmerz   18, 107

Aliment- – Ernährung-   20, 90

Allantois, die – embryonaler Harnsack   150

Allergie, die – Überempfindlichkeitsreaktion des Immunsystems   19

Alopezie, die – Haarausfall   123

Alveolus, -i 2, der – Zahnfach, Lungenbläschen   16, 67, 75, 81

Alveolus dentalis, der – Zahnfach   81

-äm(at)- – Blut   37, 70, 141, 142

Amaurose, die – Blindheit   27, 120

ambly- – schwach   120

Amnion, das – innere Eihaut   150

amphi- – beides   139

Amphiarthrosis, die – straffes Gelenk   23

Ampulla, -ae 1, die – Ausbuchtung   16

Amputation, die – chirurg. Abtrennung   26

amygdaloideus siehe Corpus amygdaloideum   103

Amyl- – Stärke   147

An- – Verneinung, Fehlen, Verminderung, Mangel   34, 125

ana partes aequales – jeweils zu gleichen Teilen   163

Anabolismus, der – aufbauender Stoffwechsel   20

-analeptikum, das – anregendes Medikament   158

Anamnese, die – Krankenvorgeschichte und ihre Erhebung   25

Anankasmus, der – Zwang(sneurose)   108

Anastomose, die – operative Vereinigung (Hohlorgane)   26

anconeus, -a, -um 1–2 – Ellbogen-   53 bei Adj.

angularis, -is, -e 3 – Eck-, siehe Dentes angulares   81

Aneurysma, das – krankhafte Erweiterung (Arterien, Herz)   27, 73

Angelica, -ae 1, die – Engelwurz   164

Angi-, das – Gefäß-   23, 70

Angina, die – Enge, Beklemmung   19

Angulus, -i 2, der – Ecke, Winkel   15

Angulus iridocornealis, der – Kammerwinkel   118

Ankylose, die – Gelenkversteifung   27

anularis, -is, -e 3 – ringförmig, und siehe Digitus anularis   41, 56

Ansa, -ae 1, die – Schlinge   16, 104

ante – vor   134

ante finem – vor dem (Lebens-)Ende   166

Ante- – vor, nach vorn   31, 33

Antebrachium, -i 2, das – Unterarm   14, 55

anterior, -or, -us 3 – vorderer   39

Anteversion, die – Bewegung nach vorn   21

Anti-, **anti-** – gegen   33, 162

Antibiotikum, das – Arzneimittel gegen Mikroorganismen   158

Antidot(um), das – Gegengift   158

Antigen, das – körperfremde Substanz, bekämpft vom Immunsystem   138

Antikörper, der – Antikörper, bekämpft ein Antigen   138

Antiphlogistikum, das – entzündungshemmendes Medikament   158

Antrum, -i 2, das – Höhle   16

anulär – ringförmig   124

Anulus, -i 2, der – Ring   16

Anus, -i 2, der – After   36, 87

-anxi- – Angst   108

Aorta, -ae 1, die – Hauptschlagader   70

Apertura, -ae 1, die – Öffnung   15

Apex, apicis 3, der – Spitze   22

apokrin – Zelle verwandelt sich teilweise in Sekret   141

Aponeurosis, -is 3, die – flächige Sehne   23

Apophysis, -is 3, die – Knochenfortsatz   23

Apoplexie, die – Schlaganfall   19, 107

Apoptose, die – genetisch programmierter Zelltod   139, 149

Appendix, -icis 3, die – Fortsatz   23

Appendix vermiformis, die – Wurmfortsatz (nicht Blinddarm!)   87

Applikation, die – Anwendung, Verabreichung   25, 156

applizieren – anwenden   156

approximal – zum Nachbarzahn gerichtet   84

Aqua, -ae 1 die – Wasser   37

Aquaeductus, -us 4, der – Wasserleitung   29, 103

aquosus, -a, -um 1–2 – wässrig   162

Arachnoidea mater, die – Spinnwebenhaut   102

Archae-, **Archi-** – Alt- (ältester Teil)   103

-arche – Anfang, erstmalig   20

arcuatus, -a, -um 1–2 – bogenförmig   41

Arcus, -us 4, der – Bogen   29

Area, -ae 1, die – Fläche, Gebiet   15

Areola mammae, die – Warzenhof   96

Art., **Articulatio**, die – Gelenk   30

Arteria, -ae 1, die – Arterie   15

arteriosus, -a, -um 1–2 – arteriell, aus Arterien bestehend   42

Arthr- – Gelenk   22, 23, 36

-arthr- – Sprachgliederung   107

articularis, -is, -e 3 – Gelenk   22

Articulatio, -onis 3, die – Gelenk   22, 23, 30, 36

arytenoideus siehe Cartilago arytenoidea   111

As- – an, bei, zu   31, 33

ascendens, -ns, -ns 3 – aufsteigender   40

asper, -era, -erum 1–2 – rau   62

Asphyxie, die – Atmungsausfall, Pulsstillstand   19

Aspiration, die – Absaugen (diagnost.), Einatmen (Fremdkörper)   25, 26, 76

-ästh- – Wahrnehmung, Empfindung   107

-asthenie, die – Schwäche   19

Asthma, das – anfallsartige Atemnot   27, 76

-astr- – sternförmig   139

aszendierend – aufsteigend   44

Aszites, -ae, der – Flüssigkeitsansammlung (Bauchhöhle)   19

Atlas, atlantis 3, der – Atlas, 1. Halswirbel   21, 51

atonisch – schlaff, ohne Muskeltonus   107

atop – an untypischer Stelle gelegen   44, 124

-atresie, die – angeborener Verschluss, es fehlt die natürliche Öffnung   19

Atrium, -i 2, das – Vorhof   16, 70

Atrophie, die – Rückbildung, Schwund   19

Audi- – Hör-, Gehör-   117

auditivus, -a, -um 1–2 – Hör-, Gehör-, Ohr-   115

Auditus, -us 4, der – Gehör, Hören   29

Aura, die – Wahrnehmungen vor Anfall   107

Aurantium, -i 2, das – Pomeranze, Apfelsine   164

Auricula, -ae 1, die – Herzohr (70), Ohrmuschel (78, 115)   70, 78, 115

auricularis, -is, -e 3 – ohrmuschelförmig   62

Auris, auris 3, die – Ohr   37, 115

Auskultation, die – Abhören   25

aut – oder   13

aut(o)- – selbst, sich selbst   108

autosomale Vererbung – Vererbung über Autosomen   149

Autosomen Pl., die – die Chromosomen außer den Geschlechtschromosomen   149

Axilla, -ae 1, die – Achsel   13, 14, 51, 55

Axis, axis 3, der – Axis, 2. Halswirbel   21, 51

Axon, das – Nervenzylinder   142

Axonem(-a), das – Achsenfaden, am Ende des Spermiums   150

Azid- – Säure   147

B

Bakterium, das – Bakterie   132

Balan- – Eichel   100

Barba, -ae 1, die – Barthaare   122

Barrierekontakte – Verschlusskontakte   138

basalis, -is, -e 3 – Basal-, an der Basis liegend   139

Basis,-is 3, die – Basis   23

Belladonna, -ae 1, die – Tollkirsche   164

bene diagnoscitur, **bene curatur** – Was gut diagnostiziert wird, wird gut geheilt.   167

benignus, -a, -um 1–2 – gutartig   43

Betula, -ae 1, die – Birke   164

bi(n)- – zwei   42

Bi-, **bi-** – zwei, doppelt   35, 139

biceps, -ps, -ps 3 – zweiköpfig   41

Bifurcatio, -onis 3, die – Gabelung   22

biliaris, -is, -e 3 – Gallen-   87

-biopsie, die – Gewebeentnahme   18

blande – ruhig, mild verlaufend   43

-blast, der – Vorstufe, -bildner einer Zelle   137

-blastocytus, der – Vorstufe, -bildner einer Zelle   137

Blast- – Keim, sich teilende Zygote   150

Blastomer, das – Zelle der sich teilenden Zygote   150

Blastozyste, die – Keimbläschen mit Trophoblast und Embryoblast   150

Blephar- – Augenlid   78, 118

-bleps- – Sehen   120

-block, der – Blockade, Unterbrechung   73

-blocker, der – -blocker, blockierende Substanz   158

bona diagnosis, **bona curatio** – Was gut diagnostiziert wird, wird gut geheilt.   167

Brachium, -i 2, das – Oberarm   14, 55

-brachy- – kurz   35

-brady- – langsam   35

Branchi- – Schlund-, Kiemen-   150

brevis, -is, -e 3 – kurz   41, 43

Bronchus, -i 2, der – Bronchie   75

Bruxismus, der – Zähneknirschen   19, 84

Bucca, -ae 1, die – Wange   78

Buccinator, der – Wangen-, Trompetermuskel   78

-bul- – Wille, Antrieb   108

Bulbus, -i 2, der – Verdickung, Apfel, verlängertes Rückenmark   16, 102

Bulbus oculi, der – Augapfel   118

Bulimie, die – Ess-, Fresssucht   108

Bulla, -ae 1, die – Blase   122

bullosus, -a, -um 1–2 – mit Blasen   124

Bursa, -ae 1, die – Schleimbeutel   14

C

Ca., das – Krebs, der vom Epithel ausgeht   130

caducus, -a, -um 1–2 – ausfallend, siehe Dentes caduci   81

Caecum, -i 2, das – Blinddarm   87

caeruleus, -a, -um 1–2 – bläulich   37,42

Calcaneus, -i 2, der – Fersenbein   14, 61

Calendula, -ae 1, die – Ringelblume   164

caliciformis, -is, -e 3 – becherförmig   139

Calix, **Calyx**, -icis 3, der – Kelch, Becher   22, 93

callosus siehe Corpus callosum   103

Canalis, canalis 3, der – Kanal   22

Canalis inguinalis, der – Leistenkanal   51

Candidose, die – Pilzerkrankung durch Candida albicans   123

candidus, -a, -um 1–2 – weiß   42

canīnus, -a, -um 1–2 – Eck- (Hunde-), siehe Dentes canīni 81

Capilli Pl., die – Kopfhaare 122

capitatus, -a, -um 1–2 – mit einem Kopf 41

Capītulum, -i 2, das – Köpfchen 15

Capsula, -ae 1, die – Kapsel 14

Caput, capitis 3, das – Kopf 23, 51

Carcinoma in situ, das – noch intraepithelial liegendes Karzinom 28, 130

Cardia, -i 2, der – Magenmund 87

cardiacus, -a, -um 1–2 – Herz- 70 bei Adj.

carōtis siehe A. carōtis 78

Carpus, -i 2, der – Handwurzel 14, 55

Carrier engl., der – System für Transmembrantransport 138

cartilagineus, -a, -um 1–2 – knorpelig 41

Cartilāgo, -āginis 3, die – Knorpel, Knorpelgewebe 22, 36, 141

Cartilago arytenoidea, die – Stell-, Aryknorpel 111

Cartilago cricoidea, die – Ringknorpel 111

Cartilago epiglottica, die – Kehldeckelknorpel 111

Cartilago thyr(e)oidea, die – Schildknorpel 111

Carzinom(a), das – Krebs, der vom Epithel ausgeht 130

Cauda, -ae 1, die – Endstück 15

caudalis, -is, -e 3 – unterer 39

caudatus, -a, -um 1–2 – geschwänzt 41

Cave! – Achtung, nicht verwenden bei ..., auf ... achten! 156

cavernosus, -a, -um 1–2 – mit Hohlräumen (Cavernae) 100

Cavitas, -atis 3, die – Höhle 22

Cavitas glenoidalis, die – Höhle des Schultergelenks 56

Cavitas tympani, die – Paukenhöhle 67, 115

Cavum, -i 2, das – Höhle 15

cavus, -a, -um 1–2 – hohl 41, 64, 70

Cellula, -ae 1, die – Zelle 137

Cementum, -i 2, das – Zement 81

Centaurium, -i 2, das – Tausendgüldenkraut 164

Cephal- – Schädel 66

Cerebellum, -i 2, das – Kleinhirn 103

Cerebrum, -i 2, das – Großhirn 36, 103

Cerumen, das – Ohrenschmalz, Zerumen 115

Cervix, cervīcis 3, der – Hals 21, 22, 51, 78

Chalazion, das – Hagelkorn 120

Chamomilla, -ae 1, die – Kamille 164

Cheil- – Lippe 36, 78, 81, 111

Cheir- – Hand 36, 55

Chiasma, -atis 3, das – Kreuzung 23, 104

Chiasma opticum, das – Sehnervenkreuzung 103

Chir- – Hand 36, 55

Chloasma, das – bräunliche Hautflecken, Hypermelanose 123

Choānae Pl., die – Nasenöffnungen 67, 111

Chol- – Galle 37

choledochus, -a, -um 1–2 – galleführend, siehe auch Ductus choledochus 37, 87

Cholezyst- – Gallenblase 87

Chondr- – Knorpel, Knorpelgewebe 22, 36, 141

Chorda dorsalis, die – Rückensaite 150

choroideus siehe Tela choroidea 102

Chor(i)oidea, -ae 1, die – Aderhaut 118

Chorion, das – Zottenhaut, mittlere Eihaut 151

Chrom(at)- – Farbe 37, 125

Chromatin, das – färbbare Teile der Erbinformation 137

Chromosom, das – färbbarer Träger der genetischen Information 137

-chyl- – 1. Drüsensekret, 2. Lymphflüssigkeit 127

Cicatrix, die – Narbe 122

-cid, das – abtötendes Medikament 158

ciliaris siehe Corpus ciliare 118

cinereus, -a, -um 1–2 – (asch)grau 42

Cingulum, -i 2, das – Gürtel 103

circum- – um ... herum 46

Circumferentia, -ae 1, die – herumführende Gelenkfläche 15

circumflexus, -a, -um 1–2 – herumgebogen 39

Cisterna, -ae 1, die – Zisterne, Behälter 103

Cilium, -i 2, das – Wimper 118

-clastozytus, der – Fresszelle, Zerstörer von Zellen 137

Claudicatio, die – Hinken 26

Clavicula, -ae 1, die – Schlüsselbein 14, 36, 51, 55, 78

-clavius, -a, -um 1–2 – Schlüsselbein- 51, 55 bei Adj.

Cleid- – Schlüsselbein 14, 36, 51, 55, 78

Clitoris, -idis 3, die – Kitzler 96

coccȳgis siehe Os coccȳgis 51

Cochlea, -ae 1, die – Schnecke 115

coeruleus, -a, -um 1–2 – bläulich 37, 42

Coitus, der – Geschlechtsverkehr 29

collateralis, -is, -e 3 – Seiten- 40

Colliculus, -i 2, der – Hügel (klein) 103

Collum, -i 2, das – Hals 13, 15, 51, 78

Colon, coli 2, das – Colon, Grimmdarm 87

Columna, -ae 1, die – Säule 16

Columna vertebralis, die – Wirbelsäule 36, 51

columnaris, -is, -e 3 – säulenförmig, Zylinder- 141

Coma, das – tiefe Bewusstlosigkeit 28, 107

Commissūra, -ae 1, die – Verbindung 16, 104

Commotio, die – Erschütterung 27

commūnis, -is, -e 3 – gemeinsam 40

communicans, -ns, -ns 3 – verbindend, Verbindungs- 40, 104

compactus, -a, -um 1–2 – kompakt 139

Compliance engl. – Einwilligung, Bereitschaft zur Mitarbeit 28

compositus, -a, -um 1–2 – zusammengesetzt 162

Conchae nasales Pl., die – Nasenmuscheln 66, 111

Condylus, -i 2, der – Gelenkhöcker, -fortsatz 15

congenitus, -a, -um 1–2, **kongenital** – angeboren (Vererbung) 44

Conjugata, -ae 1, die – Verbindungslinie 61

Conjunctiva, die – Bindehaut 118

connatus, -a, -um 1–2, **connatal** – angeboren 44

conoideus, -a, -um 1–2 – kegelförmig 41

-constrictans, das – verengendes Medikament 158

Constrictor, der – Schnürer 78

contortus, -a, -um 1–2 – gedreht 100

contra – gegen 162

Contusio, die – Quetschung 27

Cor, cordis 3, das – Herz 36, 70

coracoideus, -a, -um 1–2 – Raben-, siehe Proc. coracoideus 56

Cornea, -ae 1, die – Hornhaut 37, 118

corneus, -a, -um 1–2 – Horn-, siehe Stratum corneum 122, 142

cornificatus, -a, -um 1–2 – verhornt 141

Cornu, -ūs 4, das – Horn 29

Corona, -ae 1, die – Krone, Kranz 16

Corona radiata, die – kronenförmige Zellschicht 149

coronalis, -is, -e 3 – kranzförmig, siehe Sutura coronalis 67

coronarius, -a, -um 1–2 – Kranz- 70

Corpus, corporis 3, das – Körper, Schaft 23

Corpus amygdaloideum, das – Mandelkörper 103

Corpus callōsum, das – Balken 103

Corpus ciliare, das – Ziliar-, Strahlenkörper 118

Corpus luteum, das – Gelbkörper 151

Corpus pineale, das – Epiphyse, Hirnanhangs-, Zirbeldrüse 103, 127

Corpus vitreum, das – Glaskörper 118

Corrugator, der – Runzler 78

Cortex, corticis 3, der, **Cort.** (bei Heilpflanze) – Rinde 22, 103,164

Cortex gl. adrenalis, der – Nebennierenrinde 127

-cortic- – Nebennierenrinde 127

Costa, -ae 1, die – Rippe 13, 51

Coxa, -ae 1, die – Hüfte 14, 60

cranialis, -is, -e – oberer, kopfwärts, Kopf- 39

Cranium, -i 2, das – Schädel 36, 66

crassus, -a, -um 1–2 – dick, siehe Intestinum crassum 87

cricoideus siehe Cartilago cricoidea 111

-crinus, -a, -um 1–2 – Sekret ausschüttend, sezernierend, Sekretions- 141

Crista, -ae 1, die – Leiste, Kamm 15

Crista galli, die – Hahnenkamm 67

cruciatus, -a, -um 1–2 – gekreuzt, Kreuz- 41

Crūs, crūris 3, das – Schenkel, Unterschenkel 21, 23, 61

Crusta, die – Kruste, Schorf 122

Crypta, -ae 1, die – Krypte, Einbuchtung 16

Cubitus, -i 2, der – Ellenbogen 14, 55

cuboideus, -a, -um 1–2 – kubisch, würfelförmig 141

cum – mit, zu 104, 162

cuneiformis, -is, -e 3 – keilförmig, siehe Ossa cuneiformia 61

Curvatura, -ae 1, die – Krümmung 16

Cuspis, cuspidis 3, die – Segel, Zipfel, Spitze 70, 23

cutaneus, -a, -um 1–2 – Haut- 41

Cutis, -is 3, die – Haut (Epidermis und Dermis) 37, 122

Cyst- siehe Zyst-

cysticus, -a, -um 1–2 – Gallenblasen- 87 bei Adj.

Cyt-, **-cyt(us)**, der – Zelle 137

D

d, dies – Tag 156

D. – Es sollen gegeben werden 163

Da – Gib (in die Verpackung) 163

Dakry- – Tränen- 37, 118

Dakryaden- – Tränendrüsen- 118, 127

Daktyl- – Finger, Zehe 14, 36, 55, 61

De- – Rückbildung 33

Debilität, die – leichte Intelligenzminderung 107

deciduus, -a, -um 1–2 – ausfallend, siehe Dentes decidui 81

Decubitus, der – Wundliegen 29, 124

Decussatio, die – Kreuzung 104

Defäkation, die – Stuhlgang 28, 90

deferens, -ns, -ns 3 – ableitend, siehe Ductus deferens 100

Degeneration, die – Entartung, Rückbildung 26

Dehiszenz, die – Klaffen (Wunde, Naht) 19

Dehydrogen- – Wasserstoffatome abspaltend 147

Deletion, die – Verlust 150

deltoideus, -a, -um 1–2 – deltaförmig 41

Demenz, die – geistiger Verfall 19, 107, 135

-dendr- – baumförmig verzweigt 139

Dendrit, der – Nervenverästelung 142

Dens, dentis 3, der – Zahn 36, 81

Dentes angulares Pl., die – Eckzähne 81

Dura mater, die – harte Hirn- und Rückenmarkshaut   102

durus, -a, -um 1–2 – hart   67

Dys- – gestört, -störung   35

dystop – an untypischer Stelle gelegen   44, 124

E

efferens, -ns, -ns 3 – heraus-, wegführend   40

Efferenz, die – Erregung zur Peripherie   20

Effloreszenz, die – Hautblüte, pathologische Hautveränderung   122

Ejektion, die – Auswurf, Austreibung (Blut durch das Herz)   28

-ektasie, die – Erweiterung (Hohlorgan)   19

-ektomie, die – operative Entfernung   18

ektop – an untypischer Stelle, fern vom Ursprung   124

Ektropium, das – Auswärtskehrung   120

Ekzem, das – juckende Hautentzündung   123

Embolie, die – Gefäßverschluss   19

Embolus, der – Fremdkörper im Blut   19

Embryo, -yōnis 3, der – Ungeborenes bis 8. Schwangerschaftswoche   28, 98, 151

Emesis, -is 3, die, **Emet-** – Erbrechen   27, 90

Eminentia, -ae 1, die – Erhebung   15

Emphysem, das – Aufblähung (Lunge)   28

Empyem, das – Eiteransammlung   28

Emulsio, **Emuls.**, die – Öl-Wasser-Gemisch   161

emulsificans, -ns, -ns 3 – wässrig (Wasser in Öl)   162

Enamēlum, -i 2, das – Schmelz   81

Encephalon, -i 2, das – Gehirn   102

Endemie, die – Krankheit mit regionalem Auftreten   18

endo- – innerhalb   46

Endocardium, das – Herzinnenhaut   70

Endolympha, das – Flüssigkeit im häutigen Labyrinth   115

Endometrium, -i 2, das – Gebärmutterinnenhaut   96

Endomysium, das – Bindegewebe um Muskelfaser   142

Endost, das – innere Knochenhaut   142

Endothel, das – Epithel in Gefäßen und serösen Höhlen   141

Enter- – Darm   36, 87

Entropium, das – Einwärtskehrung   120

Enzephal- – Gehirn   36, 102

Epheliden Pl., die – Sommersprossen   123

epi- – auf, an   46

Epicardium, das – Herzaußenhaut   70

Epicondylus, -i 2, der – Fortsatz am Condylus   15

Epidemie, die – Krankheit mit begrenzter Verbreitung   18

Epidermis, die – Oberhaut   122

Epididymis, epididymidis 3, die – Nebenhoden   100

Epiglottis, epiglottidis – Kehldeckel   111

Epikanthus, der – zusätzliche Lidfalte   120

Epikrise, die – Krankheitsbeurteilung   25

Epilepsie, die – Epilepsie, Anfälle   107

Epimysium, das – Bindegewebe um Muskelbündel oder kleinen Muskel   142

Epinephr- – Nebenniere   127

Epiphora, die – ständiges Tränen   121 in Übung

Epiphysis, -is 3, die – Knochenendstück   23

epiploicus, -a, -um 1–2 – zum Omentum majus gehörend   87 bei Adj.

Episi- – Damm   96

Epithel, das – Gewebe auf Oberflächen   141

Epithese, die – Ersatz bei Oberflächendefekten   26

Epizoonose, die – Krankheit durch Hautschmarotzer   123

Epoophoron, -i 2, das – Nebeneierstock   96

Erosion, die – Hautabschürfung, -defekt   26, 122

Erysipel, das – Wundrose, flammende Rötung   123

Erythema – Hautrötung   122

Erythr- – rot   37

Erythrozyten Pl., die – rote Blutkörperchen   125, 142

essenziell – 1. ohne erforschte Ursache (Krankheit), 2. lebensnotwendig   44

et – und   13

ethmoidalis, -is, -e 3 – siebförmig, siehe Os ethmoidale   66

Eu- – gut, normal, richtig   35

Euchromatin, das – färbbare Teile der Erbinformation im Kern   137

Eury- – breit, weit   35

Eustachische Röhre siehe Tuba auditiva   78, 111, 115

Exanthem, das – Hautausschlag   28, 123

Exartikulation, die – Amputation im Gelenk   26

Exazerbation, die – Verschärfung, Verschlimmerung   25

Excavatio, -onis 3, die – Ausbuchtung, Aushöhlung   22

Exhärese, die – Herausziehen, Stripping   26

Exitus (letalis), der – Tod   29

Expektorat, das – Auswurf   76

Exploration, die – Ausforschen, Untersuchung   25

Exspiration, die – Ausatmen   28

Exstirpation, die – radikale Entfernung   26

Extension, die – Streckung   21, 26

Extensor, der – Strecker   21

externus, -a, -um 1–2 – äußerer   39, 43

extra- – außerhalb   46

Extraktion, die – Herausziehen   26
extremus, -a, -um 1–2 – äußerster   43
Extremitas, -atis 3, die – Ende, Pol   22
Exzision, die – Herausschneiden   25

F

f. – es soll(en) werden (= fertige an)   163
Facies, -ei 5, die – 1. Fläche, 2. Gesicht, 3. Gesichtsausdruck   30, 78
Faeces Pl., die – Stuhlgang, Kot   28, 37, 90
Fäk-, fäkal – Stuhlgang, Kot   28, 37, 90
falciformis, -is, -e 3 – sichelförmig   41
Falx, falcis 3, die – Sichel   103
Fascia, -ae 1, die – Muskelhülle, -binde   14
Fasciculus, -i 2, der – Bündel   16, 104
Faucium Gen. Pl. – Rachen   78, 111
Fäzes, Faeces, die, **Fäz-** – Kot   28, 37, 90
febril – fiebrig   132
Febris, -is 3, die – Fieber   27, 132
felleus, -a, -um 1–2 siehe Vesica fellea   87
Femur, femoris 3, das – 1. Oberschenkel, 2. Oberschenkelbein   21, 61
Fenestra, -ae 1, die – Fenster   115
fertil – fruchtbar   98
Fertilisation, die – Befruchtung   150
Fertilität, die – Fruchtbarkeit   98
Fetus, Fet, der – Ungeborenes ab 9. Schwangerschaftswoche   29, 98, 151
fiat, fiant – es soll(en) werden (= fertige an)   163
Fibra, -ae 1, **Fibr-**, die – Faser   16, 104, 141
Fibrilla, -ae 1 die, **Fibrille**, die – kleine Faser 138, 141
fibrosierend – Bindegewebe bildend   44
fibrosus, -a, -um 1–2 – bindegewebig   41
Fibula, -ae 1, die – Wadenbein   14, 61
Filament(um), das – Faser   138
Fimbria, -ae 1, die – Franse   96
Fissūra, -ae 1, die, **Fissur-**, die – Spalte, Spalt, Einriss   15, 19
Fistel, die – krankhafte / operative Verbindung zwischen Organen / zur Körperoberfläche   19
flaccidus, -a, -um 1–2 – schlaff   115
Flatulenz, die – Blähungen   19
Flatus, -us 4, der – Darmwinde   29, 90
flavus, -a, -um 1–2 – gelb   37, 42
Flexion, die – Beugung   21
Flexor, der – Beuger   21
Flexura, -ae 1, die – Biegung   16
florid – blühend, stark ausgeprägt   43
Flos Sing., **Flores** Pl., **Flor.** – Blüten   164
Foeniculum, -i 2, das – Fenchel   164
Foetor, der – Gestank   27
Fötus, der, **Föt-** – Ungeborenes ab 9. Schwangerschaftswoche   29, 98, 151

fokal – herdförmig, von einem Herd ausgehend   44
Folium Sing., **Folia** Pl., **Fol.** – Blätter   164
Follikel, der – Bläschen, Follikel   149
Follikulitis, die – kleine Eiterherde bei Haarbälgen   123
Fonticulus, -i 2, der – Fontanelle   67
Forāmen, -aminis 3, das – Loch   23
Foramen lacerum, das – zerrissenes Loch   67
Foramen obturatum, das – verstopftes Loch   60
Formatio, die – Substanz, Bildung   104
Fornix, -icis 3, der – Gewölbe   22
fortis, -is, -e 3 – stark   162
Fossa, -ae 1, die – Grube, Graben   15
Fovea, -ae 1, die – Grube (klein)   15
Fraktur, die – Bruch (Knochen)   19
Frenulum, -i 2, das – Bändchen   81
Fructus Sing., **Fructūs** Pl., **Fruct.** – Früchte   164
fulminant – schlagartig auftretend   43
Fundus, -i 2, der – Grund, Boden   15
Fung- – Pilz   132, 158
Funiculus, -i 2, der – Bündel; Strang   16, 104
Funiculus spermaticus, der – Samenstrang   100
Furunkel, das – tiefgehende eitrige Haarbalgentzündung   123
fuscus, -a, -um 1–2 – braun   42

G

Galakt- – Milch   37, 127, 147
Galea aponeurotica, die – Sehnenhaube   78
Gameten Pl., die – Keimzellen, reife Keimzellen   149
Ganglion, -ii 2, das – Nervenknoten   15
Gangrän (-a), die – Brand, Zerfall von nekrotischem Gewebe   19
Gaster, gastris 3, der, **Gastr-** – Magen   36, 36, 87, 87
gastrocnemius, -a, -um 1–2 – Zwillingswaden-   62
gemellus, -a, -um 1–2 – Zwillings-   62
Gen – Erbfaktor, Erbeinheit   149
-gen – 1. erzeugend, erregend, Vorstufe, 2. verursacht   44, 147
generalisiert – in einem Organsystem, im Gesamtorganismus   44
Generikum, das – Nachahmerpräparat   158
-genese, die – Entstehung, Bildung   28
Geni- – Kinn   36, 66, 78, 81
Genom, das – Gesamtheit der Gene   149
Gentiana, -ae 1, die – Enzian   164
Genu, genūs 4, das – Knie   36, 61
Ger-, Geront- – Alten-, Alters-   135
Geriatrie, die – Altersheilkunde   135
germinativus siehe Stratum germinativum   142
Gerontologie, die – Altersforschung   135

Gestation, die – Schwangerschaft   28, 98, 151
-geus- – Geschmack   29
Gingīva, -ae 1, die – Zahnfleisch   81
Ginseng – Ginseng   164
Glandula, -ae 1, die, **Gl.** – Drüse   16, 36, 127, 141
Gl. adrenalis, die – Nebenniere   127
Gl. lacrimalis, die – Tränendrüse   118, 127
Gl. mammaria, die – Drüsengewebe der weiblichen Brust   127
Gl. mucosa, die – Schleimdrüse   127
Gl. parotidea, die – Ohrspeicheldrüse   81
Gl. serosa, die – seröse Drüse   127
Gl. suprarenalis, die – Nebenniere   127
Gl. thyroidea, die – Schilddrüse   111, 127
Gll. parathyroideae Pl., die – Beischilddrüsen   100
Gll. salivariae Pl., die – Speicheldrüsen   28, 120
Gll. sebaceae Pl., die – Talgdrüsen   142
Gll. sudoriferae Pl., die – Schweißdrüsen   127
Glaukom, das – grüner Star   28, 120
glenoidalis siehe Cavitas glenoidalis   56
Glia, die – Stütz- und Isoliergewebe des ZNS 142
-globul- – rote Blutkörperchen   125
Glomerulus /-um, der/das – kleines Knäuel   93
Gloss- – Zunge   36, 78, 81, 111
-glossus, -a, -um 1–2 – Zungen-   78,111
Glottis, glottidis – Stimmapparat   111
Gluc- – Zucker   147
glutaeus, -a, -um 1–2 – Gesäß-   60
Glyk- – Glucose, Zucker   37, 147
Glykokalyx, die – Kohlenhydratschicht außen auf Zellmembran   138
Gnath- – Kiefer   36, 66, 78, 81
-gnosie, die – Erkennen, Verstehen   107
Golgi-Apparat, der – Golgi-Apparat   137
Gomphosis, die – Einzapfung (Zähne)   23
Gon-, Gony- – Knie   36, 61
Gonaden Pl., die – Keim-, Geschlechtsdrüsen, Testes, Ovarien   149
Goni- – Kammerwinkel   118
-gonien Pl., die – Urkeimzellen, Aussprache -goni-en   149
Gonosomen Pl. – Geschlechtschromosomen 149
gracilis, -is, -e 3 – schlank   62
-gramm, das – Aufzeichnung, Aufnahme   18
Grand Mal franz., das – großer epileptischer Anfall   107
granulosus, -a, -um 1–2 – mit Körnern, siehe Stratum granulosum   142
Granulum, das – Körnchen, Partikel   125, 138
-graph- – Schreiben   107
-graphie, die – Aufzeichnung, Aufnahme   18
Gravida, Gravīde, die – Schwangere   20, 98
Gravidität, die – Schwangerschaft   28, 98, 151
gravis, -is, -e 3 – schwer, schwierig   43

griseus, -a, -um 1–2 – grau   42
Gustus, -us 4, der – Geschmack   29
-guttae Pl., **-gt.**, **-gtt.**, die – Tropfen   161
Gynäk- – Frau   98
Gyrus, -i 2, der – Windung   103

H

h, hora – Stunde   156
Habenula, -ae 1, die – Zügel   103
Hallux, hallucis 3, der – Großzehe   21, 61
Häm(at)-, – Blut   37, 70, 141, 125, 142
Häm, das – Farbstoffanteil des Hämoglobins   125
Hämatokrit – Anteil der Erythrozyten am Blutvolumen   125
Hämoglobin, das – Blutfarbstoff in den Erythrozyten   125
Hamart- – Fehlbildung   149
hamatus, -a, -um 1–2 – mit einem Haken   41
hapl-, haploid – halb   139
-hapt- – Tastsinn   29
Haustrum, -i 2, das – Ausbuchtung   87
Heb- – Jugendalter   134
Helenium, -i 2, das – Alant   164
Helicotrēma, das – Schneckenloch   115
Helix, helicis 3, die – äußere Ohrmuschelwindung   115
-helminth- – Würmer   158
hemi- – halb   35, 42, 139
Hemisphaerium, -i 2, das – Halbkugel   103
Hepar, hepatis 3, das, **Hepat-** – Leber   36, 87
Herba, Herb. – Kraut   164
hereditär – erblich   44, 149
Heredität, die – Erblichkeit, Vererbung, Erbgang   149
Hernie, die – Eingeweidebruch   19
Herpes, der – Hautausschlag mit Grieben und Bläschen   123
Herpes zoster, der – Gürtelrose   123, 132
heter- – anders, verschieden   139
Heterochromatin, das – färbbare Teile der Erbinformation im Kern   137
Hex(a)- – sechs   35
Hiatus, -us 4, der – Schlitz, Spalt   29
Hic locus est, ubi mors gaudet succurrere vitae.
   – Hier ist der Ort, wo der Tod gerne dem Leben zu Hilfe eilt.   167
Hidr- – Schweiß   37, 122
Hidraden- – Schweißdrüsen-   127
Hilus, -i 2, der, **Hilum**, das – Stiel, Zugang   16, 75
Hippocampus, -i 2, der – längliche Vorwölbung   103
Hist(i)-, -hist(i)- – Gewebe   141
hol- – ganz   139
holokrin – Zelle verwandelt sich völlig in Sekret   141

krypt- – verborgen   35
kurativ – heilend   45
Kutis, die – Haut (Epidermis und Dermis)   122
Kyphose, die – Krümmung nach hinten (Wirbelsäule)   28

L
Labium, -i 2, das – Lippe (Gelenk)   14, 36, 78, 81,
111
Labrum, -i 2, das – Lippe (Gelenk)   14
Labyrinthus, -i 2, der – Labyrinth   67, 115
lacerus, -a, -um 1–2 – zerrissen, siehe Foramen
lacerum   67
lacrimalis, -is, -e 3 – Tränen-, siehe auch
Os lacrimale   37, 66, 118
Lact- – Milch-   147
lacteus – Milch-   37
Lacūna, -ae 1, die – Pforte, Hohlraum, Öffnung   15
Lacus, lacūs 4, der – See   118
Lakt- – Milch   37, 127, 147
Lakune, die – Pforte, Hohlraum, Öffnung   138
-lal- – Lautbildung   107
Lamina, -ae 1, die – Schicht, Blatt, Platte   16
Lamina cribrosa, die – Siebplatte   67
Lapar- – Bauch, Bauchhöhle, -wand   21, 51, 87
Larynx, laryngis 3, der – Kehlkopf   111
Läsion, die – Verletzung   27
latent – verborgen, symptomlos   43
Latenz, die – Symptomlosigkeit   18
lateralis, -is, -e 3 – äußerer, seitlicher   40, 46
latissimus, -a, -um 1–2 – breit   43
latus, -a, -um 1–2 – breit, Oberschenkel-   41, 43,
62
Laxans, das – Abführmittel   158
-leg- – Lesen   107
lege artis – nach den Regeln der Kunst   166
Lei- – glattes Muskelgewebe   142
Lemniscus, -i 2, der – Schleife   16, 104
leniens, -ns, -ns 3 – lindernd, Kühl-   162
Lens, lentis 3, die – Linse   118
-lentus, -a, -um 1–2 – Stoff, Teile aufweisend,
reich an …   47
-leptikum, das – dämpfendes Medikament   158
Leptomeninx, die – weiche Hirnhaut (Arachnoidea, Pia mater)   102
Let- – Tod   36
Levator, der – Heber   21
letal – tödlich   43
leuk- – weiß   37
Leukozyten Pl., die – weiße Blutkörperchen   125,
142
-lex- – Lesen   107
-lemm(a), das – Membran, Hülle   137
liber, -era -erum 1–2 – frei (ohne Bauchfell)   87
-liber- – freisetzend   147

Lichen, der – Flechte   123
Lien, lienis 3, der – Milz   36, 70, 87, 125
Ligamentum, -i 2, das, **Lig.** – Band   14, 30, 36
Lig. vocale, das – Stimmband   111
Lig- – bestimmte Verbindungen knüpfend   147
Ligatur, die – Abbindung (Gefäße)   18
limbisches System – limbisches System   103
Limbus, -i 2, der – Saum, Rand   15
Linea, -ae 1, die – 1. Linie, 2. Leiste   15
Lingua, -ae 1, die – Zunge   36, 78, 81, 111
Linimentum, das, **Lin.** – Einreibemittel   161
Linum, -i 2, das – Leinen   164
Lip- – Fett-, Fettgewebs-   37, 141, 147
Liquor, der – Flüssigkeit   103
Liquor cerebrospinalis, der – Hirn-, Rücken-
marksflüssigkeit   103
Lith- – Stein, Konkrement   37
Livor, der – Totenfleck   27
limitans, -ns, -ns 3 – End-, begrenzend   40
Lobus, -i 2, der – Lappen   16, 75
locus minoris resistentiae – Ort des verringerten
Widerstandes   166
-log- – Sprach-, Sprech-   107
-loge, der – -facharzt, -spezialist   18
-logie, die – -heilkunde   18
-lok-, **lokal** – Ort, Stelle, Lage, örtlich   20
longissimus, -a, -um 1–2 – lang   43
longitudinalis, -is, -e 3 – Längs-, senkrecht   39
longus, -a, -um 1–2 – lang   41, 43
-loz- – Ort, Stelle, Lage   20
lucidus, -a, -um 1–2 – glänzend, Glanz-, siehe
auch Stratum lucidum   141, 142
lumbōrum Genit. Pl. – Lenden-   51
lumbricalis, -is, -e 3 – spulwurmartig   62
Lumen, das – lichte Öffnung   23
lunatus, -a, -um 1–2 – mondförmig   41, 56
luteus, -a, -um 1–2 – gelb   37, 42
Luxation, die – Verrenkung   27
lymphaticus, -a, -um 1–2 – Lymph-   42
lys-, **lyt-** – abbauend, auflösend   138, 147
-lyse, die – Unterbrechung, lösen   26
-lytikum, das – auf-, ablösendes, unterbrechen-
des Medikament   158

M
M., **Misce** – Mische!   163
M., **Musculus** – Muskel   30
M. abductor, der – Abzieher   21
M. adductor, der – Anzieher   21
M. buccinator, der – Wangen-, Trompetermuskel
78
M. constrictor, der – Schnürer   78
M. corrugator, der – Runzler   78
M. depressor, der – Senker   78
M. digastricus, der – zweibäuchiger Muskel   78

Mikr- – klein   34
Miktion, die – Harnlassen   28, 94
Millefolium, -i 2, das – Scharfgarbe   164
-mim- – Mimik   107
minimus, -a, -um 1–2 – klein   43
minor, -or, -us 3 – klein   43
Misce – Mische   163
mitis, -is, -e 3 – mild   162
Mitochondrien Pl., die – Mitochondrien, unübersetzt   137
Mitose, die – Zellteilung der somatischen Zellen
   138
mitralis, -is, -e 3 – Mitral-   70
Mixtura, Mixt., die – Arzneimischung   162
-mnes- – Gedächtnis, Erinnerung   107
mobilis, -is, -e 3 – beweglich, Wander-   94
Mobilisation, die – Beweglichkeitsförderung   26
Mobilität, die – Bewegungsvermögen   28
Modiolus, -i 2, der – Schneckenspindel   115
molaris, -is, -e 3 – Mahl-, siehe Dentes molares
   81
Molaris tertius, der – Weisheitszahn   81
mollis, -is, -e 3 – weich   67, 162
Mon- – ein   35
morbid – krank (Patient)   43
Morbidität, die – Krankheitshäufigkeit   25
Morbilli Pl., die – Masern   123, 132
Morbus, der – Krankheit + Name (Entdecker,
   Erstbeschreiber)   18
moribund – sterbend (Patient)   43
Mors, mortis 3, die – Tod   25
Mortalität, die – Sterblichkeit, Zahl der Sterbe-
   fälle   25
Motilität, die – Bewegungsvermögen   28
Motorik, die – willkürliche Muskelbewegungen
   20
Morula, -ae 1, die – Stadium mit 8 und mehr
   Zellen   150
mucosus, -a, -um 1–2 – Schleim-   37, 42
Muk-, mukös – Schleim-   141, 127
Multi-, multi- – viele, vielfach   33, 42
Multipara, die – Frau mit vielen Geburten   20,
   98
multipel – vielfach, mehrfach   43
muscularis, -is, -e 3 – muskulär   42
Musculus, -i 2, der – Muskel   14, 36, 141
My- – Muskel, Muskelgewebe   15, 36, 141
Myel- – Mark (Knochen, ZNS)   15, 36, 125, 141
Myelencephalon, das – verlängertes Rücken-
   mark   102
Myk-, -myk- – Pilz   132, 158
Myl- – Unterkiefer   81
Myocardium, das – Herzmuskel   70
Myometrium, -i 2, das – Muskelschicht der Ge-
   bärmutter   96

Myopie, die – Kurzsichtigkeit   20, 120
Myring- – Trommelfell   115
Myx- – Schleim-   37, 127

N

N., Nervus – Nerv   30
Naevus, -i 2, der – Muttermal   19
Nan- – klein, zwergenhaft   34
Naris, -is 3, die – Nasenloch   111
Nasus, -i 2, der – Nase   36, 66, 78, 111
-nat- – geboren, Geburt (bezüglich Kind)   98
Nausea, die – Übelkeit   19
Nävus, der – Mal, Muttermal, angeboren oder
   erworben   123
navicularis, -is, -e 3 – Kahn-, siehe Os naviculare
   61
Ne- – Neu-   35, 103
Nekrose, die – Zellen- und Gewebetod   27
nekrotisierend – Gewebetod (Nekrose) bewir-
   kend   44
neonatal – ab Geburt bis 7. Lebenstag   134
Neonatalperiode, die – ab Geburt bis 7. Lebenstag
   134
Neonatus – Neugeborenes   20, 134, 151
Neoplasie, die – Neubildung   130
Neoplasma, das – Neubildung   28, 130
Nephr- – Niere   36, 87, 93
Nephron, -oni 2, das – Funktionseinheit der Niere
   93
nervosus, -a, -um 1–2 – Nerven-   42
Nervus, -i 2, der – Nerv   15, 16, 36, 141
Neur- – Nerv, Nervengewebe   15, 16, 36, 141
Neuralrohr, das – Beginn des Nervensystems
   150
Neurit, der – Nervenzylinder   142
Neuroglia, die – Stütz- und Isoliergewebe des
   ZNS 142
Neuron, das – Nervenzelle   142
Neurozyt, der – Nervenzelle   142
Nidation, die – Einnistung der Frucht in die Ge-
   bärmutter   150
niger, -gra, -grum 1–2 – schwarz   37, 42
Nl., Nodus lymphaticus – Lymphknoten   30
-no- – Verstand   107
nocturnus – nachts   44
nodosus – mit mehreren Knoten   124
Nodus, -i 2, der – Knoten   15
Nodulus – Knötchen   122
Nodus lymphaticus, -i 2, der, **Nl.** – Lymphknoten
   15
Norm- – gut, normal, richtig   35
Nos- – Krankheit   36
nosokomial – im Krankenhaus erworben (Infektion)   132
Noxe, die – schädigende Ursache   19

-ns, -ns, -ns 3 – etwas machend, bewirkend   44, 47

Nucha, -ae 1, die – Nacken   13, 51

Nucleus, -i 2, der – Kern   16, 104, 137

Nucleolus, -i 2, der – Zellkörperchen   137

nudus, -a, -um 1–2 – nackt (ohne Bauchfell)   87

Nullipara, die – Frau ohne Geburten   20, 98

Nutrition, die, **Nutr-** – Ernährung, Ernährungs-   20, 90

nutricius, -a, -um 1–2 – ernährend   142

Nystagmus, der – Augapfelzittern   20, 120

O

Obex, der – Riegel   102

obliquus, -a, -um 1–2 – schräg   39

obliterans, **obliterativ** – verschließend, mit Verschluss   44

oblongatus, -a, -um 1–2 – verlängert, siehe Medulla oblongata   102

Obstipation, die – Verstopfung (Stuhlgang)   27, 90

Obstruktion, die – Verstopfung (Hohlräume u. Ä.)   27

obturatus, -a, -um 1–2 – verstopft, siehe Foramen obturatum   60

occludens, -ns, -ns 3 – abschließend   138

Oculus, -i 2, der – Auge   37, 78, 118

Ödem, das – Gewebeschwellung (Wasseransammlung)   28

Odont- – Zahn   36, 81

Odor, der – Geruch   27

-odynie, die, - **odyn-** – Schmerz   18, 107

Oesophagus, -i 2, der – Speiseröhre   87

okklusal – zur Kaufläche gerichtet   84

Okklusion, die – Zahnkontakt, -schluss   84

Olecranon, -i 2, das – Ellenfortsatz   14, 56

Oleum, **Ol.**, das – Öl   162

olfactorius, -a, -um 1–2 – Riech-   111

Olfactus, -us 4, der – Geruchssinn   29

Olig- – wenig, schwach, selten   34

Oliva, -ae 1, die – Olive   102

-om, das, **-oma(t)-** – 1. Geschwulst, 2. Schwellung   26, 35, 130

Om- – Schulter(blatt)   14, 36, 55, 78

Omentum, -i 2, das – Netz (Bauchfellabschnitt)   87

omnipotent – Fähigkeit, alle Zellarten hervorzubringen   149

Omphal- – Nabel-, Bauchnabel   13, 51, 150

Onk- – Geschwulst-   130

Onych- – Finger- und Zehennagel   122

Oo- – reife Eizelle, Ei-   149

Oolemma, das – Eihülle   149

Oophor- – Eierstock   37, 96

Oozyt, der – reife Eizelle, Ei-   149

Operculum, -i 2, das – Deckel   103

Ophthalm-, **ophthalmicus**, -a, -um 1–2 – Auge   37, 78, 118

opponens, -ns, -ns 3 – siehe M. opponens   56

-opt-, **-op-**, **-ops-** – Sehvermögen, Sehen   29, 120

opticus, -a, -um 1–2 – Seh-   118

orbicularis, -is, -e 3 – ringförmig, siehe M. orbicularis   78

Orbita, -ae 1, die – Augenhöhle   66

Orch(id)-, – Hoden   37, 100

-orexie, die – Appetit   90

Origo, die – (Muskel-) Ursprung   22, 23

Orth- – 1. richtig, 2. aufrecht   35

Orthese, die – Stützapparat   26

Os, ossis 3, das – Knochen, Knochengewebe   23, 36, 141, 142

Os capitatum, das – Kopfbein   56

Os coccygis, das – Steißbein   51

Os coxae, das – Hüftbein   60

Os cuboideum, das – Würfelbein   61

Ossa cuneiformia Pl., die – Keilbeine   61

Os ethmoidale, das – Siebbein   66

Os frontale, das – Stirnbein   66

Os hamatum, das – Hakenbein   56

Os hyoideum, das – Zungenbein   78, 111

Os ilium, das – Darmbein   60

Os ischii, das – Sitzbein   60

Os lacrimale, das – Tränenbein   66

Os lunatum, das – Mondbein   56

Os nasale, das – Nasenbein   66

Os naviculare, das – Kahnbein   61

Os occipitale, das – Hinterhauptsbein   66

Os palatinum, das – Gaumenbein   66

Os parietale, das – Scheitelbein   66

Os pisiforme, das – Erbsenbein   56

Os pubis, das – Schambein   60

Os sacrum, das – Kreuzbein   51, 60

Os scaphoideum, das – Kahnbein   56

Os sphenoidale, das – Keil- oder Wespenbein   66

Os temporale, das – Schläfenbein   66

Os trapezium, das – großes Vielecksbein   56

Os trapezoideum, das – kleines Vielecksbein   56

Os triquetrum, das – Dreiecksbein   56

Os zygomaticum, das – Jochbein   66

Ōs, ōris 3, das – Mund   36, 78, 81, 111

-ose, die – 1. längere Erkrankung, 2. chemischer Stoff   26

Osch- – Hodensack   100

-osm- – Geruchssinn   29

Osmose, die – Molekülwanderung durch Zellmembran   138

osseus, -a, -um 1–2 – knöchern   42

Ossifikation, die – Knochenbildung   142, 150

Ost(e)- – Knochen, Knochengewebe   23, 36, 141, 142

Osteoid, das – Interzellularsubstanz bei Knochen 142

Osteon, das – Havers-System, Baueinheit des Knochens 142

Ostium, -i 2, das – Öffnung, Mündung 16

-osus, -a, -um 1–2 – reich an … 47

Ot- – Ohr 37, 115

ovalis, -is, -e 3 – eiförmig 41

Ovarium, -i 2, das – Eierstock 37, 96

Ovulation, die – Eisprung 149

Ovum, das – reife Eizelle, Ei 149

Ox(y)- – Sauerstoff 37

P

p. a. – nach der Anwendung 156

Pachymeninx, die – harte Hirnhaut 102

Päd- – Kind 134

Palae- – Alt- 103

Palātum, -i 2, das – Gaumen 66, 78, 81, 111

palliativ – (nur) lindernd (Therapie) 45

pallidus, -a, -um 1–2 – blass 42

Pallium, -i 2, das – Mantel, Hirnmantel 103

palmaris, -is, -e 3 – hohlhandwärts 40

Palpation, die – Abtasten 25

Palpebra, -ae 1, die – Augenlid 78, 118

Panaritium, das – eitrige Finger- oder Zehenentzündung 123

Pancreas, pancreatis 3, das, **Pankreas** – Bauchspeicheldrüse 87

Pandemie, die – Krankheit in großen Landesteilen/in Erdteil 18

Pan(t)- – ganz, gesamt, alle 34

Papel, die – Knötchen 122

Papilla, -ae 1, die – (Zungen-)Papille 81

Papillae fungiformes Pl., die – Pilzpapillen 81

Papillae vallatae Pl., die – Wallpapillen 81

papillaris, -is, -e 3 – papillenförmig, Papillar-, siehe auch Stratum papillare 70, 142

Par(a)- – 1. neben, 2. nicht normal 35, 46

Paraplasma, das – Einschlusskörperchen in der Zelle 137

Parasit, der – Schmarotzer 132

Parästhesie, die – Missempfinden, Fehlempfinden, Kribbeln u. a. 107

-parathyr(oid)- – Beischilddrüsen 127

Parenchym, das – Gesamtheit der Funktionszellen eines Organs 141

parenteral – nicht über den Verdauungstrakt (Darm) 157 in Übung

-parese, die – unvollständige Lähmung 27, 108

-pareunie, die – Geschlechtsakt 150

Paries, pariētis 3, der – Wand 22

parietalis, -is, -e 3 – wandständig, zur Wand liegend, siehe auch Os parietale 40, 66, 75

Parodontium – Zahnhalteapparat 81

Parotitis epidemica, die – Mumps, Ziegenpeter 132

paroxysmal – anfallsartig, in Anfällen 44, 107

Pars, partis 3, die – Teil 23

Pars parasympathetica, die – parasympathischer Anteil 104

Pars petrosa, die – Felsenbein, Felsenbeinpyramide 67

Pars sympathetica, die – sympathischer Anteil 104

Pars tympanica, die – Paukenhöhlenteil 67

Partus, ūs 4, der, **-par(t)-** – Entbindung 29, 98, 134

parvus, -a, -um 1–2 – klein 41, 43

Pasta, die – Paste 162

Patella, -ae 1, die – Kniescheibe 14, 61

-path- – Anteilnahme, Empfinden 108

-pathie, die – Leiden 19

-pause, die – Ende, letztmaliges Auftreten 20

parotideus, -a, -um 1–2 – beim Ohr, siehe Gl. parotidea 81

parotis siehe Gl. parotidea 81

Pecten, pectinis 3, der – Kamm 23

pectinatus, -a, -um 1–2 – kammförmig 70

pectoralis, -is, -e 3 – Brust- 51, 55

Pediculosis, die – Läusebefall 123

Pedunculus, -i 2, der – Stiel 103

Pelvis, pelvis 3, die – Becken 21, 36, 60

Pelvis renalis – Nierenbecken 93

Pemphigus – Blasenausschlag 123

penetrierend – eindringend 44

-penie, die – Mangel, Verminderung 19, 125

Penis, penis 3, der – Penis 100

Pent(a)- – fünf 35

Peps-, Pept-, -peps- – Verdauungs- 90, 147

per vias naturales – auf natürlichem Wege 166

perforans, -ns, -ns 3 – durchbohrend 40

Perforation, die – Durchbruch, -bohrung 27

perforierend, **perforiert** – sich durchbohrend, durchgebrochen 44

peri- – um … herum 46

Pericardium, das – Herzbeutel 70

Pericarpium, das, **Peric.** – Fruchtschale 164

Perikaryon, das – Zellleib mit Zellkern und Organellen 142

Perilympha, die – Flüssigkeit um das häutige Labyrinth 115

Perimysium, das – bindegewebige Muskelhülle 142

Perinatalperiode, die, **perinatal** – 29. Schwangerschaftswoche bis 7. Lebenstag 134

Perineum, -i 2, das – Damm 96

Periodontium, das – Zahnhalteapparat 81

Periost, das – (äußere) Knochenhaut 142

Presby- – Alten-, Alters-   135

-press- – verengend   147

Primipara, die – Frau mit erster Geburt   20, 98

Primordialfollikel, der – ursprünglicher, erster Follikel   149

primus, -a, -um 1–2 – erster   42

principalis, -is, -e 3 – Haupt-, Stamm-   75

-privus, -a, -um1–2 – Mangel an ..., ohne   47

pro – für   162

Pro- – vor (räumlich, zeitlich), Vorstufe   33, 147

pro die – am Tag, pro Tag   156

Processus, -us 4, der, **Proc.** – Fortsatz   29, 30

Proc. coracoideus, der – Rabenschnabelfortsatz   56

Proc. mastoideus, der – Warzenfortsatz   67

Proc. pterygoideus, der – Flügelfortsatz   67

Proc. spinosus, der – Dornfortsatz   51

Proc. styloideus, der – Griffelfortsatz   67

Proc. transversus, der – Querfortsatz   51

Proc. xiphoideus, der – Schwertfortsatz   51

procerus, -a, -um 1–2 – schlank, siehe M. procerus   78

Prodrom, der – Vorzeichen, Frühsymptom   18

prodromal – vorausgehend   43

profundus, -a, -um 1–2 – tiefliegend, mehr im Innern   39

profus – sehr ausgeprägt, stark   43

Prognose, die – Beurteilung des zukünftigen Krankheitsverlaufs   25

prognosis quoad sanationem – Prognose zum Heilungserfolg   166

prognosis quoad vitam – Prognose zur Lebenserwartung   166

progredient – fortschreitend   43

Progression, die – Fortschreiten der Krankheit   25

progressiv – fortschreitend   43

Prokt- – Mastdarm, After   36, 87

Prolaps, der – Vorfall   29

Proliferation, die – Zell-, Gewebevermehrung, Wucherung   27, 138

proliferativ – wuchernd   44

prolongativ – lebensverlängernd   45

prolongiert – verlängert   43

Prominentia, -ae 1, die – Erhebung, Vorsprung   15

Pronation, die – Einwärtsdrehung (Handfläche nach unten)   22

Pronator, der – Einwärtsdreher   21

Prophylaxe, die – Vorbeugung   25

proprius, -a, -um 1–2 – eigen, eigentlich   40

Pros- – Vorder-   103

Prosencephalon, -i 2, das – Vorderhirn   103

Prosop- – Gesichts-   78

Prostata, -ae 1, die – Vorsteherdrüse   100

protektiv – schützend   158

-protektivum, das – schützendes Medikament   158

Prothese, die – Ersatz für Körperteile   26

Protozoen Pl., die – tierische Einzeller   132

protrahiert – verzögert, aufgeschoben   44

proximalis, -is, -e 3 – rumpfnah   39

Prurigo, die – Hautjucken   27, 123

Pruritus, der – Hautjucken   29, 123

pseud- – fälschlich, scheinbar   35

psoas – Lenden-   60

Psoriasis, die – Schuppenflechte   123

pterygoideus, -a, -um 1–2 – flügelförmig, siehe Proc. pterygoideus   67

-ptose, die – Senkung   27

Ptosis, die – Herabhängen   120

Ptyal- – Speichel-, Speicheldrüsen-   37, 127

Pubertät, die – Geschlechtsreife   28

Pudendum femininum, das – äußere weibliche Scham   96

Puerpera, die – Frau nach der Entbindung, Wöchnerin   20, 98

puerperalis, -is, -e 3 – nach der Entbindung   98

Puerperium, das – Wochenbett   151

Pulmo, pulmonis 3, der – Lunge   36, 75

Pulpa dentis, die – Zahnmark   81

pulposus, -a, -um 1–2 – aus Pulpa bestehend   42

Pulsus,, -us 4, der – Puls   29

Pulvinar, das – Kissen   103

Pulvis, der, **Pulv.** – Pulver   162

Punctum, das – Punkt   118

Punktat, das – entnommene Probe   18

Punktion, die – Entnahme mit Kanüle   25

Pupilla, -ae 1, die – Pupille   118

Purpura, die – Hautrötung   124

purulentus, -a, -um 1–2 – eitrig   44

Pus, pūris 3, das – Eiter   28

Pustel, die – Eiterbläschen   122

Py- – Eiter   28, 37

Pyel- – Becken, Nierenbecken   21, 36, 60, 93

Pylōrus, -i 2, der – Pförtner   87

Pyodermien Pl., die – Eiterausschläge   123

Pyr- – Fieber   132

pyramidalis, -is, -e 3 – pyramidenförmig   41

Pyramis, pyramidis 3, die – Pyramide   93, 102

Pyrexie, die – Fieberzustand   27, 132

Q

q. s. – so viel wie nötig   163

quadr- – vier   42

quadratus, -a, -um 1–2 – viereckig   41

quadriceps, -ps, -ps 3 – vierköpfig   41

quantum satis – so viel wie nötig   163

quartus, -a, -um 1–2 – vierter   42

-que – und   13

Quercus, -us 4, die – Eiche   164
quintus, -a, -um 1–2 – fünfter   42

R
R., Ramus – Ast, Zweig   30
Rach- – Wirbelsäule   51, 150
Radiatio, die – Bestrahlung   26
radiatus, -a, -um 1–2 – strahlenförmig   41
Radius, -i 2, der – Speiche   14, 55
Radix, radĩcis 3, die, **Rad.** (bei Heilpflanze) –
   Wurzel   22
Ramus, -i 2, der, **R.** – Ast, Zweig   15, 16
Raphe, -phae 1, die – Verwachsungsnaht   15
Reanimation, die – Wiederbelebung   26
Recessus, -us 4, der – Ein-, Ausbuchtung   29
Recipe-, **Rp.** Nimm (die folgenden Substanzen)
   163
Rectum, -i 2, das – Rektum, Mastdarm   36, 87
rectus, -a, -um 1–2 – gerade   39
recurrens, -ns, -ns 3 – rücklaufender   40
Reflux, der – Rückfluss   29, 90
Regio, regionis 3, die – Körperregion   22
Regression, die – Nachlassen, Rückgang   25
Rehabilitation, die – Wiederherstellung des Pa-
   tienten   25
Reklination, die – Neigung nach hinten   28
Rektum, -i 2, das – Rektum, Mastdarm   36, 87
rekurrierend – wiederkehrend   44
-relaxans, das – erschlaffendes Medikament   158
Remission, die – Nachlassen, Rückgang   25
remittierend – zeitweilig nachlassend   44
Rēn, rēnis 3, der – Niere   36, 87, 93
Replantation, die – Wiedereinpflanzung   26
Replikation, die – DNA-Verdopplung bei Zelltei-
   lung   139
Reposition, die – Zurückverlagerung   26
Reproduktion, die – Fortpflanzung   149
Resektion, die – Teilentfernung   25
Residium, das – Rest, Überbleibsel   18
residual – Rest-   18
Resistenz, die – Abwehrkraft (Viren …), Wider-
   stand (Festigkeit)   19, 20
Resorption, die – Aufnahme (Flüssigkeiten)   28
respiratorius, -a, -um 1–2 – Atmungs-, für die
   Atmung   111
restitutio ad integrum – Wiederherstellung des
   normalen Zustandes   166
Rete, rētis 3, das – Netz   23
Retention, die – Zurückhaltung (Urin, Hoden
   u. a.), Verhaltung   27
reticularis siehe Stratum reticulare   142
retikulär – netzförmig   124, 141
Retikulum, das – kleines Netz   137
Retina, -ae 1, die – Netzhaut   118
Retinaculum, -i 2, das – Halteband   14

Retro-, retro- – hinter, rückwärts, zurück   31, 33,
   46
retrograd – rückläufig, rückwirkend   44
Retroversion, die – Bewegung nach hinten   22
Rezeptor, der – Bindungsort für Moleküle   138
rezessiv – nicht in Erscheinung tretendes Merk-
   mal   149
Rezidiv, das – Rückfall   18
rezidivierend – mit Rückfällen   44
Rhabd- – quer gestreiftes Muskelgewebe   142
Rhach- – Wirbelsäule   51, 150
Rhagade, die – Schrunde, Hautreinriss   122
Rhin- – Nase   36, 66, 78, 111
Rhizoma, das, **Rhiz.** – Wurzel   164
Rhombencephalon, -i 2, das – Rautenhirn   102
rhomboideus, -a, -um 1–2 – rautenförmig   41
Rigor, der – Starre, Totenstarre   27
Rima, -ae 1, die – Ritze   16
risorius, -a, -um 1–2 – Lach-, siehe M. risorius   78
Roborans, das – Stärkungsmittel   158
Rostrum, -i 2, das – Schnabel   103
Rotation, die – Drehung   22
Rotator, der – Dreher   21
rotundus, -a, -um 1–2 – rund   41
Rp. – Nimm (die folgenden Substanzen)!   163
-rrhagie, die – starker Flüssigkeitsaustritt (Blut,
   Eiter u. a.)   19
-rrhaphie, die – Annähung   18
-rrhexis, die – Riss, Abriss (Bänder)   27
-rrhö, -rrhoe, die – Fluss   19
Rubella, die – Röteln   123
Rubeolen Pl., die – Röteln   123
ruber, -bra, -brum 1–2 – rot   37, 42
**rubor et tumor cum calore et dolore, functio
   laesa** – Rötung und Schwellung mit Wärme
   und Schmerz, gestörte Funktion   166
Rubus, -i 2, der – Brombeere   164
Ruptur, die – Bruch, Riss   19

S
S, Signa – Beschrifte   163
Sacchar- – Zucker   147
Saccus, sacci 2, der – Sack   118
sacrum, sacralis siehe Os sacrum   51, 60
sagittalis, -is, -e 3 – pfeilförmig, siehe Sutura
   sagittalis   67
Saliv- – Speichel-   37
Salping-, -salpinx – 1. Eileiter, 2. Ohrtrompete,
   Eustach. Röhre   37, 78, 96, 111, 115
Salvia, -ae 1, die – Salbei   164
Sambucus, -i 2, der – Holunder   164
Sanguis, sanguinis 3, der – Blut   37, 70
saphēnus, -a, -um 1–2 – verborgen   62
sapientia, -ae 1, die – Weisheit, siehe Dentes
   sapientiae   81

Sark- – Muskel, Muskelgewebe 141

Sarkom, das – Krebs von mesenchymalem Gewebe aus 28, 130

sartorius, -a, -um 1–2 – Schneider- 62

Sacculus – Säckchen 115

Scabies, die – Krätze 30, 123

Scala, -ae 1, die – Treppe 115

scalēnus, -a, -um 1–2 – schief, Treppen-, siehe M. scalenus 78

scaphoideus, -a, -um 1–2 – kahnförmig, siehe Os scaphoideum 56

Scapula, -ae 1, die – Schulterblatt 14, 36, 55, 78

-schisis, die – Spalte 27

Sclera, -ae 1, die – Lederhaut 118

Scrotum, -i 2, das – Hodensack 100

Seb-, **sebaceus**, -a, -um 1–2 – Talg-, Talgdrüsen- 122, 127

secundus, -a, -um 1–2 – zweiter 42

Sedativum, das – beruhigendes Medikament 158

Segmentum, -i 2, das – Abschnitt 15

Sekret – absondernd, ausscheidend 127

Sekretion, die – Ausscheidung (Drüsen, Zellen) 28

Sella turcica, die – Türkensattel 67

Semen, das – Samenflüssigkeit 150

Semen, **Sem.** – Samen 164

semi- – halb 35, 42, 139

semicircularis, -is, -e 3 – halbmondförmig 41

semilateral – halbseitig 44

semilunaris, -is, -e 3 – halbmondförmig 41

seminifer, -era, -erum – samenführend 100

senilis, -is, -e 3, **senil-** – Alten-, Alters-, im Greisenalter 45, 135

Senilität, die – Alterung, vorzeitige Alterung 135

Senium, das – höheres Lebensalter, Alten-, Alters- 20, 135

Sensation, die – Wahrnehmung, Empfindung 107

Sensus, -us 4, der – Sinn (Sinnesorgane) 29

Sepsis, die – Blutvergiftung 27, 132

septisch – mit Blutvergiftung 132

Septum, -i 2, das – Scheidewand 14

Sequester, der – abgestorbenes Knochenstück 19

serös – serös (mit dünnflüssigem, proteinreichem Sekret) 141, 127

serotinus, -a, -um 1–2 – spät kommend, siehe Dentes serotini 81

seu – oder 13

serosus, -a, -um 1–2 – serös 42

serratus, -a, -um 1–2 – Säge- 41

sezernierend – absondernd, ausscheidend 127

sphenoidalis, -is, -e 3 – siehe Os sphenoidale 66

Sial- – Speichel 37, 127

-sider- – Eisen 125

sigmoideus, -a, -um 1–2 – s-förmig 87

Signa – Beschrifte 163

simplex, -x, -x 3 – einfach, einschichtig 141, 162

Simulation – Vortäuschen einer Krankheit 28

sine – ohne 162

sinister, -tra, -trum 1–2 – linker 39

Sinus, -us 4, der – 1. Bucht, Höhle, 2. Blutleiter 29

Situs, -us 4, der – Lage (von Organen usw.) 29

sive – oder 13

sk., **sc.**, subkutan – unter die Haut 156

Skler- – 1. hart, trocken, 2. Skelett, Knochen, 3. Lederhaut 35, 118, 150

Sklerose, die – Verhärtung (Ablagerungen) 27

sklerosierend – verhärtend (Sklerose) 44

Skoliose, die – seitliche Biegung (Wirbelsäule) 28

-skop, das – Gerät für eine Spiegelung 18

-skopie, die – Betrachtung, Spiegelung 18

Solutio, **Sol.**, die – Lösung 162

solvens, -ns, -ns 3 – lösend 162

Soma, das – Zellleib mit Zellkern und Organellen 142

Somiten Pl., die – Ursegmente 150

Somn- – Schlaf 107

Somnolenz, die – leichte Benommenheit, schläfriger Zustand 19, 107

Sonographie, die – Ultraschallaufnahme 18

Sopor, der – starke Benommenheit, weckbar 107

-spadie, die – Fehlbildung der Mündung der Urethra am Penis 101

Spasmus, der – Krampf, Verkrampfung 19

Spatium, -i 2, das – Raum, Spalt 15

Species Pl., **Spec.**, die – Tee 162

Sperma, das – Samenflüssigkeit 150

Spermat- – Samen- 37

spermaticus, -a, -um 1–2 – Samen- 37, 100

Spermatozoen Pl., die – reife Samenzellen 150

Spermium, das – reife Samenzelle 150

-sphär- – Kugel-, kugelförmig 125

Sphincter, -ēris 3, der – Schließer 21

Spin-, **Spina**, – Wirbelsäule 51, 150

-spin-, **spinal-** – Rückenmarks- 36, 51, 102

Spina, -ae 1, die – Gräte, Dorn, Stachel 15

Spina scapulae – Schulterblattgräte 56

spinosus, -a, -um 1–2 – dornförmig, siehe Proc. spinosus 51

spinosus siehe Stratum spinosum 142

-spir- – Atmung, Lungenfunktion 76

spirituosus, -a, -um 1–2 – mit Äthanol 162

Splen- – Milz 36, 87, 125

splenicus, -a, -um 1–2 – Milz- 70 bei Adj.

Splenium, -i 2, das – Wulst 103

-som, das – Körperchen, Körper 137

Literaturverzeichnis

Lehrbücher zur medizinischen Terminologie

Deutsche Lehrbücher

Beyer, Christian: Pharmazeutische und medizinische Terminologie : ein Wörterbuch mit Einführung für Studium und Praxis. – 4., überarb. und aktualisierte Aufl. – Stuttgart: Wiss. Verl.-Ges., 1996. – 171 S. – (Paperback WVG). – 1. Aufl.: Hügel, Herbert. – Stuttgart, 1973

Braun, Jürgen: Pharmazeutische Nomenklatur. – 3., überarb. Aufl. – Berlin: Verlag Volk u. Gesundheit, 1990. – 96 S. – (Pharmazeutische Assistenz)

Bruß, Jochen ; Orlt, Anton: Studia Latina medica : lateinisches Lehrbuch für medizinische Studienrichtungen. – Leipzig: Enzyklopädie, 1989. – 234 S.

Cursus latinus medicinalis : lateinisches Lehrbuch für Mediziner / Autorenkollektiv in der Sektion Fremdsprachen an der Humboldt-Univ. Berlin. – 6. Aufl. – Leipzig: Enzyklopädie, 1987. – 220 S.

Dilg, Peter ; Jüttner, Guido: Pharmazeutische Terminologie : die Fachsprache des Apothekers. – Nachdruck der 2., überarb. u. erg. Aufl. – Frankfurt a. M.: Govi-Verlag, 1982. – 288 S.

Holubar, Karl ; Schmidt, Cathrin: Medizinische Terminologie und ärztliche Sprache. – 2., erw. Aufl. – Wien: facultas wuv universitätsverlag, 2007. – 104 S.

Karenberg, Axel: Fachsprache Medizin im Schnellkurs : für Studium und Berufspraxis ; mit 200 Übungen. – 2., erw. und ill. Aufl. – Stuttgart u. a.: Schattauer, 2007. – 245 S.

Karenberg, Axel: Medizinische Terminologie für Studierende der Zahnheilkunde. – Aachen: Shaker, 2002. – III, 135 S.

Kerckhoff, Annette: Mikrolatinum für Heilberufe : ein Einstieg. – Stuttgart: Wiss. Verlag-Ges., 2003. – 128 S.

Kümmel, Werner-Friedrich ; Siefert, Helmut: Kursus der medizinischen Terminologie : CompactLehrbuch. – 7., überarb. und erw. Aufl. – Stuttgart: Schattauer, 1999. – X, 156 S.

Kursus der medizinischen Terminologie : Unterlagen für den Unterricht / Univ. Münster, Institut für Theorie und Geschichte der Medizin. – 5. Aufl. – Tecklenburg: Burgverlag, 1987. – 147 S. – (Münster'sche Beiträge zur Geschichte und Theorie der Medizin)

Kursus der medizinischen Terminologie. – Bochum: Ruhr-Universität, Inst. für Geschichte der Medizin, 1991–93. – 1. Bd. – 5., neu bearb. Aufl. – 158 S. ; 2. Ergänzungsband. – 6., neu bearb. Aufl. – 156 S.

Kuss, Sonja D. ; Mutz, Ingomar D.: Medizinische Terminologie : eine Einführung für Pflegeberufe. – 6. Aufl. – Wien: Facultas Univ-Verlag, 2000. – II, 197 S. – (Schriftenreihe zur Krankenpflege)

Lippert-Burmester, Wunna ; Lippert, Herbert: Medizinische Fachsprache leicht gemacht : Lehr- und Arbeitsbuch ; mit einer Einführung in die englische medizinische Fachsprache ; mit 50 fachsprachlichen Kreuzworträtseln. – 4., erw. Aufl. – Stuttgart u. a.: Schattauer, 2005. – 255 S.

Lippert, Herbert ; Herbold, Désirée ; Lippert-Burmester, Wunna: Anatomie : Text und Atlas ; deutsche und lateinische Bezeichnungen. – 8., überarb. Aufl. – München: Elsevier, Urban und Fischer. – 2006. – 462 S.

Maio, Giovanni: Medizinische Terminologie. – 4. Aufl. – Hagen: Fernunivers., 2000. – Kurseinheit 1: Allgemeine Grundlagen. – 60 S. ; Kurseinheit 2: Anwendungsorientierte Grundlagen. – S. 63–110 ; Kurseinheit 3: Die Medizinische Fachsprache in der Praxis von Forschung und Klinik. – S. 113–164

Medizinische Terminologie – ein Kompaktkurs / Fangerau, Heiner (Hrsg.). – Essen: Woeste, 2006. – 148 S.

Medizinische Terminologie / Müller, Irmgard ; Schulz, Stephan (Hrsg.). – 4., vollst. überarb. Aufl. – Essen: Klartext-Verlag, 2000. – Bd. 1. Ein Kompaktkurs in 13 Lektionen. – 136 S. ; Bd. 2. Repetitorium : MC-Fragen und Übungen ; mit Lösungen und Kommentar. – 191 S.

Medizinische Terminologie / Sadegh-Zadeh, Kazem (Hrsg.). – 7. Aufl. – Tecklenburg: Burgverl., 1998. – 122 S.

Meier, Hans: Repetitorium und Wortschatz : deutsch-medizinisches Fachlatein. – Regensburg: Roderer, 1999. – 378 S. – (Theorie und Forschung ; Bd. 620 : Medizin ; Bd. 18)

Michler, Markwart ; Benedum, Jost: Einführung in die medizinische Fachsprache : medizinische Terminologie für Mediziner und Zahnmediziner auf der Grundlage des Lateinischen und Griechischen / unter Mitarb. von … – 2., korr. Aufl. – Berlin u. a.: Springer, 1981. – XIV, 358 S.

Murken, Axel Hinrich: Lehrbuch der medizinischen Terminologie : Grundlagen der ärztlichen Fachsprache. – 4., überarb. Aufl. – Stuttgart: Wiss. Verl.-Ges., 2003. – 212 S.

Porep, Rüdiger ; Steudel, Wolf-Ingo: Medizinische Terminologie : ein programmierter Kurs mit Kompendium zur Einführung in die medizinische Fachsprache. – 2., durchges. Aufl. – Stuttgart u. a.: Thieme, 1983. – XII, 328 S.

Riha, Ortrun: Medizinische Terminologie. – 3., überarb. und erw. Aufl. – Zwickau: Verlag Wiss. Scripten, 2003. – 134 S.

Ruff, Peter Wolfgang: Medizinische Fachsprache : Geschichte, Anwendung, Aussprache und Rechtschreibung. – Reinbek: Lau-Verlag für Medizin und Technik, 1995. – 189 S.

Schipperges, Heinrich: Die Sprache der Medizin : medizinische Terminologie als Einführung in das ärztliche Denken und Handeln. – Heidelberg: Verlag für Medizin Fischer, 1988. – 176 S.

Schneider, Ilse: Lingua Latina medicinalis : lateinisches Lehrbuch für Mediziner. – 4. Aufl. – München: Hueber, 1970. – XV, 264 S. + Beil. 9 Bl. – 3. Aufl., Leipzig 1965

Schulz, Karl H. ; Helmstädter, Axel: Fachlatein : pharmazeutische und medizinische Terminologie. – 15., überarb. Aufl. – Eschborn, Taunus: Govi, 2007. – 195 S.

Sigg, Christian: Die Fachsprache des Arztes : Terminologie für Arztgehilfinnen. – Zürich: Verlag Labor & Sprechstunde, 1981. – 209 S.

Strack, Richard: Grundwortschatz für Pflegeberufe. – 6., aktualisierte Aufl. – Stuttgart: Kohlhammer, 2006. – 141 S. – (Pflege kompakt)

Wilmanns, Juliane C. ; Schmitt, Günther: Die Medizin und ihre Sprache : Lehrbuch und Atlas der medizinischen Terminologie nach Organsystemen. – Landsberg/Lech: ecomed, 2002. – 431 S.

Wolf, Jörn Henning: Kompendium der medizinischen Terminologie. – Berlin u. a.: Springer, 1982. – XV, 220 S. – (Heidelberger Taschenbücher ; Bd. 221)

Englische und deutsche Lehrbücher zur englischen medizinischen Terminologie

Austrin, Miriam G.: Learning medical terminology : a worktext. – 9. Aufl. – St. Louis: Mosby, 1999. – XVI, 456 S.

Birmingham, Jacqueline Joseph.: Medical terminology : a self-learning text. – 3. Aufl. – St. Louis: Mosby, 1999. – XV, 570 S.

Brooks, Myrna LaFleur: Exploring medical language : a student-directed approach. – 3. Aufl. – St. Louis, Mo. u. a.: Mosby Lifeline, 1994. – xv, 496 S.

Chabner, Davi-Ellen: Medical terminology : a short course. – 3. Aufl. – Philadelphia: Mosby, 2003. – XI, 336 S. + 1 CD-ROM

Cohen, Barbara J.: Medical terminology : an illustrated guide. – 4. Aufl. – Philadelphia u. a.: Lippincott Williams & Wilkins, 2004. – XXIV, 707 S.

Collins, C. Edward: A short course in medical terminology. – Philadelphia, Pa. u. a.: Lippincott Williams & Wilkins, 2006. – XX, 358 S.

Davies, Juanita J.: Illustrated guide to medical terminology. – Clifton Park, N.Y.: Thomson Delmar Learning, 2007. – XX, 481 S.

Dunmore, Charles W. ; Fleischer, Rita M.: Medical terminology : exercises in etymology. – Philadelphia: Davis, 1977. – XIV, 327 S.

Ehrlich, Ann ; Schroeder, Carol L.: Medical terminology for health professions. – 5. Aufl. – Clifton Park, NY: Thomson/Delmar Learning, 2005. – XXII, 602 S. + 1 CD-ROM

Frenay, Agnes Clare ; Mahoney, Rose Maureen: Understanding medical terminology. – 10. Aufl. – Boston, Mass.: WCB McGraw-Hill, 1998. – X, 578 S.

Gross, Peter: Medical English : zweisprachige Texte zur Vorbereitung auf die klinische Auslandstätigkeit. – 2., überarb. Aufl. – Stuttgart u. a.: Thieme, 1994. – XI, 190 S.

Gylys, Barbara ; Wedding, Mary Ellen: Medical terminology : a systems approach. – 3. Aufl. – Philadelphia: Davis, 1995. – XV, 429 S.

Hutton, Andrew: An introduction to medical terminology for health care : a self-teaching package. – 4. Aufl. – Edinburgh: Churchill Livingstone, 2006. – 383 S.

Lazaro, Cosmo Ambokile: All-round medical English : ein Lehr- und Übungsbuch. – Cologne: Verlag AMCO Publ., 1999. – 243 S.

Lillis, Carol A.: A concise introduction to medical terminology. – 4. Aufl. – Stamford, Conn.: Appleton & Lange ; London: Prentice Hall Int., 1997. – XV, 302 S.

Leonard, Peggy C.: Quick & easy medical terminology. – 5. Aufl. – St. Louis, Mo.: Saunders, 2007. – 430 S. + 1 CD-ROM

Lippert, Almut ; Lippert, Herbert: Kreuzworträtsel medical english : ein „etwas anderer" Sprachkurs … – München u. a.: Elsevier, Urban und Fischer, 2004. – 172 S.

Medical English for German doctors = Englisch für Mediziner. – 2., durchges. und bearb. Aufl. / Red.: Hellmuth Kleinsorge. – Stuttgart: Fischer, 1990. – XI, 149 S + 2 Kompaktkassetten

Moisio, Marie A. ; Moisio, Elmer W.: Medical terminology : a student-centered approach. – Albany, NY: Delmar, Thomson Learning, 2002. – XIII, 685 S. + 1 CD-ROM.

Nath, Judi L.: Using medical terminology : a practical approach. – Philadelphia, Pa. u. a.: Lippincott Williams & Wilkins, 2006. – XXIX, 998 S. + 1 CD-ROM.

Smith, Bryan C. ; Smith, Bentley E.: Medical terminology for the health professions. – Orlando, Fla.: Academic Press College Division, 1986. – X, 290 S.

Smith, Genevieve Love ; Dennerll, Jean Tannis ; Davis, Phyllis E.: Medical terminology : a programmed systems approach. – 9. Aufl. – Clifton Park, NY: Thomson, 2005. – XXII, 615 S. + 1 CD-ROM

Sprigade, Ragna ; Adler, Christiane ; Mitchell, Renate: Englisch für Mediziner : Lehrmaterial für die Sprachkundigenausbildung Stufe IIb. – 3., unveränd. Aufl. – Leipzig: Enzyklopädie, 1986. – 277 S.

Steiner, Shirley Soltesz ; Smith, Genevieve Love ; Davis, Phyllis E.: Quick medical terminology : a self-teaching guide. – 4. Aufl. – New York u. a.: Wiley, 2002. – XXII, 298 S.

Thierer, Nina ; Breitbard, Lisa: Medical terminology : language for healthcare. – 2. Aufl. – Boston: McGraw-Hill/Higher Education, 2006. – XXX, 802 S. + 2 CD-ROM

Vanderwerf, Sally F.: Elsevier's medical terminology for the practicing nurse. – Amsterdam u. a.: Elsevier, 1998. – VI, 462 S.

Medizinische Nomenklaturen

Feneis' Bild-Lexikon der Anatomie / Wolfgang Daubner. Begr. von Heinz Feneis. – 9., komplett überarb. Aufl. – Stuttgart u. a.: Thieme, 2004. – 556 S.

Nomina anatomica / authorised by the Twelfth International Congress of Anatomists in London, 1985 ; together with Nomina histologica, Nomina embryologica. – 6th ed. – Edingburgh: Churchill Livingstone,1989. – verschiedene Seitenzählungen

Terminologia anatomica = International anatomical terminology / FCAT, Federative Committee on Anatomical Terminology. – Stuttgart u. a.: Thieme, 1998. – X, 292 S. + CD-ROM

Medizinischer Fachwortschatz

Ahrens, Gerhard: Medizinisches und naturwissenschaftliches Latein : mit latinisiertem griechischem Wortschatz. – 2., durchges. Aufl. – Leipzig u. a.: Langenscheidt, Enzyklopädie, 1992. – 355 S.

Becher, Ilse ; Lindner, Albert ; Schulze, Peter: Lateinisch-griechischer Wortschatz in der Medizin. – 4. Aufl. – Berlin u. a.: Ullstein Mosby , 1995. – 255 S. – 1. Aufl. Leipzig,

Friedbichler, Ingrid ; Friedbichler, Michael: KWiC-Web Fachwortschatz Medizin, Englisch : KWiC – Key words in context ; Sprachtrainer & Fachwörterbuch in einem – 2., überarb. Aufl. – Stuttgart: Thieme. – 2007. – XIV, 849 S. + 1 CD-ROM, 2005

Tindall, Alexander R.: Medical terms : their roots and origins. – Lisse: Swets & Zeitlinger Publishers, 1997. – 224 S.

Werner, Fritz Cl.: Die Benennung der Organismen und Organe nach Größe, Form, Farbe und anderen Merkmalen. – Halle (Saale): Niemeyer, 1970. – 557 S. – (Terminologie der Naturwissenschaften und Medizin und ihre Probleme ; Band 3)

Werner, Fritz Cl.: Wortelemente lateinisch-griechischer Fachausdrücke in den biologischen Wissenschaften. – 7. Aufl. – Frankfurt (Main): Suhrkamp, 1997. – 474 S. – (Suhrkamp-Taschenbuch ; 64). – 1. Aufl. Halle, 1968

Wörterbücher

Medizinische Sachwörterbücher

Hexal-Taschenlexikon Medizin : mit 80 Tabellen / bearb. von der Lexikonredaktion ; Mitarb.: Sieglinde Bogensberger ... – 3., neu bearb. und erw. Aufl. – München u. a.: Elsevier, Urban und Fischer, 2004. – 934 S.

Lexikon der Medizin : Zetkin-Schaldach / Red.: Thomas Ludewig (Leitung). – Sonderausg. der 16., neu bearb. Aufl. – Köln: Fackelträger-Verlag, 2005. – XV, 2247 S.

Pschyrembel Klinisches Wörterbuch. – 261., neu bearb. Aufl. – Berlin: de Gruyter 2007. – XXIV, 2136 S. + 1 CD-ROM

Pschyrembel, Hunnius Klinisches und pharmazeutisches Wörterbuch : CD-ROM-Ausg. der 260. und 9. Printaufl. – Berlin: de Gruyter, 2004 + 1 CD-ROM

Reuter, Peter: Springer klinisches Wörterbuch : mit Tabellen ... ; die ganze Welt der Medizin. – Heidelberg: Springer, 2007. – 2045 S.

Reuter, Peter: Springer-Lexikon Medizin : die DVD. – Berlin u. a.: Springer, 2005. – DVD-ROM

Roche-Lexikon Medizin / Hoffmann-La-Roche-Aktiengesellschaft. – 5., neu bearb. und erw. Aufl. – München u. a.: Urban und Fischer, 2003. – 1 CD-ROM

Roche-Lexikon Medizin : 62 000 Stichwörter, Tabellen, 40 000 englische Übersetzungen / Hofmann-La Roche AG und Urban & Fischer. Bearb. von der Lexikonredaktion des Urban-Fischer-Verlags – 5., neu bearb. und erw. Aufl. – München u. a.: Urban und Fischer, 2003. – IX, 2086 S.

Deutsche medizinische Wörterbücher

Duden, Wörterbuch medizinischer Fachbegriffe : das Standardwerk für Fachleute und Laien ; der aktuelle Stand der medizinischen Terminologie / Kilian, Ulrich (Red.). – 8., überarb. und erg. Aufl. – Mannheim u. a.: Dudenverlag, 2007. – 862 S.

Großgebauer, Klaus: Medizinische Fachsprache : etymologisch-erklärende Einführung / unter Mitarb. von Johann Knobloch u. Nico Weber. – München: VaW, Verlag für Angewandte Wiss., 1988. – VIII, 240 S.

Hammerschmid-Gollwitzer, Josef: Wörterbuch der medizinischen Fachausdrücke : mit über 15 000 Stichwörtern. – Vollst. Taschenbuchausg.- München: Goldmann, 1999. – 680 S.

Kleine Terminologie Medizin : Sonderdruck aus dem Roche-Lexikon Medizin. – München u. a.: Urban und Schwarzenberg, 1990. – 99 S.

Lexikon Medizin / Mitarb.: Dagobert Tutsch … – Durchges. Sonderausg. – München u. a.: Urban und Schwarzenberg, 1997. – 2023 S.

Meier, Hans: Medizinisches Wörterbuch : Latein – Deutsch. – Regensburg: Roderer, 2004. – 378 S.

Schulze, Peter: Anatomisches Wörterbuch : Lateinisch-Deutsch ; Deutsch-Lateinisch / Peter Schulze. – 7., unveränd. Aufl. – Stuttgart u. a.: Thieme, 2001. – X, 181 S.

Deutsch-englische medizinische Wörterbücher

Bunjes, Werner E.: Wörterbuch der Medizin und Pharmazeutik : Deutsch-Englisch. – 3., neubearb. Aufl. – Stuttgart u. a.: Thieme, 1981. – XXVIII, 574 S. – 2. Aufl. Lejeune, Fritz

Collin, Peter H.: PONS Fachwörterbuch Medizin : Englisch-Deutsch, Deutsch-Englisch. – Neubearb. – Stuttgart u. a.: Klett, 2000. – 630, 20 S.

Deschka, Marc: Medical pocket dictionary : Deutsch-Englisch ; Englisch-Deutsch = Wörterbuch Medizin & Pflege. – 3., überarb. und erw. Aufl. – Melsungen: Bibliomed, Med. Verlag-Ges., 2006. – 224 S.

Dressler, Stephan: Elsevier's Wörterbuch Medizin, Englisch-Deutsch/Deutsch-Englisch ; Elsevier's Dictionary of Medicine, English-German /German-English : ein Praxiswörterbuch mit englischen Definitionen der wichtigsten Stichwörter. – München: Urban & Fischer in Elsevier, 2007. – ca. VIII, 632 S.

Linguatec-Fachwörterbuch Medizin : einfach intelligent übersetzen ; umfassendes Fachwörterbuch auf CD-ROM ; Deutsch-Englisch/English-German. – München: Linguatec Sprachtechnologien, 2004. – 1 CD-ROM

Nobel, Albert: Dictionary of medical objects = Medizinisches Sachwörterbuch. – Berlin u. a.: Springer, 1983. – X, 1344 S.

Nöhring, Fritz-Jürgen: Langenscheidt, Fachwörterbuch kompakt Medizin Englisch : Englisch-Deutsch, Deutsch-Englisch. – Nachdr. der 2., erw. Aufl. – Berlin u. a.: Langenscheidt, 2007. – 1288 S.

Reuter, Peter: Springer Großwörterbuch Medizin : Deutsch-Englisch, English-German ; (53000 deutsche Fachbegriffe auf über 1700 Seiten mit Definitionen, Synonymen und 125000 Übersetzungen ; 55000 englische Stichwörter mit Aussprache und 125000 Übersetzungen ; so schreibt man Medizin) ; mit 32 Tabellen = Medical dictionary. – 2., vollst. überarb. und erw. Aufl. – Berlin u.a.: Springer, 2005. – XIII, 1725 S.

Unseld, Dieter Werner: Medizinisches Wörterbuch der deutschen und englischen Sprache : zwei Teile in einem Band. – 11., neubearb. und erw. Aufl. – Stuttgart: Wiss. Verl.-Ges., 1996. – XII, 757 S.

Internet-Adressen

http://encyclopedia.thefreedictionary.com
http://www.medterms.com/script/main/hp.asp
http://www.pubmedcentral.nih.gov/
http://www.wikipedia.org/wiki/Hauptseite